Musik – Demenz – Begegnung

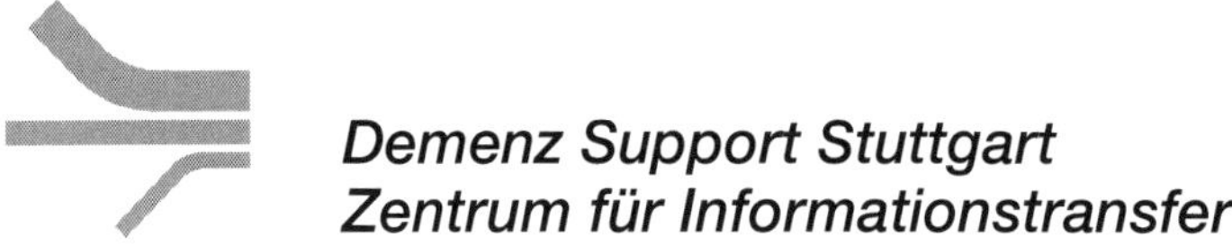

Die Produktion der diesem Buch beiliegenden DVD wurde von der Andreas-Tobias-Kind-Stiftung gefördert.

Gedruckt mit freundlicher Unterstützung der Deutschen Musiktherapeutischen Gesellschaft (DMtG).

Die Überarbeitung der DVD wurde gefördert durch die Erich und Liselotte Gradmann-Stiftung.

Dorothea Muthesius, Prof. Dr. phil., Musiktherapeutin (BSMT/DMtG), arbeitet seit 1981 mit Menschen mit Demenz in allen Segmenten der Versorgung gerontopsychiatrisch Erkrankter.

Jan Sonntag, Prof. Dr. sc. mus., Dipl. Musiktherapeut (FH, DMTG, HPG), hat eine Professur für Musiktherapie an der MSH Medical School Hamburg inne. Seit 1999 ist sein Arbeitsschwerpunkt die Musiktherapie bei Demenzen in Forschung, Lehre und Praxis. Außerdem im Mabuse-Verlag erschienen: „Demenz und Atmosphäre. Musiktherapie als ästhetische Arbeit“ (3. Aufl. 2024). www.arts-and-change.de, www.jansonntag.de

Britta Warme, Dipl. Musiktherapeutin (HdK Berlin) und Sozialarbeiterin, arbeitet seit 2002 mit Menschen mit Demenz in der Gerontopsychiatrie, in Wohngemeinschaften und in der häuslichen Betreuung.

Martina Falk, Diplom-Psychologin und Diplom-Musiktherapeutin (FH), arbeitete von 2004 bis 2010 in einem stationären Wohnbereich für Menschen mit Demenz, danach in diversen klinischen Settings, seit 2017 selbständig in eigener psychologischer Praxis.

Die Arbeit der Demenz Support Stuttgart *möchte im Sinne eines Informationstransfers zwischen Wissenschaft und Praxis vermitteln und so einen Beitrag zur Verbesserung der Lebensqualität von Menschen mit Demenz leisten.*

Dorothea Muthesius, Jan Sonntag,
Britta Warme, Martina Falk

Musik – Demenz – Begegnung

Musiktherapie für Menschen mit Demenz

Mabuse-Verlag
Frankfurt am Main

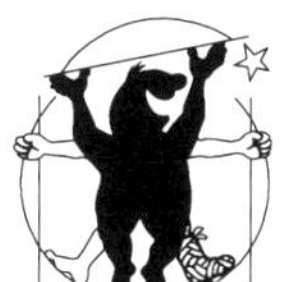

Bibliografische Information der Deutschen Nationalbibliothek

Die Deutsche Nationalbibliothek verzeichnet diese Publikation in der Deutschen Nationalbibliografie; detaillierte bibliografische Angaben sind im Internet unter http://dnb.d-nb.de abrufbar.

Informationen zu unserem gesamten Programm, unseren AutorInnen und zum Verlag finden Sie unter: www.mabuse-verlag.de.

Wenn Sie unseren Newsletter zu aktuellen Neuerscheinungen und anderen Neuigkeiten abonnieren möchten, schicken Sie einfach eine E-Mail mit dem Vermerk „Newsletter“ an: online@mabuse-verlag.de.

3. Auflage 2025

Kasseler Str. 1 a
60486 Frankfurt am Main
Tel.: 069 – 70 79 96-22
Fax: 069 – 70 41 52
vertrieb@mabuse-verlag.de
www.mabuse-verlag.de
www.facebook.com/mabuseverlag

Satz: Björn Bordon/MetaLexis, Niedernhausen
Umschlaggestaltung: Karin Dienst, Frankfurt am Main,
unter Verwendung einer Fotografie von Michael Hagedorn, Rellingen

Druck: Stückle Druck und Verlag, Ettenheim
ISBN: 978-3-86321-433-3
Printed in Germany

Inhaltsverzeichnis

Peter Wißmann

Vorwort

Im Kontext des Sprechens über Demenz wird immer wieder der Begriff der *menschlichen Katastrophe* ins Spiel gebracht.

Demenz: eine menschliche Katastrophe!

Jedoch, Demenz an sich muss nicht zwingend zur Katastrophe werden. Dass Menschen, die sich in Abgrenzung zu demenziell veränderten Personen als gesund betrachten, hilflos den sich wandelnden kommunikativen und interaktiven Fähigkeiten eben dieser Menschen gegenüberstehen – das stellt oft erst die eigentliche Katastrophe dar!

Die Kognitions- und die Verballastigkeit dieser Umwelt wird zum Problem für diejenigen, die keineswegs sprachlos, sondern zu einer *Interaktion mit allen Sinnen* in der Lage sind. Jedoch bedürfen sie eines ebenbürtigen Gegenübers, der dies ebenso kann.

Interaktion mit allen Sinnen als Fähigkeit und als Praxis zwischen Menschen mit und ohne Demenz zu fördern, stellt darum nicht zufällig einen Arbeitsschwerpunkt der *Demenz Support Stuttgart gGmbH* dar.

Und wo von allen Sinnen die Rede ist, da darf die Musik nicht fehlen.

Vier erfahrene Fachleute und Praktiker haben ein Buch geschrieben, das sich auf angenehme Weise von manch anderer Veröffentlichung zum Thema Musik und Musiktherapie unterscheidet. In Zeiten, in denen schnell konsumierbare „Power-Books“ und Instrumentenkoffer zu Praxisfeldern pflegerischer und therapeutischer Begleitung sich großer Beliebtheit erfreuen, mag es gar ein wenig sonderbar erscheinen.

Denn es belässt es nicht dabei, zum hundertsten Mal die Musik als den Königsweg in die Herzen älterer Menschen zu feiern, und es stellt nicht zum wiederholten Male wohlbekannte Liedertexte, Noten und Gitarrengriffe zur Verfügung.

Es begibt sich tiefer in das Thema hinein und es wagt auch kritische, manchmal gar ketzerische Blicke darauf.

Die Autoren bekennen sich zu einem medizinkritischen Blick und richten den Fokus auf demenziell veränderte Menschen als Personen und auf die Begegnung mit eben diesen Personen.

Musik – Demenz – Begegnung. Der Buchtitel weist den Weg.

Musik – Demenz – Begegnung ist ein Grundlagenbuch. Denn es erläutert grundlegende Fragen, so auch die nach den neuronalen Grundlagen der Musikwahrnehmung oder nach musiktherapeutischen Konzepten. Musik und Musiktherapie werden dabei durchaus nicht per se als „gut" deklariert. Kritisch wird die Funktion von Musiktherapie in Institutionen reflektiert.

„Wessen Interessen vertrete ich in meinem beruflichen Handeln?", lautet die Frage, die den Lesern und Praktikern mit auf den Weg gegeben wird. Weil Demenz die Prämissen von Therapie in Frage stellt, plädieren die Autoren für ein Abschiednehmen von festen Vorstellungen, wie Therapie organisiert ist, und für eine Rückbesinnung auf das Wie des therapeutischen Handelns.

Musik – Demenz – Begegnung ist ein Praxisbuch. Die langjährige Berufserfahrung der Autorinnen und des Autors wird in den zahlreichen Praxisbeispielen deutlich, die das Buch von Anfang bis zum Ende durchziehen und seinen Humus bilden.

Unterschiedliche Praxisfelder, von der Klinik und dem Heim bis zur ambulant betreuten Wohngemeinschaft und der Einzelprivatwohnung, werden beleuchtet.

Zum Praxistool wird *Musik – Demenz – Begegnung* auch durch die Vorstellung des Evaluierungsinstruments EBQ, das hilft, Beziehungsqualität einzuschätzen, sowie durch die DVD, die es anhand von 18 Szenen plastisch werden lässt.

Es ist diese organische Mischung von profundem Fachwissen, kritischer Reflektion und konsequentem Praxisbezug, die *Musik – Demenz – Begegnung* zu einem wertvollen Gefährten für diejenigen macht, die Menschen mit Demenz begleiten und Türen zu einer Interaktion mit allen Sinnen öffnen wollen.

im Herbst 2009

Peter Wißmann
Geschäftsführer und wissenschaftlicher Leiter
der Demenz Support Stuttgart gGmbH,
Herausgeber des Magazins demenz

Einleitung: Demenz und Therapie

Demenz ist in aller Munde. In den vergangenen Jahren sind wir Zeugen und – infolge systemischer Prozesse – Miterzeugende eines Phänomens geworden, das großen Bevölkerungsteilen den Verstand raubt: das große Schreckgespenst Demenz, welches individuelle Schicksale beeinflusst und gesellschaftliche, mediale und wirtschaftliche Strömungen gewaltigen Ausmaßes hervorbringt. Gebetsmühlenartig wird die Unabwendbarkeit wachsender „Demenzpopulationen" mit dem demografischen Wandel und der Unerbittlichkeit degenerativer Veränderungen im Gehirn begründet. Dadurch wird ein Bild von Demenz zementiert, das das Vergessen nahezu ausschließlich als krankhafte Störung alternder Nervenzellen zeigt. Folglich liegt die einzige Hoffnung, dem Phänomen beizukommen, in der Entwicklung von Impfstoffen und Medikamenten.

Versuche, diese zu einer maßlosen Steigerung medizinischer Bemühungen führenden Perspektive zu hinterfragen, wirken provokativ und kommen einem Tabubruch gleich. Seit einigen Jahren allerdings mehren sich medizinkritische Stimmen, die das Erscheinungsbild Demenz vor einen breiteren kulturellen, zivilgesellschaftlichen, psychosomatischen und ethischen Hintergrund stellen. Kitwood (2004) entwirft ein sozialpsychologisches Konzept der Demenz und gründet darauf den international viel beachteten personzentrierten Ansatz im Umgang mit Betroffenen, unter dessen Einfluss auch vorliegende Arbeit steht. Wißmann/Gronemeyer (2008) betrachten Demenz als Gegenbild einer modernen Leistungsgesellschaft, deren Hyperkognitivität all jene, die „nicht mehr mitkommen" ins Abseits drängt. Whitehouse/George (2009) entlarvt den „Mythos Alzheimer" als Motor eines gigantischen Wirtschaftsunternehmens und plädiert dafür, kognitive Einschränkungen alter Menschen nicht länger als Krankheit zu bezeichnen. Es ließen sich noch weitere Autoren nennen, die engagiert und kompetent Alternativperspektiven auf das Phänomen Demenz aufzeigen und damit die Dominanz des medizinischen Modells relativieren.

Schließlich ist es auch Anliegen dieses Buches, den Blickwinkel auf das Phänomen Demenz zu erweitern. Wir nutzen dabei medizinische Konzepte gleichermaßen zur Erkenntnis wie andere uns relevant erscheinenden Perspektiven und stellen sie in Kapitel 1 grundlegend und in Bezug auf das Medium Musik dar. Hier finden neurologische, psychologische, soziologische, medizinische und pflegerische Modelle sowie wichtige Aspekte aktueller Einflüsse auf die Befindlichkeit dementer Menschen Eingang.

Unsere besondere Perspektive speist sich aus der praktischen Tätigkeit in der Musiktherapie mit Menschen mit Demenz. Diese Erfahrungsebene zieht sich wie ein roter Faden durch das gesamte Buch und wird in zahlreichen Fallbeispielen anschaulich. Ausdrücklich der musiktherapeutischen Praxis sind Kapitel 2 und 3 gewidmet. In Kapitel 2 erläutern wir typische Phänomene und Prinzipien in Gruppen- und Einzeltherapie und behandeln damit unterschiedliche therapeutische Erfordernisse in der Begleitung von Menschen mit Demenz in verschiedenen Stadien. In Kapitel 3 analysieren wir mit Hilfe des Instruments „Einschätzungsskala der Beziehungsqualität" (EBQ) musiktherapeutische Interventionen im Hinblick auf Kontakt- und Beziehungsfähigkeit von Menschen mit Demenz und ihren Therapeuten. Die beiliegende DVD erweitert dieses Kapitel um die Erlebnisebene des Films.

Jahrelange therapeutische Arbeit in Einrichtungen der Altenpflege hat zur Folge, dass wir die Rahmenbedingungen therapeutischer Tätigkeit nicht nur hinsichtlich des Phänomens Demenz, sondern auch im Hinblick auf institutionelle Einflüsse reflektieren. Neben den folgenden Abschnitten im vorliegenden Kapitel widmen wir Kapitel 4 den unterschiedlichen „Spielarten" musiktherapeutischer Settings in Pflegeheimen. In Kapitel 5 zeigen wir weitere institutionelle Kontexte und deren Einflüsse auf die Gestaltung musiktherapeutischer Angebote auf. Die spezifischen Schwierigkeiten, Konfliktherde und Fallstricke musiktherapeutischer Arbeit mit altersverwirrten Menschen in Pflegeinstitutionen erläutern wir in Kapitel 6 und machen auf die Notwendigkeit der Selbstpflege aufmerksam.

Zur Erleichterung des Lesens seien hier noch einige Hinweise auf die Verwendung einiger Begriffe gegeben: Die fortlaufend nummerierten Fallbeispiele im gesamten Buch geben vielseitige Einblicke in die musiktherapeutische Praxis aus unterschiedlichen Perspektiven. Wenn eine persönliche Erlebnisebene des jeweiligen Therapeuten vermittelt werden soll, ist von „ich" die Rede. Hierdurch wird dem Leser das Einschwingen in die subjektive Sicht- und Erlebnisweise des jeweiligen Therapeuten erleichtert. Vom

„Therapeuten“ ist die Rede, wenn er, wie in Kapitel 2, exemplarisch handelt und die übergeordnete Ebene therapeutischer Phänomene und Prinzipien angesprochen werden soll. Im gesamten Buch bemühen wir uns um geschlechtergerechte Schreib- und Sichtweisen. Für die bessere Lesbarkeit beschränken wir uns häufig auf die Nennung eines Geschlechts (z. B. Therapeutin oder Therapeut) und meinen damit aber alle Geschlechter.

Kognitiv veränderte und unterschiedlich stark verwirrte Senioren bezeichnen wir im Allgemeinen mit „Menschen mit Demenz“ und wählen unterschiedliche Alternativbegriffe, um dem Lesevergnügen abträgliche Wortwiederholungen zu vermeiden. In Bezug auf die Arbeit in Pflegeheimen verwenden wir häufig den in therapeutischen Zusammenhängen ungebräuchlichen Begriff „Bewohner“, um einen sprachlichen Anschluss an den jeweiligen institutionellen Kontext herzustellen. In Kapitel 3 hingegen sprechen wir absichtlich von „Patient“, da das EBQ ein Konzept ist, das vom „Fall“ und vom „Kontext“ und inzwischen auch teilweise vom speziellen Krankheitsbild abstrahiert. Der individuelle Mensch mit Demenz wird hier bewusst zum generalisierten Patienten. In den Fallbeispielen nennen wir vollständige Namen (nicht „Frau K.“), damit die betreffenden Personen nicht über diesen Weg wieder zu „Objekten“ werden und der Leser mehr in die Geschichte involviert wird. Mit Ausnahme des Kapitels 3 sind die Namen aller in den Fallbeispielen auftauchenden Personen frei erfunden. In Kapitel 3 werden die Namen nicht erfunden, da sie in den Filmszenen wiederholt genannt werden und die entsprechenden Personen einer Veröffentlichung zugestimmt haben.[1]

Strukturelle Rahmenbedingungen von Therapie

Die in dem gegenwärtigen Gesundheitssystem stetig wachsende Zahl an Menschen mit Demenz hat eine mindestens ebenso schnell wachsende Infrastruktur von Versorgungsangeboten zur Folge. Das bedeutet nicht zwingend, dass dadurch den tatsächlichen Bedürfnissen der betroffenen Menschen entsprochen wird. Neben dem objektiv steigenden Bedarf verselbständigt sich der Markt der Anbieter in gewisser Weise und entgegen den fachlichen und ethischen Erkenntnissen wächst die Anzahl großer Einrichtungen stationärer Versorgung. Angebot schafft Nachfrage.

---

[1] Vgl. Kap. 3.4 „Exkurs Videografie“.

Ebenso wenig jedoch, wie die Nahrungsmittelindustrie dafür zuständig ist, dass Menschen sich gesund ernähren, liegt es scheinbar in der Verantwortung der „Pflegeindustrie“, dass Menschen gut gepflegt werden. Strukturelle Rahmenbedingungen großer Pflegeinstitutionen, zu denen Unfreiwilligkeit, Fremdbestimmung, Beziehungslosigkeit, Transparenz der Privatsphäre, eingeschränkte Handlungsspielräume, beschränkter Kontakt zur Außenwelt und mangelnde Verbindung zu gewohnten Rhythmen gehören, stellen spätestens seit Goffmans (1961) Institutionskritik eine Herausforderung für die organisatorischen und inhaltlichen Mitgestalter dar.

Fragen wir uns, wo Musiktherapeuten Menschen mit Demenz begegnen, so ist die Antwort schlicht: überwiegend im Rahmen stationärer Altenpflege. Und: Je größer die Institution ist, desto eher findet sich dort auch Musiktherapie. Eine Aufgabe von Therapie, das wird in Supervisionszusammenhängen immer wieder deutlich, liegt also darin, zwischen Merkmalen und Dynamiken großer Institutionen, die vor medizinischem Hintergrund die Pflege alter Menschen betreiben, und dem eigenen therapeutischen Selbstverständnis zu vermitteln. Die in dieser Konstellation aufscheinenden Zusammenhänge müssen bei der Konzeption von Musiktherapie berücksichtigt werden, da sie grundlegend auf Rolle, Funktion und Wirkungsweise Einfluss nehmen. Selbst beste Ansätze können bei unachtsamem Gebrauch zu einer Abwehrkonstruktion beitragen, die Menschen mit Demenz mit Distanz „behandelt“, sei es als Patienten im medizinischen Sinne oder als Kunden eines Dienstleistungsunternehmens.

Die Betreuung dementer Menschen ist nach der Pionierphase der 1980er und 1990er Jahre in eine Phase der Institutionalisierung eingemündet. Betreuungskonzepte werden systematisiert und großflächig umgesetzt. Neueröffnende Heime deklarieren Spezialpflegestationen für Menschen mit Demenz und suggerieren dadurch eine kompetente, spezialisierte Form der Betreuung. Tatsächlich sind die Konzepte viele dieser Wohnbereiche Makulatur: Segregative Betreuung ist nicht wie in den Pionierjahren in erster Linie einem mitmenschlich engagierten und selbstkritischen Bemühen um angemessene Betreuung dementer Menschen verpflichtet. Sicher gibt es Best-Practice-Einrichtungen mit Vorbildcharakter und viele kreative Profis, die sich weiterhin für eine an der Person orientierte Begleitung der Betroffenen einsetzen. Eben diese Engagierten sind es jedoch auch, die in vielen Einrichtungen die

Errichtung werbewirksamer Fassaden beklagen, hinter denen sich nicht selten großes Elend verbirgt.

Aufgrund der starken wechselseitigen Beeinflussung von klinischen Tatsachen und sozial-ökonomisch wirklichkeitsbildenden Prozessen kann von einer komplexen „Institution Demenz" die Rede sein. Therapeutische Konzepte müssen diesen institutionellen Rahmenbedingungen und Wechselwirkungen Rechnung tragen. Warum eine solche Kontextsensibilität gepflegt werden muss und wie dies geschehen kann, wird in den folgenden Abschnitten untersucht.

Therapie in der Organisation Altenheim

In der institutionalisierten Betreuung von Menschen mit Demenz ist der Begriff Therapie nicht eindeutig definiert. Einerseits zeigt sich eine große Eilfertigkeit in seinem Gebrauch, die jede Tätigkeit, die über die pflegerische Grundversorgung hinausgeht, dafür prädestiniert, therapeutisch genannt zu werden:

> *Beispiel 1: Auf dem „Tagesstrukturplan" eines stationären Wohnbereichs für Menschen mit Demenz steht „12.00 Uhr: Therapeutisches Mittagessen". Im Konzept desselben Wohnbereichs fällt im Hinblick auf das Wohnumfeld der Begriff Milieutherapie. Nachmittags setzt sich eine Altenpflegerin zu den Bewohnern und Bewohnerinnen und bietet Beschäftigungstherapie an. Und Musiktherapie wird alle zwei Wochen durch die Pflegedienstleiterin, die eine musikalische Ausbildung hat, in Form von Klaviernachmittagen im Foyer angeboten.*

Weist das o. g. Beispiel auf eine Art therapeutischen Modestrom hin, so lässt sich leicht auch das Gegenteil ausfindig machen: Eine gänzliche Vermeidung des Therapiebegriffs. So heißt in einem Pflegeheim die Abteilung, in der Ergo- und Musiktherapeuten beschäftigt sind, „Freizeitbegleitung", in einem anderen „betreuender Dienst".

In vielen Fällen allerdings ist Therapie gefragt, als Aushängeschild, als Feigenblatt, das über die schamhafte Stelle zwischenmenschlicher Nachlässigkeit gelegt wird, als Alibi für Angehörige, als Argument für Kostenträger;

in einigen Fällen auch als personenorientierte Unterstützung für Menschen mit Demenz. Wie erstgenannte Motive mitunter stark in den Auftrag hineinwirken können, zeigt folgendes Beispiel, in dem Therapie praktisch sich selbst in den Weg gestellt wird.

> *Beispiel 2: Der MDK überprüft ein Heim und moniert in seinem Gutachten, dass zu wenig psychosoziale Betreuung für eine 100-Betten-Normalpflegeabteilung im PC dokumentiert ist. Ein Therapeut wird daraufhin beauftragt einmal wöchentlich zwei größere Gruppenveranstaltungen durchzuführen. In der Pflegeplanung, in dem Pflegebericht sowie auf dem Veranstaltungsplan wird dies dokumentiert.*

In der Entwicklung eines musiktherapeutischen Angebots werden folgende Fragen bereits in der Auftragsklärung interessant:

— Welches Problemverständnis liegt dem Therapeuten, dem Auftraggeber (meist das Pflegeheim) zugrunde? Trägt die Therapie zur Manifestation eines auf Pathologie und Defizitdenken beruhenden Systems bei?
— Welche Motive hat der Therapeut, der Auftraggeber?
— Welche Funktion nimmt der Therapeut für die Institution ein?
— Hilft der Therapeut, Diagnosen zu manifestieren oder Probleme zu lösen?

Profilierung des Berufsbildes und professionelles Spezialistentum sind berufspolitisch betrachtet notwendig. Therapie läuft jedoch in den komplexen Wirkungszusammenhängen der institutionalisierten Altenpflege leicht Gefahr, zum Erfüllungsgehilfen einer Versorgungskultur zu werden, die das Individuum in Zuständigkeitsbereiche aufspaltet und es einer aus Macht- und Organisationsstrukturen entwickelten Ordnung unterwirft. Die Fragmentierung des Menschen beginnt in Einrichtungen der Altenpflege bereits in der Pflegeplanung, die den Menschen in Funktionsbereiche aufteilt, und setzt sich in der Aufgabenverteilung der Berufsgruppen fort. Therapeuten müssen damit umgehen, dass ihr Wirken in den Dienst einer organisatorischen Ordnung gestellt wird, die Verwaltungsabteilungen und lebensferne Ablauforganisationen schafft. Die Lebenswirklichkeit von Menschen mit Demenz trägt allerdings – und darum soll es im Folgenden gehen – auch das Potenzial in sich, die institutionellen Ordnungen aufzuweichen und Raum für zwischenmenschliche Begegnungen zu gewinnen.

Therapie und Demenz

Die mit dem Erscheinungsbild Demenz bezeichneten Aspekte menschlichen Daseins (starke kognitive Beeinträchtigungen, Desorientierung in persönlichen, zeitlichen und räumlichen Dimensionen usw.) werfen grundlegende Fragen zum Selbstverständnis von Therapie auf. In Supervisionszusammenhängen gleich welcher therapeutischen Disziplin tauchen typische Themen unweigerlich auf: die Abgrenzung zu Aufgabengebieten anderer Berufsgruppen, das Zweifeln an der eigenen therapeutischen Kompetenz, die Vermischung von Settings und Tätigkeiten (z. B. Essen, Therapie), die Schwierigkeit der Definition therapeutischer Ziele und Methoden.[2]

Die Hochaltrigkeit der meisten Patienten und das vermeintlich unbeeinflussbare Voranschreiten demenzieller Veränderungen stellen das gängige Verständnis von Therapie infrage. Therapie geht zumeist unabhängig von spezifischen Verfahren und Disziplinen von bestimmten Prämissen aus. Einige von diesen grundlegenden Bedingungen werden wir nennen und gleichzeitig zeigen, wie sie durch das Erscheinungsbild Demenz angezweifelt werden.

a) Indikation: Eine klar beschreibbare Symptomatik lässt eine spezifische therapeutische Intervention angezeigt erscheinen. Auch Kontraindikationen zu benennen gehört in der Regel zu einer professionellen therapeutischen Auffassung. Die Multimorbidität vieler hochbetagter Menschen, die diffuse Symptomdynamik der Demenz sowie die fehlende Einsicht in die eigene Erkrankung machen indikationsgeleitetes Vorgehen in der Therapie mitunter unmöglich.

b) Zielsetzung: Überprüfbare Ziele werden formuliert, die eine Linderung oder Beseitigung der Symptome anvisieren. In der Todesnähe der Hochaltrigkeit unter dem Einfluss bewusstseinseintrübender Prozesse von Zielen zu sprechen, ist fragwürdig. Der Mensch wird weder jünger noch gesundet er. Aufgrund der Gedächtnisschwächen kann in Therapien nicht immer an vorherige Therapiestunden angeknüpft werden. Somit gewinnt die Beziehungsgestaltung im „Hier und Jetzt" eine

[2] Vgl. Kap. 6 „Sich selbst nicht aus den Augen verlieren: Zur professionellen Selbstpflege".

besondere Bedeutung. Die Therapieziele gehen häufig nicht über die jeweilige Sitzung hinaus und beziehen sich weniger auf heilende als vielmehr auf Wirkungen, die zum Erhalt von Lebensqualität beitragen.

c) Methoden: Therapie konzentriert sich auf ein verfahrensspezifisches Methodenrepertoire. Bestimmte Materialien und Handlungsformen kommen zum Einsatz, andere dezidiert nicht. Menschen mit Demenz achten diese berufsspezifischen Grenzen nicht. So wird etwa inmitten einer Therapieeinheit ein Patient pflegerische Hilfe beim Bewältigen des Toilettenganges benötigen oder sein Frühstück beenden wollen.[3]

d) Setting: Therapie wird in der Regel als ein sowohl zeitlich als auch räumlich begrenzter Prozess verstanden. Die weit verbreitete – häufig eher den Ablauforganisation der Institutionen als den Bedürfnissen ihrer Bewohner folgende – Auffassung, Menschen mit Demenz profitierten von einer solchen äußeren Struktur, muss jedoch gründlich hinterfragt werden. Einmal pro Woche in einen vom Alltagsgeschehen unterschiedenen Therapieraum geführt zu werden, kann Ursache für Verwirrung und Verlust von Selbstbestimmung sein.

e) Patienten-Therapeutenbeziehung: Therapie findet in der Regel in einer von beiden Seiten anerkannten asymmetrischen Beziehungsform statt: der Patient als Hilfesuchender, der Therapeut als behandelnder Experte. In psychotherapeutischen Zusammenhängen kann sich das in der Phantasie verschieben und Übertragungen finden statt. Die Situation stellt sich in der therapeutischen Arbeit mit Menschen mit Demenz anders dar: In den seltensten Fällen wird der Patient den Therapeuten als solchen aufsuchen oder erkennen. Der Hinweis eines Pflegers/einer Pflegerin „Ich bringe Sie jetzt zur Musiktherapie“ wird in der Regel nicht verstanden werden. Bestenfalls wird der freundlich auffordernde Tonfall positive Reaktionen wecken. Die Übertragungsprozesse finden in vielen Fällen manifeste Ausformungen, in dem der verwirrte Mensch in seinem Gedächtnis nach einem Rollenbild sucht, das dem Gegenüber am nächsten kommt und ihn dann entsprechend behandelt. Neben persönlichen Merkmalen prägen Material und Handlungsformen diese

---

3 Zu Fragen des Settings vgl. Kap. 4 „Offenes Setting: Zeit für Musik, Raum für Musik, Lust auf Musik“.

Einordnungen mit, sodass der Musiktherapeut nicht selten zum Musiklehrer, Pfarrer, musizierenden Familienmitglied etc. „wird".[4]

Therapie an einem Ort der Pflege und des Wohnens

Das Leben an einem Ort ist dann erst schön, wenn die Menschen, die dort leben, ein gutes Verhältnis zueinander haben. (Konfuzius)

Eine Therapie, die der Fragmentierung und Verdinglichung von Personen entgegenwirken und individuellen Lebenslagen und Bedürfnissen entsprechen will, muss Abschied nehmen von festen Vorstellungen, wie Therapie organisiert ist. Die besondere Situation dementer Menschen stellt Fixierungen auf therapeutisches Outcome, auf kurative Techniken und das *Was* der Therapie infrage. Eine Rückbesinnung auf therapeutische Grundhaltungen, die das *Wie* des therapeutischen Handelns begründen, ist die Folge. Ein Beispiel aus der Supervision von Ergotherapeutinnen:

Beispiel 3: In einem Fall wirkte die Therapie immer dann unpassend, wenn motorisch funktionelles Arbeiten im Vordergrund stand. Den Fokus umzulenken auf die Grundhaltungen wie Präsenz, emotionale Wärme und fürsorgliche Zuwendung förderte Begegnung und das Gelingen von Kontakten. Die Verbesserungen auf motorisch funktioneller Ebene waren dann wünschenswerter Nebeneffekt.

Je mehr Alltagsnormalität erzeugt wird, desto eher wird ein Pflegeheim zum Lebensraum. Dazu können therapeutische Fachleute durchaus beitragen, vorausgesetzt, die professionellen Strukturen verblassen für die begleiteten Personen im Hintergrund zugunsten einer alltagsnahen Vorgehensweise und an einer Grundhaltung, die sich an der Normalität zwischenmenschlichen Zusammenseins orientiert. Gefragt sind also weniger auf ihr Fachgebiet konzentrierte Spezialisten als vielmehr *reflektierte Generalisten,* die kooperationsbereit und in der Lage sind, Sorge zu tragen für basale zwischenmenschliche Belange.

[4] Vgl. Kap. 1.2 „Musik, Lebenslauf und Biografie", Kap. 4.2 „Wiederbelebung sozialer Szenen", Kap. 1.6 „Musiktherapeutische Konzepte: Sich vertrauensvoll in einen Prozess der Improvisation stürzen".

Das bestätigen Ergebnisse eines wissenschaftlich begleiteten Erfahrungsaustausches über die besondere stationäre Dementenbetreuung in Hamburg, der in Zusammenarbeit mit der Hamburger Sozialbehörde in einem Positionspapier zusammengefasst wurde: „Besonders bedeutsam für die förderliche Begleitung von Menschen mit Demenz erweisen sich Musik- und Ergotherapie. Sie sollten in den Alltag ‚einfließen', d. h. zeitlich, räumlich und hinsichtlich der Bedürfnisse der Bewohner flexibel gestaltet werden. Sie sollten kontinuierlich erfolgen und durch die Pflegekräfte aufgegriffen und fortgeführt werden" (Eisenberg et al. 2005, S. 2). Und nicht nur die professionellen Grenzen zwischen Pflege und Therapie lösen sich auf. Auch die Grenzen der Medien, wie sie die künstlerisch therapeutischen Berufe oftmals fleißig zu definieren versuchen, lösen sich auf. Ein Stück Kuchen wird zum Kunstwerk, ein Musikinstrument zum Hut, ein Bild mit einem Apfel aufgegessen und der Professionelle wird unversehens zum Interdisziplinär (Sonntag et al. 2011).

Indem die Lebenswirklichkeit Demenz, wie oben beschrieben, starre institutionelle und professionelle Grenzen auf den Kopf stellt, öffnet sie sich für kreative, künstlerische, empathische Methoden. Fließende Grenzen und die Notwendigkeit prozessorientierten Vorgehens korrespondieren mit künstlerischen Mitteln und prädestinieren kreative Methoden wie die Musiktherapie dafür, sich in ihrer vollen Qualität zu zeigen. Das führt zu einem Verständnis von Therapie, welches ebenso ungewohnt wie radikal ist. Ungewohnt in dem Sinne, dass sich die beiden Pole von Krankheit als Ausgangspunkt und Gesundheit als Zielpunkt für therapeutisches Bemühen aufweichen. Radikal in dem Sinne, dass ein anders gedachtes und gelebtes Therapieverständnis zurückführt zu seinen begrifflichen Wurzeln: *Therapie* entstand im 18. Jahrhundert aus dem altgriechischen *therapeía* (Dienst, Pflege) und *therápon* (Diener, Gefährte).

Auf die fachliche Entwicklung einer an Personen – nicht an Fällen oder Symptomen – orientierten Kultur der Begleitung dementer Menschen hat Kitwood (2004) maßgeblich Einfluss genommen. Die therapeutische Arbeit erfordere in seinen Augen „unbestreitbar ein sehr hohes Niveau persönlicher und moralischer Entwicklung seitens derer, die sie durchführen. Es kann keine Rede davon sein, Menschen mit einem Wissensfundus zu überschütten oder jemandem eine Reihe von Fertigkeiten quasi-technisch einpauken zu wollen" (Kitwood a. a. O., S. 188). Beim Erlernen grundlegender Fähigkeiten für die therapeutische Begleitung dementer Menschen muss demnach die persönliche Entwicklung im Vordergrund stehen mit dem Ziel, das Ich zu stärken und gleichzeitig in die Lage zu bringen, zu starke Anhaftungen zu lösen. Kitwood nennt zwei Wege, die zur Entwicklung dieser Kompetenzen führen: Psychotherapie und Meditation.

Kompetenzen entstehen aber auch im Tun und im Sich-Einlassen auf die Begegnung mit Menschen mit Demenz selbst. Die Entstehungsphase dieses Buches ist geprägt von vielen Gesprächen über Erlebnisse und Begegnungen mit Menschen mit Demenz in der musiktherapeutischen Arbeit. Uns für die Lebenswirklichkeit verwirrter Menschen zu öffnen, uns durch sie hinterfragen und verändern zu lassen, erleben wir als grundlegend für die Entwicklung eines nachhaltigen Interesses und beruflichen Engagements in diesem Feld.

1 Musik und Demenz

Das musikalische Handeln, die musikalischen Wahrnehmungsmöglichkeiten, der musikalische Ausdruck, das musikalische Erleben des Menschen haben viele Dimensionen. Kommt eine Demenz hinzu, verändert sich einiges. In diesem Kapitel wollen wir verschiedene Konzepte betrachten, die musikalisches Verhalten eines Menschen mit Demenz, dem wir in einer konkreten musiktherapeutischen Situation begegnen, verstehbar machen können: Entwicklungen aus der Pflege, der Medizin, Ideen und Erkenntnisse aus Neuro- und Sozialwissenschaft.

Sechs Bereiche lassen sich unterscheiden: neurokognitive Voraussetzungen, biografische Erfahrungen, die aktuelle (Er-)Lebenssituation, die (medizinisch betrachtete) Art der Erkrankung, die Phase der demenziellen Erkrankung und die Konzepte der Musiktherapie, also die Voraussetzungen seitens des Therapeuten. Wir sind in der glücklichen Lage, dass es für das Phänomen Demenz inzwischen etliche gute Konzepte gibt, die uns Ideen liefern. Die Erkrankung ist so kompliziert, dass es nur verständlich ist, wenn diese Konzepte nicht jeweils alles erfassen können. Wir werden bei den nicht-musikbezogenen Konzepten vor allem auf die Aspekte eingehen, die jeweils für den Umgang mit Musik besonders bedeutungsvoll sind.

Neurokognitive Voraussetzungen	— Musikwahrnehmung und -verarbeitung — Besonderheiten der Musikwahrnehmung bei Demenz
Biografie	— Lebensphasen (Erikson; Reisberg), Geschichte (Radebold, Böhm), Milieu, Status, Beruf (Muthesius), Bindungserfahrung (Bowlby, Stuhlmann), Selbstwissen (Romero) — Antriebe, „Lebensgeister“ (Böhm, Feil, Richard), „Sing-Typen“ (Muthesius) — Milieu/Umgebung (Wojnar) — Bevorzugte Sinne (Feil)

Aktuelle Befindlichkeit	— Tageszeit, Jahreszeit, Wetter — Gesundheit, Schmerz, körperliche Befindlichkeit, körperliche Fähigkeiten — psychosoziale Dynamik (Kitwood) — akustische Atmosphäre (Sonntag) — Kontaktfähigkeit (Schumacher, Warme)
Art der Erkrankung	— Depression und Demenz — Vaskuläre Demenz — Korsakow-Demenz — Lewy-Body-Demenz — Frontotemporale Demenz — Alzheimer Demenz
Phase der Erkrankung (bei Alzheimer)	— Vier Stadien der Demenz (Feil) — Drei Stadien der Demenz (Wojnar) — Affektstrukturierungskompetenzen und Potenziale der Musik (Muthesius)
Musiktherapeutische Konzepte	— Improvisation des Prozesses (Dehm-Gauwerky) — Therapeutische Beziehung zwischen Jung und Alt (Tüpker) — Musikalische Komponenten (Hegi)

Tabelle 1: Konzepte zum Phänomen Demenz

Beispiel 4: Herr Metzger[5] *ist, wie beschrieben, ein sehr differenzierter Hörer von klassischer Musik und Jazz und er spielt Klavier. Versuche, ob er denn auch noch andere Musikgenres kennt oder mag (Volkslieder, Schlager – weil er mal zur See fuhr –, Tanzmusik etc.), quittierte er immer mit abschätzigem Lächeln. Dann erzählte er mir eines Tages, nachdem ich ihn etwa zwei Jahre kannte, dass er vor Kurzem im Fernsehen ein wunderbares Konzert gehört habe. Es habe ihn richtig mitgerissen, er sei völlig gefesselt gewesen, es hätte noch stundenlang dauern können. Irgendwas mit Wien. Mozart schlug ich vor. Ja, oder nein, doch nicht. Er erzählte außerdem, dass „seine Mädels" dabei gewesen waren. Da konnte es sich nur um eine Betreuerin handeln, die relativ viel Zeit mit ihm verbringt. Sie war gerade anwesend und wurde natürlich gleich von mir befragt. „André Rieu", antwortete sie. Sie selbst liebt solche Musik*

[5] Die Namen aller Personen in den Fallbeispielen dieses Kapitels sind frei erfunden, vgl. Beginn der Einleitung.

und fing auch gleich an zu schwärmen – und sie empfindet Klassik und Jazz als Katzenmusik.

Dieses musikalische Verhalten von Herrn Metzger ist für einen Musiktherapeuten „erklärungsbedürftig". Zu einem Bildungsbürger passt die Vorliebe für Klassik und Jazz und die Abneigung gegen „U-Musik". Davon zeugen alle musik-soziologischen, biografischen Konzepte, die Milieu, Status, Beruf etc. mit einbeziehen. Die Neurowissenschaften und die Entwicklungspsychologie bezeugen ebenso eine starke Prägung aufgrund früher und stabiler lebenslänglicher Gewohnheiten. Wie kommt es also dazu, dass Herr Metzger nun plötzlich André Rieu genießen kann? Eine Erklärung könnte in der Dimension der „Phase der Erkrankung" liegen. Bei der Alzheimer Demenz – so die konzeptübergreifende Einschätzung – nimmt die emotionale Erlebensfähigkeit zu, wenn die kognitive Zensur oder die „Abwehrschranken" fallen. Eine weitere Erklärung könnte die aktuelle Stimmung sein, in der sich beide Hörer befanden: vielleicht mit einem Gläschen Wein, vor allem aber die leidenschaftliche Art des Zuhörens der Betreuerin, die sich offensichtlich auf Herrn Metzger übertrug – also die psychosoziale Dynamik, die an diesem Abend herrschte. Sie scheint so stark zu wirken, dass fest verankerte biografische Muster aufgehoben werden. Und dieses Beispiel sagt etwas über die Art der Erkrankung aus – die starken Wandlungen der Bedürfnisse sprechen deutlich für eine Alzheimer Demenz und damit gegen andere Arten von Demenz.

Beispiel 5: Frau Bartels ist eine 88-jährige Dame, die seit sechs Jahren an einer Demenz vom Alzheimertyp erkrankt ist. Seit etwa sechs Monaten haben sich ihre anfänglichen Wortfindungsstörungen zu einer ausgeprägten Aphasie entwickelt, was die energische Dame immer wieder in Situationen bringt, in denen sie frustriert erlebt, dass sie sich nicht mehr ausreichend verständlich machen kann. Insbesondere dann, wenn sie besonders erregt ist – z. B. weil ihr ein Tischnachbar einen Keks vom Teller stibitzt hat – kommt ihr außer aufgeregtem Stottern fast überhaupt kein Wort mehr über die Lippen. Häufig reagiert sie zerknirscht und zieht sich betrübt in ihr Zimmer zurück. Wenn sie jedoch hört, dass eine kleine Damenrunde in der Nähe gerade „Oh Donna Clara" singt, tänzelt sie herbei, stimmt ohne Sprachprobleme in das Lied mit ein und singt sogar die zweite Strophe mit passendem Text alleine vor der versammelten Runde vor.

Woher es beispielsweise kommt, dass einige Menschen mit Demenz Liedtexte flüssig produzieren können, wenngleich sie nur noch mühevoll kurze Sätze auszusprechen vermögen, kann von den Neurowissenschaften inzwischen plausibel gemacht werden.

1.1 Neurologische Grundlagen: Wie Musik den Nerv trifft

Die rasante Entwicklung der Technik der bildgebenden Verfahren hat der neurowissenschaftlichen Forschung ungeahnte Möglichkeiten eröffnet. Im Verlauf der letzten Jahrzehnte wurden Forschungsmethoden hervorgebracht, die es beispielsweise ermöglichen, ganz bestimmte Gehirnstrukturen genau zu lokalisieren, Wege der neuronalen Reizweiterleitung exakt zu verfolgen oder Abbildungen von einem „Gehirn in Aktion“ herzustellen. Dieser medizintechnische Fortschritt gestattet heute nicht nur eine genauere Diagnostik und Behandlung neurologischer Erkrankungen als zuvor. Er birgt auch ein großes Potenzial zum besseren Verständnis davon, wie und warum Musik auf den Menschen wirkt, wie Musik im Gehirn wahrgenommen und verarbeitet wird.

Die Musiktherapie als angewandte Wissenschaft profitiert stark von den jüngeren Forschungsergebnissen aus angrenzenden Gebieten (z. B. Raglio et al. 2008; Holmes et al. 2006). Schließlich liefern diese Ergebnisse neurophysiologische Erklärungen für musiktherapeutische Phänomene, welche häufig aus der Empirie längst bekannt sind.

Grundzüge der Musikwahrnehmung und Musikverarbeitung

Bevor wir uns der Frage widmen, warum Musik so bedeutsam gerade für Menschen mit Demenz ist, wenden wir uns zunächst den komplexen neuronalen Grundlagen der Wahrnehmung und Verarbeitung von Musik zu.

Die menschliche Hörbahn und die Ebenen der unbewussten Reizverarbeitung
Musik ist nicht nur eine akustische Struktur, die sich in der Zeit ereignet, sondern vielmehr ein Phänomen subjektiven menschlichen Erlebens. Solch eine Art Erleben basiert nicht auf einer gleichgearteten mentalen Fähigkeit bei allen Menschen. Vielmehr beruht es auf einem komplexen Gefüge von perzeptiven und kognitiven Operationen, welche alle im Zentralnervensystem repräsentiert sind. Wenn ein Klang das Trommelfell erreicht, setzt er eine komplizierte Reihenfolge von mechanischen, chemischen und elektrischen Ereignissen in Gang, von der Hörschnecke (Cochlea) ausgehend über den auditorischen Hirnstamm bis hin zur Großhirnrinde (Kortex), was schließlich eine Wahrnehmung zur Folge hat.

Bevor Musik bewusst wahrgenommen wird, über sie nachgedacht, geurteilt wird, sie genossen oder abgestellt wird, laufen differenzierte Wahrnehmungsprozesse ab, die nicht willkürlich steuerbar sind.

Vom Gehör weitergeleitete akustische Information bewirkt schon auf frühen Reizverarbeitungsebenen in Teilen des unteren Hirnstamms (in den Cochlearis- und Olivenkernen), dass die Neurone spezifische Signalmuster für die Richtung der Schallquelle, die Tonhöhe, die Klangfarbe oder die Lautstärke erzeugen (Langner/Ochse 2006). Die nächste Schaltstelle der menschlichen Hörbahn ist der inferiore Colliculus im oberen Hirnstamm. Ihr folgt die Station des medialen Kniehöckers (Corpus geniculatum mediale) im Thalamus, dem bedeutendsten subkortikalen Umschaltzentrum für fast alle Sinnesreize. Ausgehend von dieser Struktur im Zwischenhirn erstrecken sich in der Hörbahn starke neuronale Verbindungen in den primären auditorischen Kortex, der sich auf beiden Seiten des Gehirns auf der oberen Windung des jeweiligen Schläfenlappens (Temporallappen) befindet.

Jede Gehirnhälfte erhält Informationen von beiden Ohren, hauptsächlich aber von dem Ohr, welches auf der gegenüberliegenden Seite des Kopfes liegt. Der primäre auditorische Kortex wird umgeben von der so genannten Gürtelregion, welche auch als sekundärer auditorischer Kortex bezeichnet wird. Sie stellt die erste Ebene des auditorischen Assoziationskortex dar und ist schon mit komplexeren Formen der akustischen Informationsverarbeitung befasst. Höchstwahrscheinlich sowohl in den primären als auch in den angrenzenden sekundären Feldern des auditorischen Kortex werden akustische Merkmale wie z. B. Tonhöhe, Lautstärke, Klangfarbe und Rauigkeit genauer analysiert (z. B. Patel/Balaban 2001).

Es ist jedoch vereinfacht, sich die Signalübertragung in der menschlichen Hörbahn nur in die eine Richtung, vom Trommelfell bis in den auditorischen Kortex verlaufend, vorzustellen. Ebenso gibt es in menschlichen neuronalen Netzen auch rückführende Nervenfasern, welche elektrische Signale teilweise wieder zurücksenden an vorherige Schaltstationen. Solche Feedback-Verbindungen erweitern die Möglichkeiten der akustischen Wahrnehmung erheblich (beispielsweise indem sie es ermöglichen, die Aufmerksamkeit bewusst in Richtung eines von mehreren parallelen Hörreizen zu lenken) und potenzieren die Komplexität der akustischen Informationsverarbeitung.

Nach der Analyse dieser akustischen Kennzeichen gelangt die auditorische Information in das auditorische sensorische Gedächtnis (Koelsch 2005). Das heißt, kurz nach der automatisch ablaufenden Analyse von Klangmerkmalen wie Tonhöhe und Lautstärke gravieren sich schon erste Spuren des Hörreizes in das Ultrakurzzeit-Gedächtnis ein. Parallel erreicht der Stimulus Verarbeitungsstufen, auf denen so genannte auditorische Gestalten gebildet werden. Prozesse rhythmischer und melodischer Gruppierung finden hier statt (Bregmann 1994). Das bedeutet, dass auf dieser Stufe beispielsweise Klangereignisse aufgrund von Gestaltprinzipien wie Ähnlichkeit, Kontinuität oder Nähe gruppiert werden. Rhythmus, Metrum oder Melodiekonturen werden auf dieser Stufe erkannt.

Diesen Verarbeitungsebenen folgend wird beim Hören musikalischer Phrasen eine erste syntaktische Struktur gebildet (Koelsch/Friederici 2003; Patel 2003). Das bedeutet, dass hier die formalen Regeln bzw. die „Grammatik" des Hörreizes erkannt werden. Diese Analyse verlangt das Herstellen von einer Vielzahl von Relationen zwischen Einzelelementen der musikalischen Phrase, z. B. das Formen einer Beziehung zwischen einer melodischen Phrase zu dem vorhergegangenen Melodiemotiv. Resultate musik-syntaktischer Verarbeitungsprozesse können durchaus schon emotionale Effekte bewirken sowie inhaltliche, semantische Bedeutungen haben. Ein unerwartetes musikalisches Ereignis wie eine irreguläre Akkordfunktion (ein harmonischer Trugschluss statt einer Tonika beispielsweise) kann also bereits eine emotionale Reaktion hervorrufen (Koelsch 2005).

Ein weiterer Aspekt der Verarbeitung musikalischer Ereignisse ist das ihnen innewohnende Potenzial zur Vitalisierung der Hörer. Mittels Integration musikalischer und nichtmusikalischer (d. h. körperlicher, emotionaler und geistiger) Informationen in solchen Hirnrindenregionen, welche Reize verschiedenen Ursprungs oder verschiedener Sinneskanäle miteinander koppeln, kann das vegetative Nervensystem durch Musik zu vermehrter Aktivität angeregt werden. Blutdruck, Herzfrequenz und Sauerstoffaufnahme des Körpers werden stimuliert (Spintge/Droh 1992) und können wiederum positiven Einfluss nehmen auf Vorgänge innerhalb des Immunsystems. Die Wahrnehmung von Musik bewirkt schließlich häufig körperliche Bewegung, z. B. Mitklatschen, Mitwippen, -singen oder -tanzen. Der menschliche Körper lässt sich hierzu scheinbar auf der Basis rhythmischer Synchronisationsprozesse anregen. Höchstwahrscheinlich geht die Bewegungsinduktion mit parallelen Impulsen in die Formatio reticularis einher (Koelsch 2005), ein Netzwerk von Nervenzellen im Hirnstamm, welches als das physiologische Korrelat des Antriebs zu betrachten ist.

Auch weitere emotionale Antworten auf musikalische Reize lassen sich auslösen, ohne dass es hierzu notwendigerweise bewusster Aufmerksamkeit bedarf. Rhythmus, Struktur oder Dynamik der Musik, aber auch harmonische oder melodische Formen können intensive Gefühle bis hin zu so genannten Chills (Gänsehauterlebnissen) auslösen (Lee 2008).

Komplexe musikkognitive Fähigkeiten

Der vielschichtige Stimulus Musik regt im Gehirn noch eine Vielfalt von weiteren Verarbeitungsvorgängen unter Beteiligung verschiedener Gehirnregionen an. Wenn der Verarbeitung bewusste Aufmerksamkeit geschenkt wird, können diese Prozesse zudem umso intensiver und differenzierter sein. Zwischen einer Station der Hörbahn, dem Thalamus, und dem Mandelkern (Amygdala) beispielsweise bestehen wichtige Nervenverbindungen (LeDoux 1993). Der Mandelkern ist ein Hirnareal, das wesentlich in emotionale Prozesse involviert ist. Die unmittelbar gefühlsauslösende Kraft von musikalischen Reizen ist unter anderem dieser Neuronenverbindung geschuldet. Ebenso gibt es Nervenassoziationen zwischen Thalamus und dem Orbitofrontalkortex, einer Region an der Basis des Stirnlappens (Öngür/Price 2000). Diese Gehirnregion ist beteiligt an der Auswertung und Beurteilung von Sinnesreizen sowie an der Kontrolle emotionalen Verhaltens. Das menschliche Gehirn verarbeitet Musik tatsächlich so ähnlich wie Sprache: nämlich als Bedeutung tragende Signale (Koelsch et al. 2004). Welche Richtung eine emotionale Reaktion auf Musik schließlich hat, ist außerdem auch von der bewussten Bewertung durch den Hörer abhängig.

Musik ist ein Phänomen, welches sich in der Zeit ausbreitet. Das bedeutet, dass das Gehirn bei deren Verarbeitung auf bestimmte Erinnerungsfunktionen zugreifen muss. Da Gedächtnisfunktionen im Gehirn nicht in einem umschriebenen Gedächtnis-„Zentrum" lokalisiert sind, bedeutet das, dass die Analyse musikalischer Reize eine Vielzahl von Gehirnstrukturen zur gleichen Zeit aktiviert.

Das Langzeitgedächtnis (LZG) mit seinen Ausprägungen explizit (episodisch/semantisch) und implizit findet neuronale Korrelate in der gesamten Großhirnrinde sowie in zahlreichen subkortikalen Bereichen. Das explizite semantische Gedächtnis, also z. B. die Fähigkeit, vertraute Melodien und Liedtexte wiederzuerkennen (musikalisches Lexikon) ist vor allem in Temporallappenregionen verortet. Sie gehören zu den Gehirnbereichen, die von den demenziellen Abbauprozessen besonders betroffen sind.

Für das täglich zu beobachtende Phänomen in der Musiktherapie mit Menschen mit Demenz, dass aber gerade das musikalische Lexikon bis in späte Phasen der Krankheit erhalten bleibt, liefern Jacobsen et al. (2015) eine mögliche Erklärung. Sie konnten nämlich zwei weitere Gehirnbereiche identifizieren, welche für das musikalische Lexikon zentral sind: den anterioren Gyrus Cinguli sowie das supplementäre motorische Areal. Diese liegen außerhalb des Temporallappens und scheinen maßgebend für die erstaunliche Robustheit der Erinnerung für Melodien bei Menschen mit Demenz.

Für das explizite episodische Gedächtnis wiederum, also z. B. das Gedächtnis für den Kontext einer musikalischen Erfahrung, lassen sich frühzeitig im Krankheitsverlauf Verschlechterungen beobachten. Lokalisiert ist es vor allem im rechten Frontal- und Temporalkortex. In musiktherapeutischen Szenen lässt sich dieses Phänomen daran ablesen, dass Menschen mit Demenz häufig wiederholt ein und dasselbe Lied anstimmen. Da sie sich eben nicht daran erinnern, wann es das letzte Mal gesungen wurde – auch wenn das gerade erst der Fall war.

Zum impliziten musikalischen Gedächtnis werden die prozeduralen Gedächtnisinhalte gerechnet – also z. B. die Fähigkeit, ein Instrument zu spielen. Baird und Samson (2009) zufolge sind die Kortexareale, in denen das implizite musikalische Gedächtnis repräsentiert ist (v. a. Kleinhirn und Basalganglien), von den Abbauprozessen durch (Alzheimer-)Demenz scheinbar weniger betroffen als andere. Den Einsatz von (vor der Erkrankung erlernten) Instrumenten und Liedern erhebt Ottermann (2016) entsprechend zu einem Grundsatz der Musiktherapie von Menschen mit Demenz.

Bei der bewussten Analyse der musikalischen Komponenten Rhythmus, Melodie, Harmonie oder Form zapft der Hörer verschiedenste Wissensquellen im Gehirn an. Für die Verarbeitung der musikalischen Form beispielsweise benutzt das Gehirn im impliziten Langzeitgedächtnis gespeichertes Wissen über kulturell spezifische Strukturen und Aufbauschemata von Musikstücken. Ständig kommt es beim Hören zu Wechselwirkungen zwischen dem neuen Input und schon gespeicherten Erfahrungen. Hierbei spielt das im präfrontalen Kortex repräsentierte Arbeitsgedächtnis eine besondere Rolle. Mit seiner Hilfe wird ein musikalischer Reiz im Gedächtnis so lange präsent gehalten, dass er mit einem anderen Element in Beziehung gesetzt werden kann, welches in der musikalischen Sequenz erst später auftaucht.

Neben dem unwillkürlichen Zugriff auf implizites Wissen im Langzeit- und Arbeitsgedächtnis wird beim aktiven Zuhören automatisch auch auf andere Gedächtnisinhalte zugegriffen, welche sich in der Vergangenheit des Hörers mit diesen oder ähnlichen Klangreizen verbunden hatten. So mag es sein, dass sich der Hörer daran erinnert, welcher Komponist das Stück geschrieben hat, welches er gerade hört. Damit würde er einen Inhalt aus seinem expliziten semantischen Langzeitgedächtnis hervorholen. Assoziationen, die der Hörer aus dem Klangeindruck gewinnt, entstehen dadurch, dass sich der Hörer an analoge, zum Klang passende Aspekte (z. B. Landschaften, Atmosphären, Farben) erinnert oder solche kreiert. Auch sie sind, im Falle eines Zugriffs auf einmal Gespeichertes, Inhalte aus dem expliziten semantischen Gedächtnis.

Unwillkürlich könnte sich der Hörer auch an autobiografische Erlebnisse erinnern, welche in seinem Gedächtnis mit diesem Stück verschmolzen zu sein scheinen: z. B. das Lied, welches er gehört hatte, als er zum ersten Mal ein Mädchen küsste. Lebensgeschichtliche Erinnerungen (Inhalte aus dem expliziten episodischen Langzeitgedächtnis) sind besonders dann tief eingeprägt, wenn die Ursprungssituationen mit starken Emotionen einhergingen (Cahill et al. 1994). Lieder, welche wichtige Lebenssituationen begleitet haben, können zu Symbolen für diese Situationen werden und diese samt zugehörigen Gefühlen wieder aufleben lassen.

Bei Musikern und Musikexperten werden durch das Hören von Musik häufig solche Verarbeitungssysteme aktiviert, welche sich mit der bewussten Analyse des Gehörten (z. B. dem Verfolgen der harmonikalen Strukturen oder dem Erfassen der Instrumentenzusammensetzung etc.) befassen (Gaser/Schlaug 2003). Studien haben außerdem gezeigt, dass das Musikhören bei Musikern ggf. auch Inhalte aus dem prozeduralen Gedächtnis, nämlich korrespondierende, erlernte musikalisch-motorische Fertigkeiten aktiveren kann (z. B. Bangert et al. 2006, Haueisen/Knosche 2001).

Während aus sehr traditioneller Sicht von einer Zweiteilung in der Organisation von mentalen Prozessen im Gehirn ausgegangen wurde – man nahm damals an, dass Musik im Gegensatz zur Sprache in erster Linie in der rechten Hirnhemisphäre verarbeitet wird – untermauern Forschungsergebnisse schon aus den 1970er Jahren eine gänzlich andere, komplexe Sichtweise (Bever/Chiarello 1974, Altenmüller et al. 1997). Moderne Konzepte favorisieren die Perspektive einer modularen Organisation aller Vorgänge, die zur Kognition der Musik zählen (Peretz/Gagnon 1999, Zatorre et al. 1994). Das bedeutet, die entsprechenden Prozesse sind in komplexe Einzelbestandteile (Module) zergliedert und über das gesamte Gehirn aufgeteilt. Wahrnehmung und Analyse der musikalischen Komponenten, verschiedene Gedächtnisprozesse, musikalische Empfindungsfähigkeit, Aufmerksamkeit sowie durch Musik ausgelöste Gedanken, Bilder, Assoziationen und Gefühle: Alle diese Kognitionen, welche am Erleben von Musik beteiligt sind, involvieren viele verschiedene Gehirnbereiche. Nicht zuletzt sind diese auch durch eine Vielzahl komplexer Neuronenverbindungen miteinander vernetzt. Verschiedene Aspekte der Musikkognition werden demnach in verschiedenen, wenn auch teilweise überlappenden neuronalen Netzwerken in beiden Hemisphären verarbeitet. Zu guter Letzt unterscheiden sich die involvierten Hirnregionen auch von Mensch zu Mensch, z. B. in Abhängigkeit von dessen musikalischer Vorbildung. Entsprechend ist von Person zu Person von einer starken Variabilität in Bezug auf die Teile des Gehirns auszugehen, welche in die Wahrnehmung und Verarbeitung von Musik einbezogen sind.

Plastische Reorganisationstendenz und der Stimulus Musik
Wann immer ein Gehirn mit einer neuartigen Situation konfrontiert ist, bilden sich im Zuge der erforderlichen Anpassungsleistungen des Organismus entsprechende neue Strukturen und Vernetzungen im Gehirn. Eine neuartige Situation tritt dann auf, wenn eine Person etwas Neues, wie z. B. eine bisher unbekannte Sprache, erlernt. Sämtliche Anpassungsvorgänge des Zentralnervensystems an die Lebenserfahrungen des menschlichen Organismus werden in der neurowissenschaftlichen Forschung unter dem Begriff Neuroplastizität subsumiert. Neuronale Reorganisationsvorgänge sind die Basis für die Lernfähigkeit des Gehirns und können auf verschiedenen Strukturebenen des Gehirns stattfinden. Auf der Ebene der Synapsen kann beispielsweise eine Veränderung der Stärke von Nervenzellverbindungen beobachtet werden – ein Prozess, welcher unter dem Namen Langzeitpotenzierung bekannt ist. Auf der Ebene der Neuronen lässt sich das Prinzip der Neuroplastizität im Wachstum neuer Nervenzellen erkennen. Selbst auf der Stufe ganzer kortikaler Netzwerke können noch Veränderungen von Repräsentationen (strukturellen bzw. funktionellen Entsprechungen kognitiver Fähigkeiten) stattfinden, indem so genannte stille Verbindungen von Nervenzellen reaktiviert und verstärkt werden.

Entgegen traditioneller Überzeugungen bleibt die Plastizität und damit das Veränderungspotenzial des Zentralnervensystems über die gesamte Lebenszeit erhalten (Kruse 1998, Lindenberger 2000, Doidge 2008). Zwar ist die Plastizität bei betagten Menschen durchschnittlich geringer ausgeprägt als bei jüngeren. Jedoch ist sie immer noch so hoch, dass durch Training eine signifikante Verbesserung der körperlichen und geistigen Leistungsfähigkeit bewirkt werden kann. Entsprechende Rehabilitationsmaßnahmen können eine deutliche Steigerung der Selbstständigkeit, verschiedener sensomotorischer Funktionsabläufe sowie der kognitiven und alltagspraktischen Fertigkeiten veranlassen (z. B. Meusel 2000, Stähelin 2000). Kruse (1998) beklagt einen allgemeinen Mangel an Rehabilitationsangeboten für ältere Menschen und meint, dieser sei durchaus auch darauf zurückzuführen, dass die lebenslange Plastizität des Zentralnervensystems in der Öffentlichkeit nicht ausreichend bekannt ist.

Auch wenn aufgrund einer Schädigung wie z. B. eines Schlaganfalls oder Tumors bestimmte Gehirnregionen die Aufgaben nicht mehr erfüllen können, die sie zuvor ausgeführt hatten, kann es dem menschlichen Gehirn bis zu einem gewissen Grad gelingen, aktuelle Defizite dadurch zu kompensieren, dass unbeschädigte Gehirnregionen die Funktionen der beschädigten Regionen teilweise übernehmen. Auch Menschen, die an einer Demenz erkrankt sind, verfügen parallel zum Prozess der neuronalen Degeneration je nach Stadium der Erkrankung über ein mehr oder minder großes kompensatorisches Restpotenzial zur funktionellen und strukturellen Umgestaltung im Gehirn. Während zunehmend mehr Nervenzellen aufgrund toxikologischer Ereignisse auf der neuronalen Ebene untergehen, reduziert sich selbstverständlich auch das Potenzial, entstandene Defizite zu kompensieren.

Im Anfangsstadium der demenziellen Erkrankung lassen sich jedoch Gedächtnisleistungen durch Training durchaus nochmals verbessern, wie z. B. die Studie von Zamarrón et al. (2008) unter Beweis stellt. Auch im weiteren Krankheitsverlauf ist deshalb vom potenziellen Nutzen angemessener kognitionsfördernder Maßnahmen auszugehen im Hinblick auf einen möglichst langen Erhalt eines selbstbestimmten, guten Lebens. Idealerweise sind also therapeutische Wege zu erschließen, welche das verbliebene Potenzial zur neuronalen Umgestaltung in idealer Weise anregen, ohne dabei Defiziterleben und Frustration zu befördern.

Therapeutisch eingesetzte Musik kann bei neuronalen Umgestaltungsvorgängen eine entscheidende Rolle spielen. Dies ist inzwischen durch eine zunehmende Anzahl von Studien nachgewiesen (z. B. Schlaug et al. 2008, Thaut et al. 2008, McIntosh et al. 1997). Altenmüller (zit. nach Broschart/Tentrup 2003, S. 68) nennt Musik sogar den „stärkste[n] Reiz für neuronale Umstrukturierung, den wir kennen". Diese Tatsache kann durchaus als Bestätigung der Sinnhaftigkeit musiktherapeutischer Bemühungen gelten. Nach Hüther (zit. nach Hüther 2004, S. 23) ist der wohl mit Abstand „wichtigste Trigger für die adaptive Modifikation und Reorganisation einmal entstandener neuronaler und synaptischer, das Denken, Fühlen und Handeln eines Menschen bestimmender Verhaltensmuster […] die Aktivierung emotionaler Zentren". Da es die Musik ist, welche diese Zentren umfassend wie kein anderes Medium anregen kann, und da sie zudem verschiedenste Hirnareale zur gleichen Zeit stimuliert, ist sie von besonderer therapeutischer Relevanz in der förderlichen Begleitung von Menschen mit Demenz.

Auf dem Weg zu einer Neuropathologie der Musikverarbeitung

Für viele bedeutsame Aspekte von Musikwirkung, welche insbesondere in der Behandlung von demenzerkrankten Menschen eine Rolle spielen (z. B. die Erinnerungsaktivierung), sind komplexere neurophysiologische Zusammenhänge verantwortlich, deren Erforschung noch in den Kinderschuhen steckt. Erste Schritte in Richtung einer demenzbedingten Neuropathologie der Musikkognition stellen die genauen Beschreibungen der beobachtbaren klinischen Erscheinungsformen musikbezogener Ausfälle dar. In der Betrachtung unterschiedlicher Symptomausprägungen im Verlauf von Demenzerkrankungen, in der Erfassung ihrer klinischen Phänomenologie, lassen sich häufig Ausfälle ganz spezifischer kognitiver Fähigkeiten beobachten, während aber andere, assoziierte Fähigkeiten erhalten sind. Selbstverständlich lassen sich solche musikbezogenen Defizite bei demenzerkrankten Menschen nicht experimentell untersuchen, sondern bestenfalls durch die Beobachtung spontan auftretender musikalischer Handlungen erschließen.

> *Beispiel 6: Dass sie von den vielen Umgebungsgeräuschen häufig schier überwältigt ist und sich am liebsten davor schützen möchte, verdeutlicht Frau Sperz dadurch, dass sie dann den Kragen ihres Pullovers über beide Ohren zieht und so verharrt. Benötigt sie diese Zurückgezogenheit gerade nicht, so winkt sie gerne mit ihrem rechten Arm, was gleichzeitig auch andere Menschen zur Begegnung einlädt. Immer mal wieder antwortet eine vorüberspazierende Person unvermittelt auf dieses Signal und es entwickelt sich ein kurzer Dialog, meistens winkt Frau Sperz aber auch traumversunken vor sich hin, ohne dass ein Kontakt zu einem Gegenüber entsteht. Dringt während ihres Winkens Musik an ihr Ohr, so vollzieht sich wie automatisch die Synchronisation ihrer „Winkfrequenz" auf das Metrum des musikalischen Reizes, sodass Frau Sperz schließlich selbstvergessen mit ihren Bewegungen im Takt der Musik zu schwelgen scheint, sei es im Walzer- oder im Polkatakt. Sie versucht häufig, prägnante Rhythmen wie z. B. den Liedanfang von „Muss I denn zum Städtele hinaus" auf dem Tisch mitzuklopfen, fällt aber meistens nach wenigen Sekunden in das scheinbar einfachere Imitieren des Grundschlags, des Metrums, zurück.*

Dass es Frau Sperz nicht gelingt, prägnante Rhythmen aus den gehörten Liedern nachzuklopfen, scheint in diesem Fall nicht an einem Wahrnehmungsdefizit zu liegen, denn sie bemüht sich ja zunächst wacker um das präzise Imitieren. Vielmehr scheint sie an einem Defizit bei der Verarbeitung des Reizes zu leiden. Entweder hat sie Schwierigkeiten beim gedanklichen Repräsentieren des gehörten Rhythmus, Probleme, die eigenen Impulse bewusst auf das Gehörte zu synchronisieren, oder solche bei der motorischen Umsetzung des Klopfens auf dem Tisch: Ihr Arm will ihr nicht gehorchen. Eventuell fehlt es Frau Sperz aber auch einfach nur an Kraft und Vitalität zu diesem Zeitpunkt.[6] Ob eine spezifische kognitive Leistung beeinträchtig ist, lässt sich anhand einer solchen Beobachtung nicht herauskristallisieren.

Wie Musik Menschen mit Demenz entgegenkommt

Was ist das Spezifische am Medium Musik, was es so unvergleichbar wirkungsvoll in der Anwendung mit demenzerkrankten Menschen macht? Warum greifen so viele Menschen in der Begleitung von Menschen mit Demenz früher oder später auf das Singen oder Anhören von Musik zurück?

Zur besonderen Passung zwischen Krankheitserleben und Merkmalen musikalischen Geschehens

Musik birgt viele Charakteristika, die demenzerkrankten Menschen in deren jeweils individuellen Krankheitsstadien entgegenkommen. Vor diesem Hintergrund lässt sich die häufig beobachtbare Welle der Erleichterung und Lebendigkeit besser verstehen, die eine Gruppe von Menschen mit Demenz erfassen kann, kaum wird ein ansprechendes Lied angestimmt. Das Medium Musik ist schlichtweg besonders dazu geeignet, vieles von dem zu kompensieren, was die Demenzerkrankung den Menschen an Einschränkungen abringt. Um wirken zu können, bedarf es nicht unbedingt bewusster Anstrengung durch den Hörer. Zuträglich ist hier der verlässliche Verlockungseffekt musikalischen Geschehens: Damit eine demenzerkrankte Person an der Musiktherapie teilnimmt, muss vorher gar nicht unbedingt Überzeugungsarbeit geleistet werden oder umständlich erklärt werden, um was es nun gehen soll. Er oder sie fühlt sich häufig einfach angezogen von einer geselligen Sangesrunde und ist

[6] Vgl. Kap. 1.3, „Sinnesintegration und Apraxien“ sowie „Vitalität, Ausdauer“.

spontan zum Mitmachen angeregt – wortreiche Argumentationen sind dann häufig überflüssig oder gar irritierend und schädlich. Kommunikative Missverständnisse werden so geschickt umschifft.[7]

Beispiel 7: Lebenslustig und froh ist Frau Kannengießer den Berichten der Angehörigen nach scheinbar schon immer gewesen. Sie habe viele Wegstrecken in ihrem Alltag bis zum 82. Lebensjahr noch mit dem Fahrrad zurückgelegt, habe mit Herzblut ihren kleinen Garten gepflegt, habe einen sehr großen Freundeskreis gehabt und in geselligen Runden auch gerne mal einen schlüpfrigen Witz erzählt. Auch heute noch, in ihrer fortgeschrittenen Demenzerkrankung, umspielt Frau Kannengießers Mund oft ein Lächeln oder sie lacht lautstark über eine Situation, deren Komik im Moment scheinbar nur sie wahrnimmt. Nur weniges von dem, was ihr erzählt wird, scheint sie rational tatsächlich zu verstehen, so auch selten die Einladung zum gemeinsamen Singen. Beginnt die Musiktherapeutin jedoch einfach in ihrer Gegenwart zu singen, so ist Frau Kannengießer sofort angesteckt. Sie lässt ihre Arme und Beine unmittelbar in schwingende Bewegungen fließen, tönt, lautiert und singt beseelt mit, obwohl sie in den wenigsten Fällen die Melodie zu erkennen oder die Form des Stückes nachvollziehen zu können scheint. Es ist dann, als habe man die schon in ihr klingende Melodie nur angetippt, auf dass sie nun auch für andere zu hören ist.

Wenn es immer weniger gelingt, die komplexe Wirklichkeit richtig wahrnehmen, einordnen, angemessen beurteilen und beantworten zu können, entsteht allerdings zwangsläufig Befremdung und Unsicherheit im Erleben der Menschen mit Demenz. Milieutherapeutische Ansätze begegnen dem Erleben von Bedrohung dadurch, dass sie bemüht sind, die Komplexität des alltäglichen Umfelds für demenzerkrankte Menschen zu reduzieren und dieses klar zu strukturieren. Damit Kommunikation gelingt, muss sie strukturell und inhaltlich vereinfacht werden, Affekte sollten möglichst aufgefangen, Frustrationserlebnisse vermieden werden. Es erhöht die Lebensqualität zusätzlich enorm, wenn den erkrankten Menschen kompensatorisch solche Erlebnisse ermöglicht werden, in denen sie sich – im Gegensatz zu vielen anderen

[7] Vgl. anschaulich dazu Kap. 2.1, „Musik strahlt aus und zieht an: Radien der Teilhabe".

Alltagssituationen – als kompetent, orientiert und leistungsfähig erfahren. Musiktherapeutische Kontexte streben unter anderem genau dies an.

Während die Allgegenwärtigkeit von Musik im Alltag für Menschen ohne Demenz dazu führen kann, dass sie deren Wirkung unterschätzen und trivialisieren, ist Musik für Menschen mit Demenz häufig von regelrecht existenzieller Bedeutung. Musik besitzt nämlich die Kraft, ihr zerfallendes Selbstbild für einen gewissen Zeitraum quasi wieder zusammenzusetzen, welche durch die Erkrankung so vielen Beschneidungen ausgesetzt ist. Musiktherapeuten bemühen sich um nichts weniger als darum, sich an die unversehrten Anteile der demenzerkrankten Menschen zu richten, diese zu beleben und zutage zu fördern.

Musik beeinflusst die Stimmung der sie wahrnehmenden Personen unweigerlich, sowohl mittelbar über die Veränderung der akustischen Atmosphäre als auch unmittelbar als direkter, verführender Hörreiz. Wenngleich die Kraft dieses Phänomens dem Menschen ohne Demenz schon fraglos einleuchten mag, so ist sie doch für Menschen mit Demenz umso relevanter, ja geradezu wirklichkeitsbestimmend. Die erkrankten Personen büßen zunehmend ihr früheres Urteilsvermögen ein und sind in wachsendem Maße Atmosphären, Stimmungen und gefühlstönenden Umgebungseinflüssen ausgeliefert.[8] Diese Grundverfassung macht demenzerkrankte Menschen einerseits überempfindlich für Störeinflüsse aus dem Umfeld, andererseits aber auch besonders empfänglich für musikalische Reize jeder Art.

Da sie sich auf eigene Urteile und Bewertungen immer weniger stützen können, werden Emotionen für Menschen mit Demenz zum Angelpunkt ihres Erlebens und sind damit auch erster Ansatzpunkt für Kontaktaufnahme. Auch ist die enge Analogie zwischen musikalischer Dynamik und Gefühlserleben augenfällig. Die Sprache selbst deckt die Wesensnähe beider Aspekte unmissverständlich auf: Ebenso wie musikalische Phrasen auf- und abebben können in ihrer Lautstärke, so können Gefühlswellen auf- und abebben; so wie ein musikalischer Ausdruck verhalten und nur angedeutet sein kann, so flüchtig erfasst uns manchmal ein Gefühlshauch; so stark und heftig ein Trompetenfortissimo erklingt, so heftig kann uns ein Affekt packen. Doch während es Musik einerseits vermag, Affekte erst ins Schwingen zu bringen, so bietet

---

[8] Vgl. Kap. 4.5, „Das akustische Milieu“.

sie andererseits sozial akzeptierte Formen ihres Ausdrucks an, fängt sie auf, beschwichtigt sie, hält sie umsäumt: Musik kanalisiert Affekte.[9]

Das Aufgreifen von Ähnlichkeiten, die Lust an Zirkularität: Die Eigenheit der Musik, bestimmte Motive immer wieder zu verwenden, sie in leicht abgewandelter Form zu wiederholen, um sie schließlich in ihrer Ursprungsgestalt wiederzubringen, findet auch eine erstaunliche Analogie in der Art des Denkens von Menschen im frühen Demenzstadium. In diesem Krankheitsstadium herrscht das konkret-operative Denken[10] vor; es wird mehr in Ähnlichkeiten als in kausal-logischen Zusammenhängen gedacht. So kann es sein, dass sie beispielsweise ähnlich klingende Worte („Messer" – „Fässer") als eher zusammengehörig erachten als semantisch zusammenhängende Wortpaare („Messer" – „Gabeln"). Diese Neigung zu Klangassoziationen begleitet häufig den zunehmenden Verlust des Sprachverständnisses bei Menschen mit Demenz (Wojnar 2005 und 2007, S. 77; Sachweh 2008).

Musikalische Gestaltung aktiviert außerdem Gedächtnisfunktionen, wie bereits beschrieben. Gerade prozedurale Gedächtnisinhalte sowie die Fähigkeit, vertraute Melodien und Liedtexte wiederzuerkennen (musikalisches Lexikon) sind bei demenzerkrankten Menschen noch über sehr lange Phasen robust erhalten. Die Tatsache, dass sich die Musiktherapie die Aktivierung dieser Gedächtnisinhalte zunutze macht, um darüber auch weiter Anteile aus dem semantischen oder autobiografischen Gedächtnis zu heben, ist hinlänglich bekannt.

Beispiel 8: Frau Kaspar birgt mit ihren musikalischen Erinnerungen einen reichen Schatz an Anekdoten aus ihrer Kindheit. Wir stimmten in unserer kleinen Gruppe das Lied „Es dunkelt schon in der Heide" an, in dessen Text es um die Kornernte geht. Kurz nach Beendigung des Gesangs berichtet Frau Kaspar der Gruppe sprudelnd: „Wir in unserer Familie haben früher immer gesungen! Ich musste ja so viel auf dem Feld helfen, da haben wir immer gesungen. Manchmal haben mir richtig die Hände wehgetan vom Arbeiten und mir liefen die Tränen." Engagiert öffnet und schließt Frau Kaspar beim Erzählen ihre Hände, so als ob sie sich selbst der körperlichen Schmerzerfahrung plötzlich wieder gewahr wurde. „Und dann mussten wir

[9] Vgl. Tab. 7 in Kap. 1.5, „Phasen der Demenz".

[10] Vgl. dazu Piaget/Inhelder (1972).

das Korn zusammenklauben und aufhocken. Und bei all dem haben wir immer gesungen. So schön war das! Hat trotz allem Spaß gemacht!" Die Begeisterung, die Frau Kaspar bei ihrer Erzählung versprüht, steckte wiederum weitere Gruppenteilnehmer an, jeweils von ihren Ernteerfahrungen zu berichten, woraus sich ein heiteres, lebendiges Gespräch entwickelte.

Die Musik als klischeeartige Kunst bietet außerdem einen strukturierten Rahmen, der häufig deutlich einfacher nachvollziehbar ist als der Rest des komplexen Reizumfeldes. Bekannte Stücke bestehen aus leicht wahrnehmbaren akustischen Mustern, sich vielfach wiederholenden, einfachen musikalischen Gestalten und eingängigen Rhythmen. Es scheint für demenzerkrankte Menschen außerordentlich beruhigend und orientierend zu wirken, musikalische Wiederholungen als solche erkennen, vorausahnen und mitvollziehen zu können – im Übrigen ein Phänomen, welches auch den Musikgenuss von Menschen ohne Demenz entscheidend charakterisiert. Orientierung vermitteln jedoch nicht nur musikalische Elemente wie Rhythmus und Wiederholungen, sondern auch die gesamte Form eines musikalischen Stückes. Damit sind die Gesetzmäßigkeiten von Aufbau und Ablauf eines Stückes gemeint, die kulturell bedingt und offensichtlich tief im Gedächtnis verankert sind, unabhängig von der so genannten Musikalität des Hörers. Dass der Gesangseinsatz oft erst auf ein instrumentales Vorspiel folgt, dass sich in einem Volkslied Strophe und Refrain abwechseln, dass Liedstrophen im Vergleich zu Refrains eher elegisch gehalten sind, steht exemplarisch für formale Charakteristika, die wir von Kindesbeinen an verinnerlichen. Sie erscheinen so selbstverständlich, dass wir uns ihrer kaum bewusst sind.

Beispiel 9: Frau Osten, eine 70-jährige Dame mit einer frontotemporalen Demenz, hat sich angewöhnt, das Ende in der Gruppe gesungener oder gehörter Stücke mit einem laut ausgerufenen „Punkt!" zu kommentieren. Schon mehrere Momente vor dem Verklingen des Schlussakkordes richtet sie sich in ihrem Stuhl auf, hebt ihre Hand und lächelt erwartungsvoll, bevor sie das Ende des Liedes mit ihrem Ausruf und einem unterstreichenden Schlag auf den Tisch kennzeichnet.

Frau Osten dokumentiert eindrücklich ihre Fähigkeit, die endende musikalische Form zu antizipieren. Der plötzliche Spannungsabfall nach dem letzten Ton eines Stückes wird von ihr spielerisch-lustvoll unterstrichen – ein Erlebnis, das ihr so viel Freude bereitet, dass sie es stets wiederholen möchte. Dadurch, dass musikalisches Geschehen leicht nachvollziehbar und insbesondere auch mit mehreren Sinnen erfahrbar ist, bietet es Menschen mit Demenz die Möglichkeit, einen Zeitverlauf mitzuerleben. „Jeder Takt, jede Phrase erwächst gesetzmäßig aus dem Vorhergehenden und weist auf das Folgende hin", so beschreibt Sacks (2008, S. 235) dieses Phänomen in seinem Buch *Der einarmige Pianist*.

Nur derjenige verkennt die Bedeutung dieses Phänomens, der nicht mit den Auswirkungen des Zerfalls der zeitlichen Orientierung bei den erkrankten Personen vertraut ist. Eine gewisse Zeitspanne „vorausspüren" zu können, wohingegen man ansonsten ständig der Verunsicherung einer sich unerklärlich wandelnden Gegenwart ausgesetzt ist, bringt das unbeschreiblich ankernde Gefühl der Orientiertheit mit sich.

Natürlich vermittelt sich Orientierung nicht nur durch das Miterleben eines Zeitverlaufs. Schon das Mitvollziehen eines stetigen Rhythmus, sowohl auf akustischer, taktiler als auch vielleicht visueller Ebene, wirkt stabilisierend, ebenso das Auftauchen von Erinnerungsbildern und der zwischenmenschliche Kontakt im gemeinsamen Tun.

Beispiel 10: Herr Flausen ist ein 83-jähriger, ruhiger Mann, der die meiste Zeit des Tages unauffällig an einem Tisch im Erker sitzt. Er hält den Kopf leicht nach vorne gebeugt, was ihm einen zurückgezogenen, bescheidenen Ausdruck verleiht. Als ausgesprochener Musikliebhaber summt er tagein, tagaus die verschiedensten Volksliedmelodien vor sich hin. Stimmt jemand in das soeben gesungene Lied mit ein, so hebt sich sein Blick kurz und er zeigt mit einem anerkennenden Lächeln, dass er sich über die Mitwirkung freut. Seinem Expertentum als langjähriger Chorsänger entsprechend bietet er häufig nach kurzer Zeit des gemeinsamen Gesangs eine zweite Stimme zu den verschiedensten Melodien an. Eine für beide Seiten erfreuliche Beziehung entspannt sich für die Phase des Musizierens, gespickt mit vielen zustimmenden oder Rückversicherung suchenden Blickkontakten.

Analog zum Abbau allgemeiner kognitiver Kompetenzen im Verlauf der Demenzerkrankung (siehe Kap. 1.5 „Phasen der Alzheimer Demenz“) kann auch von einem Abbau speziell musikkognitiver Fähigkeiten ausgegangen werden. Je nachdem, welche Hirnregion jeweils vom Zellverlust betroffen ist, zeigen sich phänomenologisch entsprechende Symptome. So kann es der Fall sein, dass die eine Dame plötzlich ihren kreativen Impulsen an den verschiedensten Instrumenten freien Lauf lässt und ungeniert dazu singt, allerdings unter den missbilligenden Blicken einer anderen Dame, der ein solches Verhalten aus ihrer Sicht völlig unangemessen und kindlich erscheint. Diese wiederum lehnt zwar das Spiel mit Instrumenten ab, genießt aber in vollen Zügen das Anhören der Operettenmelodie „Dein ist mein ganzes Herz“, da sie selbst aufgrund einer erheblichen Sprach- und Stimmstörung weder sprechen noch singen kann. Das besondere Potenzial der Musik ist es, selbst erkrankten Menschen mit den verschiedensten symptomatischen Erscheinungsbildern eine Plattform für die Erfüllung ihrer jeweils aktuellen Bedürfnisse bieten zu können. Geschickt gewählt, vermag sie es, eine Vielzahl von Menschen zeitgleich entsprechend ihrem jeweiligen Krankheitsstadium zu erreichen und in ihren erhaltenen Kompetenzen anzuregen.[11]

Eine akustische Gestalt, wie z. B. ein melodisches Motiv wahrzunehmen, ist vergleichsweise simpel, sofern das sensorische Hörvermögen erhalten ist. Es ist allerdings ein deutlich komplexeres Unterfangen, innerlich eine zweite Melodielinie zu produzieren, welche an die Tonhöhe der ersten angepasst ist[12] – was Herrn Flausen mit fortschreitender Erkrankung auch immer weniger gelingt.

Beispiel 10a: So konzentriert ist Herr Flausen auf das akustische Geschehen im duettierenden Gesang, dass er sogar geringste dynamische Veränderungen wahrnimmt und sich auf sie einstellt. Ob die Melodie seiner zweiten Stimme dabei im Zusammenklang mit der ersten Stimme tonrein klingt, spielt nur eine untergeordnete Rolle.

[11] Vgl. Filmszenen „Der Mai ist gekommen“ und deren Analyse in Kap. 3.5 sowie Kap. 2.1, „Das Teleobjektiv benutzen: Einzeltherapie in der Gruppe“.

[12] Griffiths (2003) postuliert die bereits genannte Hierarchie musikkognitiver Fähigkeiten für die Verarbeitung von einfachen Klängen und komplexen Klangfolgen.

Während Herr Flausen früher penibel genau darauf achtete, die Tonhöhen seiner zweiten Stimme denen der ersten Stimme anzupassen, damit ein harmonikal gut abgestimmter Zwiegesang entsteht, sind seine Fähigkeiten zur tonalen Abstimmung heute deutlich eingeschränkt. Dass sein sensorisches Hörvermögen jedoch noch völlig intakt ist, beweist er mit seiner unverminderten Fähigkeit zur Anpassung seiner Gesangslautstärke.

Nur hat sich sein Vermögen zur Wahrnehmung der tonalen Stimmung beobachtbar vergröbert – zugunsten des Gesamtkunstwerks lässt er inzwischen „fünf gerade sein", was die Gestimmtheit betrifft. Dies ist kaum verwunderlich. Während des Singens diese Tonhöhenpassung ständig zu kontrollieren und den eigenen Gesang evtl. neu anzupassen, stellt einen äußert vielschichtigen Verarbeitungsprozess aus simultaner, kontinuierlicher Reizauswertung und Reaktionsanpassung dar.

Nicht nur auf Seiten der Tonhöhenverarbeitung finden sich Verlaufsphänomene wie die eben beschriebenen. So scheint es z. B. analog auch eine Hierarchie der leicht „erfassbaren" (und damit bevorzugten) Rhythmen zu geben. Während es einem älteren Herrn in der Phase der leichten Demenz beispielsweise noch große Freude bereitet, einen etwas komplexeren Swingrhythmus zu hören, vielleicht auch auf dem Oberschenkel verhalten mitzutrommeln, so zieht er in der folgenden Erkrankungsphase den einfacheren Walzerrhythmus eindeutig vor. Diese „spätere" Vorliebe für den Walzertakt scheint bei erkrankten Personen mit unterschiedlichsten musikalischen Vorgeschichten und Vorlieben der Fall zu sein. Möglicherweise ist diese Präferenz unter anderem dem angenehmen Bewegungsgefühl des Schwingens geschuldet, welches der Walzertakt unwiderstehlich auslöst, vielleicht auch der tief verborgenen Körpererinnerung des Gewiegt-Werdens. Im fortgeschrittenen Demenzstadium wiederum findet der Walzertakt häufig weniger Anklang als ein klarer 4/4- oder 2/4-Takt, wie er z. B. in Märschen wie „Alte Kameraden" oder Kinderliedern wie „Hopp, hopp, hopp, Pferdchen lauf Galopp" vorzufinden ist.[13]

Beispiel 11: Walli Gerstenkorn[14] ist eine 96-jährige Dame mit einem ausgesprochenen Faible für stark rhythmusbetonte Musik. Ihre Hände ruhen kaum still, sobald rhythmische Klänge an ihr Ohr dringen – sofort finden

[13] Vgl. Filmszene „Alte Kameraden".

[14] Vgl. Filmszene „Walli Gerstenkorn".

sie in ihren Tanz und in ihre Lebendigkeit, wollen Geräusch erzeugen, Teile des verlockend belebenden Schallereignisses sein. Wie bedeutsam rhythmische Wiederholung für sie ist, zeigt sich nicht nur in ihrer Reaktion auf Musik, sondern z. B. auch in den kurzen, sich wortwörtlich wiederholenden Sätzen, die Frau Gerstenkorn manchmal kompensatorisch vor sich hin spricht. Erreicht sie ein gewisses Maß an Aufgeregtheit, z. B. wenn jemand sie etwas fragt, was sie nicht sofort versteht, so reagiert sie häufig in energischem Stimmklang mit der Gegenfrage: „Wo ist mein Bett? Wo ist mein Bett? Wo ist mein Bett? …" Oder sie rezitiert angestrengt in dem ihr eigentümlichen rhythmischen Sprechgesang: „Ich lieg' in meinem Bett. Ich lieg' in meinem Bett …", ihre eigene Aussprache dabei unterstützend, indem sie zu jeder Silbe in die Hände klatscht.

Rhythmus wirkt auf Frau Gerstenkorn also ganz real und nachvollziehbar Halt gebend und strukturierend. Ein Effekt, den sie sich selbst auf ihre ganz eigene Weise zunutze macht. Selbstverständlich kann sich dieser individuell sehr ausgeprägten Neigung zu Orientierung durch Rhythmus auch in therapeutischer Weise bedient werden, z. B. um verfahrene Alltagssituationen zu deeskalieren oder um identitätsbezogene Inhalte zu transportieren. Erwähnenswert ist noch der Umstand, dass Frau Gerstenkorn zwar scheinbar unwillkürlich auf rhythmische Angebote reagiert, allerdings völlig unberührt bleibt von improvisierten, unstrukturierten Melodielinien, die ihr z. B. in Momenten der Erregung stimmlich oder instrumental angeboten werden. Jede noch so hehre Idee, auf diese Weise vielleicht beruhigend auf sie einwirken zu können, prallt an Frau Gerstenkorn ab, scheint sie nicht zu erreichen, geschweige denn ihre aktuellen Bedürfnisse nach Orientierung zu beantworten.

Allzu leicht darf der Versuch nicht aufgegeben werden, das aktuelle Niveau der musikkognitiven Fähigkeiten und Vorlieben eines Menschen mit Demenz zu bestimmen und ihm auf dieser Ebene ein angemessenes Angebot zu machen. Ist ein bestimmter „Türöffner" (z. B. eine Leidenschaft für Big-Band-Sound à la Bert Kaempfert) einmal entdeckt, so heißt das eben nicht, dass dieser für denselben Menschen auch überdauernd „türöffnend" wirkt. Vielmehr verändern sich diese Schlüsselreize eben mit Fortschreiten der Krankheit. Die wiederholte Suche danach (und der Abschied davon) bleibt also eine fortdauernde Herausforderung für den Begleitenden, unbedeutend, wie gut er den erkrankten Menschen inzwischen zu kennen meint.[15]

Beispiel 12: Wenn Fremde Herrn Dallmann ansprechen, von ihm aber keine Antwort, ja nicht einmal die Würdigung durch einen Blick erhalten, so sind diese schnell geneigt, dem älteren, stoisch vor sich auf die Tischdecke starrenden Mann geschwind eine Schwerhörigkeit zu attestieren. Wie sonst ließe sich auch dessen „Unhöflichkeit" erklären? Schnell sind sie jedoch eines Besseren belehrt, wenn sie staunend beobachten, wie Herr Dallmann seinen Blick hebt und seine Lippen spitzt, wenn sich der Musiktherapeut neben ihn setzt und scheinbar beiläufig beginnt, die Melodie des Marsches „Colonel Bogey" zu pfeifen. Nonchalant steigt Herr Dallmann dann ins Musizieren ein, zuckt vielleicht verschmitzt mit der Augenbraue und freut sich über das Geschehen.

1.2 Musik, Lebenslauf und Biografie

Das Lied, bei dem man sich verliebt hat – das gehört zur „Biografie" und löst bis ins hohe Alter die gleichen Empfindungen aus, die es in dem Moment des Erlebens generierte. Das wissen alle und fast jeder Mensch hat so ein Lied. Im Folgenden werden Phänomene wie dieses nun genauer betrachtet.

Dazu sollen zwei Begriffe differenziert werden: der Lebenslauf und die Biografie. Über Fragen der Phasen eines Lebensverlaufs, wie man sie einteilen und identifizieren kann, machen sich heutzutage vorwiegend Entwicklungspsychologen und im Falle der Demenz auch Mediziner Gedanken. Biografische Konzepte stammen meist aus der Soziologie und zielen darauf, den individuellen Lebenslauf mit historischen Kontexten zu verknüpfen. Ein Mensch kann nur das erleben, was ihm historisch möglich ist. Beides ist für die Interpretation musikalischen Verhaltens sehr relevant.

---

[15] Vgl. Kap. 1.5 „Phasen der Alzheimer Demenz". Allein aus diesem Grunde sprechen wir uns gegen vorgefertigte „therapeutische" Stundenplanungen aus, wie in Kap. 1.6 „Musiktherapeutische Konzepte: Sich vertrauensvoll in einen Prozess der Improvisation stürzen" detailliert wird. Auch quasi trainingsorientiertes Vorgehen verrät sich dann als defizitorientierte Grundhaltung.

Der Lauf des Lebens

Im *Laufe des Lebens* stellen sich dem Menschen verschiedene Entwicklungsaufgaben. Sie werden schon seit hunderten von Jahren in Phasen eingeteilt, mal in drei, mal in sieben, mal in zehn (siehe dazu sehr anschaulich: Imhof 1988); heute werden sie mehr und mehr ausdifferenziert, von Anfang (für Säuglinge z. B. Stern 2007) bis zum Ende. Zu Letzterem hat Erikson (1973) Wesentliches beigetragen; er hat die Lebensphase des Alterns als einer der Ersten nicht nur in Defiziten beschrieben, sondern als komplexe Entwicklungsanforderung. Eriksons Konzept ist für das Verständnis des Alters in mehreren Dimensionen anregend und immer noch wegweisend.

Die Lebensphase „Alter" hat – wie alle anderen Lebensphasen – eine spezifische „psychosoziale Krise", der die Begriffe „Integrität" contra „Verzweiflung" zugeordnet werden (siehe Tabelle 2). Das heißt: Um einer potenziell drohenden Verzweiflung entgegenzuwirken, die aus den zunehmenden Verlusten von sozialen Beziehungen, Verlusten von Fähigkeiten und Gesundheit, Verlusten von Aufgaben etc. hervorgehen kann, hat der Mensch im Alter die Aufgabe, Integrität auf diesen Ebenen zu schaffen: Integration eines wachen Geistes in einen verfallenden Körper, einer kurzen Zukunft in eine lange Vergangenheit (bzw. umgekehrt), noch offener Wünsche in begrenzte Möglichkeiten etc.

Dies – die Arbeit an der Integrität – motiviert aktiven Lebensrückblick und fordert Bilanzierungen. Die Wichtigkeit des Verweilens in der Vergangenheit bei alten Menschen ist bis dahin nicht ernst genommen worden, und dies hatte auch Konsequenzen für die Bewertung des Verhaltens von Menschen mit Demenz. Man wollte (und will z. T. leider immer noch) sie mit „Realitätsorientierungstraining" zum Leben in der Gegenwart zwingen, weil man weder den gesunden Alten noch den Menschen mit Demenz den Genuss der Kontemplation gönnt oder – noch schlimmer – nicht anerkennt, dass dahinter eine notwendige Funktion steht. In diesem Sinne machen Menschen mit Demenz mit ihren Rückgriffen auf die Vergangenheit genau das, was ihre „altersgemäße" Aufgabe ist.

Erikson identifiziert acht Lebensphasen anhand von acht Dimensionen (psychosexuelle Phasen, psychosoziale Krisen, Radius wichtiger Beziehungen, Grundstärken, kernpathologische Antipathien, verwandte Prinzipien der

Sozialordnung, bindende Ritualisierungen, Ritualismen). Besonders interessant im Hinblick auf das Vorkommen von musikalischen Erfahrungen in diesen Lebensphasen ist neben der Dimension „psychosoziale Krisen“ die des „Radius sozialer Beziehungen“. Sie kann direkt mit den musikalischen Erfahrungen oder Entwicklungsaufgaben verknüpft werden:

Im Säuglingsalter ist die „mütterliche Person“ der – noch sehr kleine – Radius sozialer Beziehung, und auf diesen konzentriert sich die Musikerfahrung: die Mutterstimme, singend, summend, Wiegenlieder – und die Mutter bringt vielleicht die Spieluhr über dem Kinderbettchen in Gang.

Im Schulalter hat sich der Radius schon sehr erweitert: Vater, Geschwister, Nachbarskinder und Schulkameraden. Die Schule vermittelt „Kulturgut“ mit allen Potenzialen des „Könnens“ und des „Scheiterns“; und von den Nachbarskindern lernt man die „Zoten“ („Wo hast du das wieder her?!“).[16]

Wenn wir davon ausgehen, dass Menschen mit Demenz in die Realität ihrer vergangenen Erfahrungen eintauchen – für diese Annahme gibt es gute Gründe, auf die wir noch zu sprechen kommen – kann tatsächlich die von einem Menschen mit Demenz bevorzugte Art mit Musik umzugehen bereits viel Aufschluss darüber geben, in welcher Lebensphase er sich aktuell fühlt – ohne dass man viel Weiteres über seine Biografie weiß.

---

[16] Das Spielalter kann man gut in den Szenen „Ferien in Franken“, „Du liegst mir im Herzen“, und „Walzer und Polka“ nacherleben.

Phasen	**B Psychosoziale Krisen**	**C Radius wichtiger Beziehungen**	**Musik**
Säuglingsalter	Grundvertrauen/ Misstrauen	Mütterliche Person	Mutterstimme, singend, summend, Wiegenlieder; Spieldosen
Kleinkindalter	Autononie/ Scham, Zweifel	Elternpersonen	Kniereiter; Explorieren von Gegenständen auf Geräusche und andere Funktionen hin
Spielalter	Initiative/ Schuldgefühle	Kernfamilie	Spiellieder mit Lerneffekten, bewegungsorientiert, rhythmisch; beginnende Mitgestaltung der familialen Musikkultur
Schulalter	Regsamkeit/ Minderwertigkeit	Nachbarschaft, Schule	„Kulturgut" vom Lehrer vermittelt; „Können" oder „Scheitern" (Vorsingen, Bewertung erhalten); Gegenwelt der „Straßenkinder-Musik"
Adoleszenz	Identität/Identitätskonfusion	Gleichaltrigengruppen und fremde Gruppen	Heute: Zuordnung zu Starbands Damals: Zuordnung zu Jugendgruppen mit deren Musikkultur: Wandern, politische oder kirchliche Gruppen, …; Offenheit für außer- oder gegenfamiliäre Musikkultur
Frühes Erwachsenenalter	Intimität/ Isolierung	Freundschaft, Sexualität, Wettbewerb, Zusammenarbeit	Tanzmusik, „gemeinsames Lied"; gemeinsam Musizieren
Erwachsenenalter	Generativität/ Stagnation	Arbeitsteilung und gemeinsamer Haushalt	Musik für den Nachwuchs; keine Zeit für „eigene" Musik
Alter	Integrität/ Verzweiflung	„Die Menschheit"	Musik als Schatztruhe für Erinnerungen; Musik und Transzendenz

Tabelle 2: Lebensphasen nach Erikson. Auszug aus Erikson 1973, S. 36–37, (im Original acht Dimensionen in Spalten A–H), Spalte Musik ergänzt von DM

Beispiel 13: Frau Konovski[17] *war eine leidenschaftliche Sängerin. Mit Fortschreiten der Demenz und wegen ihrer Herzschwäche singt sie nicht mehr oft. Meist sind es kurze Lieder mit sehr einfachen Strukturen, die sie noch mitsingt. Für mehr reicht ihre Kraft nicht mehr. Und auch ihre Wahrnehmungsfähigkeit wird geringer. Dann singt sie mal wieder mit: „Ein Männlein steht im Walde" und freut sich sehr darüber. Jemand anderes aus der Gruppe möchte danach „Am Brunnen vor dem Tore" singen. „Das kann ich noch nicht", sagt Frau Konovski.*

Fühlte sie sich mit „Ein Männlein steht im Walde" tatsächlich wie ein Kind, dessen große Schwester schon das „richtige" Volkslied „Am Brunnen vor dem Tore" in der Schule gelernt hat?

Beispiel 14: Frau Sparta hatte ein sehr großes und differenziertes Liedrepertoire, konnte auch die ungebräuchlicheren, oft melodisch und harmonisch sehr komplizierten Volkslieder (wie z. B. „Hab oft im Kreis meiner Lieben") immer mit allen Strophen singen. Da sie sehr gefühlvoll sang, vermutete ich, dass dieses Repertoire entweder von einem lustvollen Schulunterricht oder von lustvoll singenden Eltern oder Großeltern stammte. Seit einiger Zeit aber sang sie weniger und schien unberührter zu bleiben. Ich tippte auf Veränderung ihrer Stimmung und bot entsprechende andere Lieder an, die aber unbeantwortet blieben. Dann kam eine neue Mitbewohnerin, die mit Leidenschaft vorwiegend Kinderlieder anstimmte. Frau Sparta stieg sofort darauf ein und sang wieder so engagiert wie vorher die kunstvollen Volkslieder.

Dieses Beispiel kann drei Verhaltens- oder Erlebensdimensionen erklären: Zum Ersten war also vermutlich auch Frau Spartas musikalische Erfahrung aus dem Spielalter, in dem die Kinderlieder gelernt werden, sehr positiv. Zweitens hat die Therapeutin auf der falschen Ebene gesucht, nämlich auf der der aktuellen Atmosphäre oder Stimmung und nicht auf der Ebene der sich durch die Weiterentwicklung der Demenz verändernden Bedürfnisse. Und drittens macht dieses Beispiel deutlich, was inzwischen zum allseits geteilten

---

[17] Die Namen aller Personen in den Fallbeispielen dieses Kapitels sind frei erfunden, vgl. Beginn der Einleitung.

Verständnis von Demenz gehört: Mit Fortschreiten der Demenz geht in der Regel das Eintauchen in immer frühere Phasen des Lebenslaufs einher. Frau Sparta verließ also langsam ihre Vorliebe bzw. ihre Fähigkeit, in der Phase der Adoleszenz zu verweilen, zugunsten der frühen Kindheit.[18]

Reisberg-stadium	**Leitsymptome**	**Alter, in dem die Fähigkeiten zur Verfügung stehen**	**Schweregrad**	**Versorgungsbedarf**
I	Keine Symptome	–	Normal	Aktivierung
II	Vergesslichkeit	–	MCI	Aktivierung/ Gedächtnistraining
III	Versagen bei komplexen Aufgaben in Beruf und Gesellschaft (z. B. Reisen an einen neuen Ort)	18 Jahre	Leichte Demenz	Rückzug aus überfordernden Aufgaben
IV	Benötigt Hilfe bei schwierigen Aufgaben des täglichen Lebens (z. B. Einkaufen, Einladungen)	12–16 Jahre	Leichte Demenz	Überwachte Selbständigkeit
V	Hilfe bei der Wahl der Kleidung, bei der Entscheidung zum Baden	6–8 Jahre	Mittlere Demenz	Organisierter Tagesablauf, Teilzeithilfe, Hilfe an Familie
VI	Hilfe beim Ankleiden Baden Toilettengang Urininkontinenz Stuhlinkontinenz	 5 Jahre 4 Jahre 3½ Jahre 2–3 Jahre 2 Jahre	Schwere Demenz	Ganztägige Hilfe und Betreuung

[18] Und nicht zuletzt geht damit auch eine Veränderung musikkognitiver Fähigkeiten einher, wie in Kap. 1.1 „Neurologische Grundlagen: Wie Musik den Nerv trifft" beschrieben.

VII	Sprechvermögen noch 6 Worte Kann nicht mehr sprechen Kann nicht mehr gehen Kann nicht mehr sitzen Kann nicht mehr lachen Kann nicht mehr den Kopf halten	1 Jahr 1–2 Jahre 1 Jahr 6 Monate 1–4 Monate 1–3 Monate	Schwere Demenz	Vollzeitpflege

Tabelle 3: Demenzentwicklung nach Reisberg et al. (1985)

Dieses Phänomen haben Reisberg et al. (1985, 1988) als Erste sehr ausdifferenziert beschrieben. Es ist eine medizinische bzw. funktionale Sicht, die vor allem Verluste und den daraus resultierenden Hilfebedarf beleuchtet.[19] Möglichkeiten der konkreten pflegerischen oder therapeutischen Begegnung in der psychosozialen Dimension können daraus noch nicht abgeleitet werden. Die Idee aber, Phasen der Demenz bestimmten Lebensaltersphasen zuzuordnen, hat sich verbreitet. Ein Mensch mit Demenz regrediert – sagen Mediziner wie Reisberg. Für Therapeuten angemessener: Er taucht in seine Vergangenheit ein und je stärker die Demenz, desto frühere Lebenserfahrungen werden aktiviert. Diese Idee ist es, die uns nötig erscheinen lässt, Wissen über den gesamten Lebenslauf zu haben, also auch Wissen über Entwicklungskonzepte zur Kindheit und Jugend. So nutzen wir in Kapitel 3 „Musiktherapeutische Interventionen anhand der Bestimmung von Kontakt- und Beziehungsfähigkeit" z. B. das Entwicklungskonzept Sterns (2007), auf dem die Einschätzungsskala der „emotionalen Beziehungsqualität" von Schumacher et al. (2013) beruht.

Notwendig ist aber auch zu wissen, dass es sich hierbei immer nur um Annährungen handelt. Der Mensch erkrankt nicht nach Konzepten.

Beispiel 15: Frau Krause liegt vom Mittagsschlaf noch im Bett. Ich gehe mit der Gitarre in der Hand in ihr Zimmer, und als sie mich sieht, streckt sie beide Arme zu mir aus und sagt: „Wie gut, dass du kommst." Ich lasse

[19] Zudem war zu dieser Zeit die Ausdifferenzierung der Diagnosen noch geringer. Heute weiß man, dass z. B. ein starke Aphasie, die Ausdruckmöglichkeiten eines 5-Jährigen nicht mehr überschreitet, sehr früh eintreten kann, auch wenn die Orientierung und alltagspraktische Fähigkeiten z. B. noch der Adoleszenz entsprechen.

> *mich nicht lange bitten, nehme sie in meine Arme und habe das Gefühl, die Mutter eines fünfjährigen Kindes zu sein. Frau Krause ist glücklich. Ich freue mich mit ihr. Ich helfe ihr, die Schuhe anzuziehen. Sie fragt: „Und nun?“ Ich verweise auf meine Gitarre, erzähle etwas vom Singen mit den anderen. Sie reicht mir ihre Hand zum Handkuss mit der Geste einer 50-jährigen Grand Dame und auch ihre Sprache klingt so: „Würden Sie mir bitte sagen, wo das stattfinden soll?“ „Darf ich bitten!“, antworte ich – natürlich mit Handkuss –, „Wenn Sie mich begleiten wollen.“*

In diesem Lebensgefühl wird auch die Frage der Ansprache mit „Du“ oder „Sie“ besonders relevant. Fühlt sich Frau Krause wie eine Fünfjährige, würde sie von einer Ansprache mit „Frau Krause“ sehr irritiert sein. Hier *muss* der Therapeut das „Du“ benutzen. Er muss aber auch genauso flexibel sein und zum „Sie“ zurückkehren, wenn Frau Krause um einen Handkuss bittet. Menschen mit Demenz können sich beim Tanz jung und so real erotisiert fühlen, dass sie sich in einen jungen Betreuer verlieben; sie können die schalkhaft blitzenden Augen eines 10-Jährigen kriegen, der den Pfarrer ärgert, weil er auf „Weihnachtsbaume“ „da hängt 'ne Pflaume“ reimt; sie können tatsächlich das Lagerfeuer spüren bei „Kein schöner Land in dieser Zeit“. Das kann alles in einer Stunde gemeinsamen Musizierens geschehen – und dies deutet darauf hin, dass es eine Gleichzeitigkeit von unterschiedlichen früheren (und auch aktuellen) Lebensgefühlen gibt. Dennoch gibt es über lange Entwicklungszeiträume eben auch eine eindeutige Tendenz.

Und es weist darauf hin, wie stark Musik soziale Szenen wiederbeleben kann. Musik ist so stark an soziale Erfahrung gebunden, dass sie als Metapher für „soziale Selbstverortung“ genutzt werden kann: Man kann anhand seiner Musikerfahrungen seinen gesamten Lebenslauf beschreiben und gleichzeitig mitteilen, welchen sozialen Kontexten man angehört (Muthesius 2002). Die Erzählerinnen und Erzähler des Buchs *Schade um all die Stimmen* (Muthesius 2001), die im folgenden Abschnitt zu Wort kommen, machen das vor. In Kapitel 4.2 „Wiederbelebung sozialer Szenen“ wird dieses Phänomen in den Kontext der musiktherapeutischen Behandlungssituationen gestellt.[20]

[20] In der Szene „Alte Kameraden“ ist das besonders gut nachzuerleben, weil hier den Teilnehmerinnen auch eine Verbalisierung des Wiedererlebten gelingt.

Das Leben in der Geschichte

Und wir brauchen Wissen über die *gesamte Biografie*. Am Beispiel des Zweiten Weltkriegs ist die Verknüpfung von Lebensphase und Geschichte am einfachsten deutlich zu machen. Wenn man als behüteter Säugling oder als 10-Jähriger oder als junge Mutter Bombennächte im Krieg erlebt oder Vater oder Mutter verliert, hinterlässt das ganz unterschiedliche Spuren im Leben. Radebold (1979, 2000) ist einer der Ersten gewesen, die im Bereich der Psychoanalyse systematisch auf die Kriegstraumatisierungen alter Menschen hingewiesen haben. In der stationären Versorgung alter, meist dementer Patienten hat sich Böhmer (2005) mit „sexualisierter Gewalt in der Lebensgeschichte alter Frauen" auseinandergesetzt oder Wojnar (1999) mit der „Nazizeit im Pflegeheim". Traumatisierungen in frühen Lebensphasen greifen oftmals noch tiefer als in späteren Lebensphasen, weshalb uns in Zukunft mehr und mehr traumatisierte Menschen mit Demenz begegnen werden: Die Geburtsjahrgänge um 1930 herum, die nun in der stationären Versorgung angekommen sind, haben ihre komplette Kindheit im Krieg verbracht, während z. B. die Jahrgänge vor 1920 zu Kriegsbeginn ihre Identität bereits vollständig ausgebildet und damit eine gewisse Stabilität erworben hatten. Sie tragen allerdings u. U. noch Traumatisierungen aus dem Ersten Weltkrieg in sich.

Leider sind auch Musikerfahrungen nicht frei von Traumatisierungen. Lieder wie „Ich hatt' einen Kameraden", „Es steht ein Soldat am Wolgastrand" oder „Lili Marlen" sind klassische Beispiele für eine recht große Wahrscheinlichkeit, dass Kriegserinnerungen freigesetzt werden. Das ist aber kein Grund, sie „präventiv" zu meiden, denn für viele Menschen sind sie einfach nur reizvoll melancholisch. Und auch bei scheinbar „neutralen" Liedern können jederzeit traumatische Erinnerungen kommen.

Beispiel 16: In einer Wohngemeinschaft sangen zwei Mieterinnen höchst lustvoll „Oh Donna Clara" und begannen zu tanzen. Frau Weißthal hatte Mühe, gegen diese Begeisterung einzuschreiten, war aber dann so erfolgreich, dass das Lied nie wieder angestimmt wurde: Sie erzählte ganz erschüttert, dass sie einmal einen Film über KZs gesehen habe, in dem bei diesem Lied die Häftlinge in die Gaskammern geführt wurden.

Beispiel 17: Frau Szymanski kannte ich noch nicht lange. Sie beeindruckte mich sofort mit ihrer unmittelbaren, emotional positiven Reaktion auf jede Art von Musik. Plötzlich aber wurde ihre Stimme brüchig und sie erzählte, so gut es ihr möglich war, von der Flucht aus Schlesien. Da wir bis dahin sehr viele unterschiedliche Lieder gesungen hatten, war es mir unmöglich zu rekonstruieren, ob der Auslöser dafür ein bestimmtes Lied gewesen war. Ich stützte ihre tapferen Bestrebungen, sich selbst immer wieder zu beruhigen und zum „Alltag" zurückzukehren. Bis zum Ende der Stunde kamen ihr aber immer wieder Fluchtbilder in den Kopf: Menschen auf dem Weg einfach hilflos liegen lassen zu müssen.

Die Kollegen von der Pflege waren weniger beunruhigt als ich und begründeten die Trauer von Frau Szymanski auch mit anderen Problemen. Dennoch versuchte ich weiter zu rekonstruieren. Bei den nächsten Begegnungen stimmte ich sehr gezielt ausschließlich Volkslieder an und Frau Szymanski hat bislang keine Fluchterinnerungen mehr gehabt.

Biografisch zu rekonstruieren war Folgendes: Die Flucht, die sie beschrieb (20 Grad Kälte etc.), konnte nur jene am Kriegsende gewesen sein, also Anfang 1945. Ein Blick in ihre Akte ergab, dass sie zu dieser Zeit 17 Jahre alt gewesen war. In diesem Lebensalter kommen vorwiegend Schlager, meist als Tanzmusik, zum Tragen. Wir hatten in dieser Stunde viele Schlager gesungen. Vielleicht gab es bei Frau Szymanski also eine Verknüpfung von Tanzmusik und Flucht. Um dieser aus dem Weg zu gehen, mussten musikalisch andere Lebensphasen angesprochen werden. Volkslieder appellieren an eine frühere Lebensphase, in der diesbezüglich noch keine Traumatisierungen zu vermuten waren und tatsächlich auch keine auftraten. Ob es aber wirklich die Schlager waren – dies gezielt zu „testen" verbietet sich aus ethischen Gründen.

Genau diese Generation[21] hat aber auch positive Erinnerungen an die damals als begeisternd erlebten Praktiken der Nationalsozialisten, wie z. B. die Hitlerjugend, den Bund Deutscher Mädel oder den Arbeitsdienst. Die

[21] Der Begriff der Generation wird hier der guten Lesbarkeit wegen genutzt. Im strengen Sinne ist aber die Kohorte gemeint, also die Gruppe der Personen, die im gleichen Jahrgang geboren wurden. Diese müssen nicht unbedingt eine „Generation" bilden.

musikalischen Erfahrungen dieser Zeit waren oft mitreißend, erhebend oder befreiten von einem strengen Zuhause.[22]

Beispiel 18: Frau Hirschfeld ist „Tochter aus gutem Hause", wie sie leicht ironisch bekannt gibt. Dort ging man nicht zum Tanz; man lud höchstens nach Hause ein und tanzte dort unter der Kontrolle der Eltern oder der obersten Hausdame ... Der Lehrer in der Schule habe ihr gesagt, dass sie nicht singen könne, und habe sie während der Singstunde auf den Schulhof geschickt. Nun lese sie gern und ziehe sich dazu gern zurück. Mit diesen Erzählungen hat sie lange unsere Bitten zur Teilnahme an der Musiktherapie abgewehrt – auch weil sie spürte, dass ihre Mitbewohner andere Lebensgewohnheiten pflegten. Nachfragen bei ihrem Sohn ergaben: Sie hat sich selbst nie sehr stark musikalisch betätigt; wenn überhaupt, ging sie mal mit ihren Freundinnen in die Oper. Neulich konnten wir sie doch überzeugen, uns einmal zu begleiten, weil eine Mitbewohnerin, die sie sehr schätzt, auch dorthin ging. Sie entdeckte dann, dass sie sämtliche klassischen Volkslieder im Kopf hat (und sogar singen kann!) und zudem sogar alle Schlager der Vorkriegszeit. Diese Volkslieder habe sie im BDM gelernt. Da sei sie ganz gern hingegangen, es sei so gesellig gewesen. Seit sie das entdeckt hat, erlebt sie auch das Gesellige der Gruppe als sehr angenehm.

Geschichte besteht aber nicht nur aus den großen Ereignissen, die dann im Schulbuch stehen. Wie sehr die historisch bedingten „kleinen" Gewohnheiten sich einprägen und im stationären Alltag relevant werden, hat als Erster Böhm (1988) beschrieben und darauf seine „biografische Methode" begründet, die inzwischen als Allgemeingut gilt. Warum legt sich der Patient voll bekleidet mit Schuhen ins Bett? Weil er es früher immer so tat, wenn er nicht genügend Kohle zum Heizen hatte. Warum versteht der Pfleger das nicht? Weil er nie Heizprobleme hatte. Warum pinkelt der Patient ins Waschbecken? Weil seine Toilette damals auf dem Hof war und er – nachts und bei Kälte schon gar nicht – nicht aus der Wohnung wollte. Bevor wir ein uns jungen Menschen

[22] Besonders lesenswert sind Erzählungen aus Muthesius (2001), in denen die Nazizeit thematisiert wird, von Erna Wollner „Ich perlte – zu Mamas Mißvergnügen", von Ellen Fritsch „Mein Freund, das Akkordeon" (beide sehr kritisch reflektierend) sowie Wally Bauer „Da wurde erst recht gesungen" (freimütig begeistert).

unverständlich erscheinendes Verhalten der Demenz zuschreiben, sollten wir also nach biografischen Gründen suchen.

Musikerfahrungen gehören auch zu den „historischen“ Ereignissen, die nicht im Schulbuch stehen. Historische Unterschiede kommen einem meist zuerst beim Musikstil in den Sinn. An kaum einem anderen Kulturgegenstand (außer Mode) lässt sich so schnell „Alt-Modisches“ schätzen. Und dennoch verschätzt man sich oft. Junge Leute sagen z. B. über „La Le Lu“, dass es ein sehr altes Lied sei. Es ist von 1950 und konnte also frühestens den Säuglingen, die 1950 geboren wurden, als Schlaflied gesungen werden. Diese Säuglinge sind jetzt 68 Jahre alt, haben es ihren Kindern und schon ihren Enkeln vorgesungen. Einem vor 1950 geborenen Säugling wurde etwas anderes vorgesungen, meist „Guten Abend, gute Nacht“. Was historisch noch nicht existiert, kann also auch nicht biografisch werden. Das gilt für viele Lieder und vor allem für die, die für ganz bestimmte Lebensphasen typisch sind wie eben Wiegenlieder. Aber auch die Jugendlieder wie z. B. „Im Frühtau zu Berge“ oder später die Lieder aus der Mundorgel (im Westen) und die Aufbaulieder der DDR konnten die Generationen nicht lernen, die ihre Jugend nach dem Krieg schon hinter sich hatten. Sie haben sie vielleicht von ihren Kindern gehört; sie sind aber nicht in ihr biografisch relevantes Repertoire gelangt, das bei Demenz noch abrufbar ist.

Weitere historische Unterschiede sind vor allem an der verfügbaren Wiedergabetechnik festzumachen, also dem Vorhandensein von Schallplatten und Radio und dem damit zusammenhängenden Musikverhalten. Muthesius (2001, 2002) hat diese Erfahrungen dokumentiert und analysiert. Inzwischen leben nicht mehr viele Menschen, die Musik noch völlig ohne Radio und ohne Schallplatten erlebt haben. Alte Gewohnheiten brechen aber mit neuen Techniken nicht gleich ab, sodass durchaus noch Traditionen von den Eltern und Großeltern übernommen wurden – die nämlich, dass Musik eher hand-(mund-)gemacht ist und nicht dauernd und überall zur Verfügung steht. Beides, die Art der Medien wie auch die Quantität der Verfügbarkeit hat sich in den vergangenen „radikalisiert“. Allein der eine Vergleich ist fast unglaublich: das Gewicht einer Schellackplatte, auf die 3,5 Minuten Musik passen, für die man Körperkräfte zum Kurbeln des Grammophons einsetzen muss, oder der Möglichkeit des Streamings, die potenziell unendlich viele Stunden Musik liefert und dies scheinbar ohne Energieeinsatz. Vom „Musikmangel“

zum Musiküberfluss in 70 Jahren. Das inzwischen bereits spürbare Nachlassen der handgemachten Musikerfahrungen wird auch Folgen für musiktherapeutische Konzepte haben.

Beispiel 19: Frau Reiber sang immer eine Zeile: „Komm in den Park von Sanssouci." Ich kannte das Lied nicht, habe lange danach gesucht, bis ich es auf einer CD fand. Robert Stolz. Schwierig zu singen. Ich spielte ihr erst einmal die CD vor. Sie erkannte das Lied nicht, obwohl sie es ja teilweise selbst singen konnte – und durchaus nicht schwerhörig war. Dann lernte ich es doch noch zu singen. Meinen Gesang erkannte sie und sang schließlich das ganze Lied mit.

Dieses Beispiel lässt sich sowohl biografisch als auch seitens der Lebensphase bzw. ihres Grades der Demenz erklären. Vielleicht hatte Frau Reiber zu wenig biografische Erfahrung mit Musik „aus der Konserve" und konnte das Lied auf diese Art deshalb nicht hören. Vielleicht hatte sie speziell dieses Lied aber auch immer nur die Mutter singen hören, sodass sie für dessen Wahrnehmung auf eine echte menschliche Stimme angewiesen war. Und zuletzt kann sie in der Phase der Demenz gewesen sein, die sie auf die Erfahrungen des Säuglingsalters zurückführte, in der die menschliche Stimme eine zentrale Rolle spielt und technisch vermittelte Klänge nicht mehr wahrgenommen werden können.

Das Gehör ist sehr konservativ. Sogar Hans Eisler, ein Kommunist und daher eigentlich ein fortschrittsorientierter Mensch, konstatiert: „Das Ohr ist träge und faul. Es ist nicht mitgekommen. Es ist irgendwie noch ein Rückblick, eine Erinnerung an den Zustand der alten Kollektive von Hunderten von Jahren. […] Aber gerade weil das Ohr zurückgeblieben ist, kann es eine gewisse Humanität noch weiterreichen in unsere Zeit." (Eisler 1986) Was Eisler hier im politischen Sinne meint, gilt auch biografisch und sogar neuronal (siehe Kap. 1.1 „Neurologische Grundlagen: Wie Musik den Nerv trifft"): Das Ohr hat ein beeindruckend gutes Gedächtnis.

Beispiel 20: Wenn ich das Grammophon mitbringe, geschehen viele interessante Dinge. Eine Dimension zeigt sich so deutlich, dass sie als diagnostischer Hinweis genutzt werden kann: Menschen am Beginn ihrer Demenz verziehen oftmals das Gesicht beim Kratzen und Knacken der

> *Schellackplatten. Sie beginnen dann davon zu erzählen, wie gut man „Dein ist mein ganzes Herz" von Pavarotti gesungen auf der neuen HiFi-Anlage doch hören kann, und lächeln bestenfalls ein wenig abschätzig über diese alte Klamotte. Menschen in der nächsten Phase der Demenz reagieren auf das gleiche Lied mit Richard Tauber vom Grammophon meist begeistert: Genau so muss Musik klingen und erlebt werden – dass es das noch gibt – habe ich ja Jahrzehnte nicht mehr gehört (stimmt – aber dafür letzte Woche schon mal).*

Natürlich ist der Klang einer bewunderten Stimme im Gedächtnis gespeichert, offensichtlich aber auch der Klang mitsamt Szenerie des Grammophonerlebnisses.

> *Beispiel B1: „Nur sonntags wurde Grammophon gespielt, vom Vater bedient. Dazu trug er eine Samtweste, wie sie die Kastelruther Spatzen tragen. Für mich wirkte es festlich, aufmerksam lauschte ich der Musik." (Else E., 1920)*[23]

Man stelle sich diese Zeremonie tatsächlich vor – so etwas kann man nicht vergessen. Neben der Fähigkeit, Stimmen, also auch Stimmen von Interpreten immer wieder zu erkennen, gibt es auch Moden im Singen und Sprechen, die einem entsprechend vertraut oder fremd erscheinen. Für uns besonders auffällig sind die rollenden „R"s der damaligen Sänger und Sprecher. Weniger auffällig, aber für die verbale Kommunikation von großer Wichtigkeit, ist das Tempo. Bei gesungener Musik kann das einfach eine Frage des Interpretationsstils sein. Nicht alles wurde damals langsamer gespielt – manche Tempi eines Walzers oder vor allem eines Charleston muten Schwindel erregend an. Aber die Sprechgeschwindigkeit hat sich enorm erhöht. Man braucht nur alte Nachrichtensendungen anzusehen; bereits 10 Jahre alte Sendungen haben einen ungleich langsameren Duktus. Wenn uns nach 10 Jahren bereits Unterschiede gewahr werden, wie muss das nach 70 Jahren sein!

---

[23] Die Jahresangabe ist das Geburtsjahr der Erzählerin. Dieses und die folgenden Zitate stammen aus Muthesius (2002); die meisten der Zitate befinden sich auch in Muthesius (2001).

Eine andere einprägsame Erfahrung ist das Radiohören als solches (der Klang, das Fiepen bei der Suche der richtigen Wellenlänge etc.) und auch das Radiohören mit Kopfhörer. Auf alten Fotos[24] sieht man ganze Familien sitzen, deren Mitglieder je einen Kopfhörer auf den Ohren haben und gemeinsam den gleichen Sender hören. Seit 1923, des Jahrs der Freigabe des Rundfunks, sind Kopfhörer verbreitet, denn sie waren billiger als Lautsprecher (und zudem für das Hören mit dem stromlosen Detektor zwingend). Es dauerte lange Zeit, bis man akzeptierte, dass man auch alleine Radio hören kann. Die Gewohnheit, dass Musik etwas mit Gemeinschaftserleben zu tun hat, hielt sich noch lange.

Der erneute Siegeszug des Kopfhörers heutzutage lässt dagegen zunehmend individualisierten und manchmal individualistischen Gebrauch (hier im Sinne von eindeutigem Abgrenzen des Hörers von seiner Umgebung) sichtbar werden. Die Lust auf „meine Musik“ der heutigen Generation wird direkt übertragen auf einen vermuteten Bedarf bei alten und dementen Menschen. Der Film „Alive inside“ zeigt überzeugend Bilder von Menschen mit Demenz, welche sehr emotional auf die „personalisierte“ Musik reagieren. Warum diese Musik mit Kopfhörern eingespielt wird (und nicht etwa per Schallplatte oder CD), wird nicht erläutert. Zu vermuten ist sogar, dass die Produzenten des Films gar nicht wissen, dass auch die Form des Hörens bereits aus der Biographie bekannt ist. Das erlaubt aber nicht gleichzeitig unhinterfragten Einsatz bei Patienten, wie in Kap. 2.1, „Das Teleobjektiv benutzen: Einzeltherapie in der Gruppe“ und Kap. 1.3, „Hören“ thematisiert wird.

Das Leben in Milieu, Beruf, Status und Religion

Biografische Unterschiede sind aber auch eine Frage des Milieus[25] etc. Vielleicht hatte ein Arbeiter es nötig, sich mit Schuhen und Kleidung ins Bett zu legen, weil die Wohnung zu kalt war. Ein Professor hatte das nie nötig – um auf Böhm (1988) zurückzukommen. Dass Musikerfahrungen milieuabhängig

[24] Siehe z. B. Muthesius (2001).

[25] Der Milieubegriff bezieht sich hier auf soziologische Konzepte, die „Milieu“ aus der Zugehörigkeit zu einigermaßen bestimmbaren sozialen Gruppierungen konstruieren. Zu den Dimensionen dessen, was ein Milieu ausmacht, gehören beispielsweise Beruf, sozialer Status, städtische oder ländliche Erfahrungen, aber auch Religion, Ideologien, Subkulturen etc. Der Milieubegriff, der in dem Bereich der Diskussionen um Demenz genutzt wird, meint hingegen eher die unmittelbare, aktuelle soziale, räumliche, atmosphärische Umwelt.

sind, ist Allgemeingut: Bildungsbürgertum hört Klassik und Jazz, Unterschicht Volksmusik (heute Pop), Mittelschicht Operetten (heute Musical). Bei Tanzmusik treffen sich alle, weil man auf Mozart nicht tanzen kann. Und bei „Guten Abend, gute Nacht" treffen, besser: trafen, sich alle, weil das Lied auch von einem Bildungsbürger akzeptiert wird (Brahms hat es komponiert).

Weil Musik- und andere Therapeuten in der Regel dem Bildungsbürgertum entstammen, ist es für uns von großer Wichtigkeit, sich in andere Lebenswelten hineinzufühlen und -zudenken. Bei der Arbeit mit alten Menschen sind also zwei Verständnis-Hürden zu nehmen: die historische und die milieubezogene. Diesem Zweck diente die Sammlung von Lebensgeschichten, die auf Musikerfahrungen fokussiert sind (Muthesius 2001) sowie deren Analyse (Muthesius 2002).

In diesen gesammelten Lebensgeschichten werden – wie zu erwarten war – vor allem Musikerfahrungen aus der Zeit bis zum frühen Erwachsenenalter erzählt. Gerade sie sind ja besonders interessant für die Arbeit mit Menschen mit Demenz. Wir suchen für das Aufspüren möglicher Musikerfahrungen also nach dem Milieu der Herkunftsfamilie mehr als nach dem – vielleicht sich ändernden – Milieu der später selbst gegründeten Familie. Beispielhaft seien hier nun sehr frühe Musikerfahrungen – jene zu Mutter und Vater – angeführt.

Wenn ein Mensch mit Demenz beginnt, vermehrt von Mutter und Vater zu sprechen und sie bei sich zu wähnen oder zu wünschen, dann kann man vermuten, dass er sich in einer entsprechend frühen Lebensphase fühlt – und damit auch in einer fortgeschrittenen Phase der Demenz. In dieser Phase ist meist die Verbalisierungsfähigkeit relativ weit eingeschränkt, und Versuche scheitern leicht, Details über Mutter oder Vater verbal zu erfragen. Ein Therapeut muss also seine Vorstellungskraft selbst aktivieren. Es lohnt sich, viele Modelle von Müttern, Vätern, Großmüttern etc. im Kopf zu haben, um in die Gefühlswelt des Gegenübers mit einzutauchen. Sehr anregend, weil anschaulich, ist es deshalb, sich in die folgenden kleinen Szenen hineinzuversetzen.

Beispiel B2: „Meine ersten Kindheitserinnerungen: das Rattern der Nähmaschine, und dazu das Singen meiner Mutter. Sie sang frühmorgens bei offenem Fenster, dazu ratterte die Nähmaschine, und es hat niemanden gestört, nur ich konnte nicht mehr schlafen." (Vilma P., 1921)

Beispiel B3: „Meine Mutter hatte sehr viel Arbeit, weil bei uns Gesellen und Lehrlinge in Kost und Logis waren. Für alle mußte gekocht, gewaschen, geflickt und gebügelt werden. Trotzdem daß meine Mutter auch noch den Gemüsegarten anbauen mußte, sang sie von der Früh bis zum Abend. Dies waren in der Regel Kirchenlieder, meist Marienlieder; sie sang auch zusammen mit ihrer Schwester, wenn es sich arbeitsmäßig ergeben hat. Im Waschhaus am großen Waschtag wenn sie standen, sah man nichts vor lauter Dampf, der aus dem Waschkessel kam, aber den Gesang hörte man bis in den Hof heraus." (Hans W., 1934)

Diese beiden Beispiele weisen darauf hin, dass Arbeitslärm nicht unbedingt störend sein muss bei Musikgenuss![26]

Beispiel B4: „Meine ersten bewußten musikalischen Eindrücke kamen von meinem Vater, der oft und viel sang. Er hatte ein ganzes Repertoire von Liedern, die fast alle einen lustigen Text hatten, so daß wir Kinder ihn immer wieder aufforderten, etwas zum Besten zu geben. Am Abend vor dem Schlafengehen gab er oft eine kleine ‚Theatervorstellung', um am Ende sich zu verbeugen und zu sagen: ‚Gute Nacht, meine Damen, gute Nacht, meine Herren, gute Nacht!'" (Erika N., 1925)

Beispiel B5: „Mein Vater war ein Frühaufsteher und sang uns zum Aufstehen das Lied vor: ‚Veronika, der Lenz ist da', ‚Auf, auf!' rief er uns zu – ‚die Sonne scheint, heraus aus den Betten!'. Das Lied ‚Valencia' liebte er sehr und sang es oft." (Hildegard W., 1922)

Beispiel B6. „Meine früheste Erinnerung, ich muß so zwischen zwei und vier Jahre alt gewesen sein, zeigt mir, daß mein Vater, auf den Knien rutschend, um sich meiner Größe anzupassen, mit mir in einer Landschaft umgekippter Stühle und Hocker in der Wohnküche spazieren ging, dazu sang er das Lied: ‚Was nützet mir ein schöner Garten, wenn andre drin spazierengehn'." (Susanne F., 1933)

[26] Zu dem Phänomen der „akustischen Atmosphäre" siehe Kap. 4.5.

Beispiel B7: „Was ich bis heute nicht vergessen kann: die wunderschöne Melodie aus ‚Land des Lächelns'. Ich höre Mutter immer noch singen den Satz, der mir so nah ans Herz gewachsen ist: ‚Doch wie's da drinnen aussieht, geht niemand was an'." (Anna K., 1923)

Beispiel B8: „Wir lernten von Mutter schon als kleine Kinder, freiweg von der Leber zu singen. Sie brachte uns der Jahreszeit entsprechend die Volkslieder bei. Richtig mit Text und Melodie sang sie uns ein Lied nach dem anderen, und wir fielen in ihren Gesang ein. Manchmal war es aber auch umgekehrt. Wir sangen alle drei bei unseren Arbeiten – ob beim Staubwischen, Abtrocknen, Fegen, Wischen, [...] Wir begannen schon im November mit Adventsliedern. Mutter lehrte uns von Woche zu Woche mehr Lieder, so daß wir Heiligabend sämtliche Weihnachtslieder textlich herunter rasseln konnten." (Ellen F., 1932)

Die hier wiedergegebenen Beispiele spiegeln die unterschiedlichsten Ebenen, auf denen den Erzählerinnen und Erzählern der Vater oder die Mutter und deren Musik im Gedächtnis blieb: Atmosphärisches, Dramaturgisches, Symbolisches, Erzieherisches, Traditionen Vermittelndes, ... Trifft der Therapeut die richtige Ebene, können vielleicht sogar Verbalisierungen möglich werden.

Beispiel 21: Frau Weichsel spricht kaum noch, schläft sehr viel – auch während der Musiktherapie. Manchmal wacht sie auf, sagt: „Das ist schön!", kommt selbst ins Singen, und ihre Augen beginnen zu leuchten. Die Weihnachtslieder genießt sie besonders. Kürzlich legte sie dabei den Kopf an meine Schulter und begann plötzlich von ihrem Vater zu sprechen und dass er so schön gesungen habe. „Beim Weihnachtsbaum, und dann gab es leckere Plätzchen?", fragte ich, weil ich wusste, dass sie eine Landwirtschaft hatten – also keine Not litten. Sie bestätigte. „Und die Mutter?", fragte ich dann vorsichtig, weil die Gefahr bestand, dass sie durch diese Frage überfordert würde. „Die hat immer zugehört, die fand das auch so schön", konnte sie ungewöhnlich präzise ihre Erinnerungsbilder ausdrücken.

Leider gibt es auch hier natürlich schlechte oder gar traumatisierende Erlebnisse.

> *Beispiel B10: „Ich erinnere mich nicht, daß bei uns zu Hause je gesungen wurde. Aber ich sang im Kindergarten. Eines Abends, ich war schon zu Bett geschickt worden, sang ich aus voller Kehle und fand meinen Gesang wunderschön. Gerade sang ich ‚wie die Wolken dort wandern am himmlischen Zelt, so steht auch mir der Sinn in die weite, weite Welt!' Da tat sich ein Türspalt auf, mein Vater schaute herein und meinte, ich hätte falsch gesungen. Und ich sollte das Singen lieber jenen überlassen, die es können. Bis ins Erwachsenenalter konnte ich nicht mehr vor Zeugen alleine singen. Wenn ich in der Schule vorsingen mußte, schlotterten die Knie und ich krächzte nur vor lauter Herzklopfen. Erwähnen möchte ich nur, daß ich richtig singen kann." (Gerta M., 1928)*

Bei Menschen mit Demenz, die solche Erinnerungsbilder nicht mehr verbalisieren können, sind diese schlechten Erfahrungen oftmals daran zu erkennen, dass sie eher zuhören, oder nur dann singen, wenn sie den Text genau kennen oder die Melodie. Vielleicht würde die Erzählerin Gerta M., wenn sie an Demenz erkrankte und in die Phase des Spielalters eintauchte, aber auch die guten Erfahrungen aus dem Kindergarten wieder aktivieren können. Auch das gehört zur Demenz – dass die Zensur des elterlichen „Über-Ichs" zerbricht und der Emotionalität freieren Lauf gewährt.

> *Beispiel B11: „Ich hatte nur am Sonntagnachmittag ein paar Stunden frei. Das schönste Sonntagserlebnis war, wenn ich mit den Nachbarsmädchen singend durch das Dorf gehen konnte. Oft gingen wir auch auf den Berg, welcher gleich ober dem Dorf steil anstieg, und sangen unsere Lieder auf einem Stein sitzend in das Dorf hinunter. Dies hörten auch manche Burschen im Dorf, und waren bald in unserer Nähe, aber sie sangen nie mit. Später daheim wurde ich von Vater sehr beschimpft. Er hatte ja freie Sicht von unserem Garten auf den Berg und meinte, ich wolle nur einen Kranz Buben um mich haben. Dies war ein arger Dämpfer, aber das nächste Mal sangen wir wieder." (Anna R., 1925)*

In den musiktherapeutischen Stunden hört man immer wieder Erzählungen, dass es damals so viel Arbeit gab und diese keine Zeit für Musik ließ.[27] Dies ist als persönliche Geschichte wahr, ernst zu nehmen und bei Bedarf zu bemitleiden. Tatsächlich singen aus diesen Erfahrungen heraus einige Menschen mit Demenz vielleicht gar nicht, oder sie reagieren vielleicht ausschließlich auf Kirchenlieder, denn ein Kirchenbesuch war – zumindest für die ländliche Bevölkerung – trotz der vielen Arbeit zwingend und in der Kirche gibt es immer Musik.

Die Menge oder Schwere der Arbeit hängt aber statistisch gesehen nicht mit dem Grad musikalischer Aktivität zusammen (wenn man damit nicht nur Instrumentalspiel meint, sondern auch Singen und Tanzen). Wäre es so, müsste musikalische Aktivität oder Genussfreudigkeit mit dem sozialen Status steigen, denn je höher die Bildung und die finanziellen Ressourcen, desto mehr Zeit- oder Kraftreserven bleiben ja für Musik übrig. Zu beobachten ist aber eher eine gegenläufige Tendenz, dass nämlich musikalische Genussfähigkeit in bildungsfernen Milieus einen höheren Wert hat und mehr gepflegt wird. Es kann ja auch während der Arbeit gesungen werden – wie Hans W. in der obigen Geschichte von seiner Mutter sehr lebhaft berichtet. Es handelt sich meist um andere Gründe als um den der fehlenden Zeit, z. B. um Erfahrungen von antimusikalischer Moral (Singen lockt Buben an oder „Mädchen, die pfeifen, und Hähnen, die krähen, soll man bei Zeiten die Hälse umdreh'n."), von Musikverboten (Singen hindert am Arbeiten), um religiös begründete Regeln (nur zu Gottes Ruhm darf gesungen werden oder es darf gar nicht gesungen werden, weil Singen Sünde ist) oder Ähnliches. Erzählerinnen wie Anna R. (Beispiel B 11) können sich offensichtlich sogar darüber hinwegsetzen. Menschen mit solchen Erfahrungen zeigen oft auch unter einer Demenzerkrankung noch ähnliches Verhalten. Ihr Singen ist herausfordernd lustbetont, hat ein provozierendes „Trotzdem".[28]

---

[27] Dies behauptet sogar Böhm (1988, S. 156) fälschlicherweise.

[28] Eine besonders lesenswerte Erzählung einer widerständischen Sängerin ist Maria Brümmers Autobiografie „Musik und Singen ein Leben lang" in Muthesius (2001). Sie bringt mit ihrem Gesang gezielt eine heilige Prozession ins Wanken oder singt mit ihrem ebenso widerständischen Großvater (der kurz vorher mit der Polizei von der Kanzel geholt wurde, auf die er sich unzulässiger Weise begeben hatte) beim Steineklopfen die komplette Lithurgie auf lateinisch, um damit die Kirchenoberen zu provozieren.

Die Lebensphasen und die historisch möglichen Erfahrungen, die durch Milieu, Status, Geschlecht – also die klassischen sozialwissenschaftlichen Kategorien – differenziert werden, erklären aber noch nicht alles. Biografische Erfahrungen sind zu komplex, um sie vollständig mit den wenigen Kategorien zu fassen. Vor allem wenn die Biografie Brüche im Milieu aufweist, streiten manchmal gegenläufige Erfahrungen um die Vorherrschaft. Menschen mit nachhaltigen Aufstiegserfahrungen, also z. B. vom Landarbeiter zum Polizeibeamten,[29] oder Abstiegserfahrungen (Kind einer alleinerziehenden, daher mittellosen, aber sehr gebildeten Mutter muss Sekretärin werden, weil kein Geld für die Ausbildung da ist)[30] haben oft sehr widersprüchliche Musikbedürfnisse.

Beispiel 22: Frau Fritsch,[31] Bewohnerin einer Wohngemeinschaft für Menschen mit Demenz, war ein Arbeiterkind – wie fast alle ihrer Mitbewohnerinnen. Ihre Mitbewohnerinnen waren stolz darauf. Sie selbst hatte sich zur mittleren Beamtin hochgearbeitet und sich sehr aktiv um ihre Bildung bemüht. Dazu gehörte die Liebe zur Klassischen Musik und zum Jazz, wobei sie besondere Mühe hatte, ihrer Jazzbegeisterung zu folgen, weil dies in der DDR stattfand. Sie verachtete ihre Mitbewohnerinnen wegen deren Stolz auf ihre Herkunft und wegen deren gezielten Verbleibs bei den entsprechenden musikalischen Gewohnheiten: politisierte, widerständische Volksmusik und Berliner Straßenmusikkultur. Sie begab sich kaum aus ihrem Zimmer und zum Musikmachen schon gar nicht. Zu meinem großen Bedauern (ich höre auch gern Jazz) wollte sie ihre Musikkultur auch mit mir nicht teilen. Ihre Verachtung übertrug sich auch auf mich, weil ich ja lustvoll mit den anderen sang, und sie zog sich verhärmt zurück.

Beispiel 23: Frau Herzberg und Frau Mahnkow stammen beide aus Ostpreußen aus einer ländlichen Gegend. Sie wohnten nicht weit voneinander, sind nahezu gleich alt, hätten sich kennen können. Welch Zufall, wenn man dann auf der gleichen Etage wohnt; man könnte sich angenehm über

29 Beispiel: Johann Birnbauer: „Bald durfte ich mitspielen“ in Muthesius (2001).

30 Beispiel: Erna Wollner: „Ich perlte – zu Mamas Mißvergnügen“ in Muthesius (2001).

31 Vgl. Kap. 5, „Orte lebensendlichen Wohnens: Pflegeheim und Wohngemeinschaft“, Beispiel 94.

die alten Zeiten unterhalten. Aber: Frau Herzberg ist Tochter eines religiös geprägten Gutsverwalters, Frau Mahnkow ist Tochter eines Landarbeiters. Es muss allein der Tonfall ihrer Sprache sein, dass sie beim ersten Wort aneinandergeraten – sich fast verachten. Frau Herzberg spricht sehr gewählt, mit einem etwas belehrenden Tonfall, Frau Mahnkow deftig, burschikos. Beide sind sehr kritikfreudig und beide äußerst sozial verbindlich. Auch da könnten sie sich treffen. Es kann nur der Tonfall sein – denn sie kommen ja gar nicht dazu, sich gegenseitig Geschichten zu erzählen –, an dem sie unmittelbar ihr offensichtlich nicht kompatibles Milieu erkennen.

Darüber hinaus gibt es einfach „Zufälle“. Für Chorerfahrung muss es einen erreichbaren Chor geben; ein Musiklehrer kann alle Chancen durch schlechten Unterricht verderben, ein anderer ungeahnte Chancen freisetzen; ein Onkel kann auf dem Dachboden eine Geige finden, ein anderer findet eine Mundharmonika; die Eltern haben ein Wirtshaus – und deshalb ein Klavier –, oder das Kind entdeckt beim Altpapiersammeln ein dickes Liederbuch und so weiter.

Aus manchen wird dann mehr oder weniger zufällig ein Berufsmusiker oder ein guter Amateur, also ein Musikexperte. Wie sich eine Demenz auf diese biografische Erfahrung auswirkt, ist sehr unterschiedlich. Viele der Musikexperten haben zwar sehr früh ein Instrument gelernt, aber diese Art von Lernen ist stark mit kognitiven Fähigkeiten verbunden, die meist früh verloren gehen. Hat ein Musikexperte immer schon viel „aus dem Bauch heraus“ gespielt (meist Mundharmonika- oder Akkordeonspieler, der ohne Notenkenntnisse große Fertigkeiten erlangte), bleiben seine Fähigkeiten länger erhalten. So ist es fast paradox, dass „normale“ Musiknutzer bei der Entwicklung von Demenz viel mehr von Musik profitieren als die Musikexperten. Zum therapeutischen Umgang mit diesem Phänomen siehe Kapitel 2.1, „Nice to have: Ein Instrument taucht auf“.

Das Leben in unterschiedlichen Regionen der Welt

Wir müssen auch nach kulturellen Gründen fragen. Musikerfahrungen unterscheiden sich erheblich in dieser Dimension (ganz im Gegensatz zum allgemeinen Vorurteil, dass Musik „völkerverständigend“ sei oder immer von allen verstanden werde). Immer mehr Menschen mit Demenz, die nicht in Deutschland oder in deutschsprachigen Gebieten aufgewachsen sind, kommen in die Versorgungseinrichtungen. Aber bereits die Differenz zwischen bayrischen oder preußischen, rheinischen oder badischen, norddeutschen oder sächsischen Kulturerfahrungen ist nicht zu unterschätzen – vor allem aus der Perspektive eines Menschen mit Demenz, der auf „Wiedererkennen" angewiesen ist.[32] Auch die Unterschiede der Musikkultur in Ost- und Westdeutschland haben inzwischen eine hohe Relevanz, weil die aktuell zu betreuende Kohorte die entscheidenden Jugendjahre bereits „getrennt" erlebt hat. Allerdings sind die Grundlagen dieser deutschsprachigen Kultur noch relativ ähnlich.

Von den Menschen aus aller Welt inzwischen mitgebrachte asiatische, arabische, afrikanische usw. Musikerfahrung fordert allerdings ganz neue Zugänge. So verbindend eine Musikerfahrung sein kann, so sehr kann sie auch befremden und verängstigen. Mit dem Buch „Altsein in der Fremde – Musiktherapie mit einer an Demenz erkrankten Iranerin" hat Ivanov (2009) einen wichtigen Grund gelegt, darüber systematisch nachzudenken. Für weitere strukturelle Überlegungen haben Dibelius et al. (2015) Lebensläufe und -bedingungen von demenzerkrankten Migranten erforscht.

Typen, Charaktere und was den Menschen antreibt

Weitere, nicht erklärbare Unterschiede in den biografischen Erfahrungen werden dann gern mit dem Begriff „Charakter" belegt. Für Singerfahrungen können solche Charaktere, hier „Typen" genannt, beschrieben werden.

Diese *„Typen"* finden sich in Altersheimen oder anderen Institutionen, in denen alte Menschen zusammenkommen, bunt durcheinander gemischt. Im „normalen" Leben, außerhalb von Institutionen, suchen diese „Typen" meist Gleichgesinnte. Im Altersheim müssen sie alle miteinander zurechtkommen und der Musiktherapeut muss jedem dabei helfen, seinen eigenen Bedürfnissen nachzugehen und sich von den Bedürfnissen der anderen nicht zu sehr irritieren zu lassen. Der Therapeut als Vermittler all dieser Differenzen wird in Kapitel 2.1, „Die Dinge nehmen ihren Lauf: Die Improvisation moderieren" diskutiert.

[32] Das Netzwerk www.almuth.net wird immer wieder genutzt, um die Kolleginnen nach Liedgut aus den anderen Bundesländern zu befragen, wenn ein alter Ostfriese in Berlin auftaucht oder ein Berliner in Stuttgart …

Sing-Typen:[33]

— Chorsänger: sucht „schönen Klang“, kennt oft die Texte nicht (da er aus dem Liederbuch singt), empfindet zwischendurch „quatschen“ als störend, will ununterbrochen singen.

— Geselligkeitssänger: will schunkeln, amüsiert werden, mag meist nichts Trauriges; will sich zwischendurch unterhalten und scherzen; reagiert gern auf lustige Textänderungen; singt auch ohne Text auf „la la“ vokalisierend, aus unbegrenzter Lust am Singen.

— Betriebsnudel: muss selbst für „Stimmung“ sorgen und macht ununterbrochen Liedvorschläge; wartet nicht auf andere, hat eher wenig Gefühl für die Stimmungen anderer.

— Bildungssänger: mag nur „seriöse“ Lieder, keine Schunkellieder; mag – wenn überhaupt – Schlager nur zum Tanzen; kennt entweder keinen Text (weil er ein Liederbuch besaß und sie nicht im Kopf behalten musste) oder kennt von einigen hochkomplizierten Liedern die Texte (z. B. „Der Mond ist aufgegangen“ oder „Hab oft im Kreis meiner Lieben“); sucht weniger nach Geselligkeit als nach ästhetischem Genuss.

— Der Kirchensänger: kennt vorwiegend Lieder mit Gottesbezug; sucht nach Erfahrung des Erhabenseins durch die Musik und fremdelt bei Scherz- oder anderen frechen oder gar obszönen Liedern.

— Lied-Experte: kennt alle Lieder mit sämtlichen Strophen, auch lange Balladen; freut sich über Zuhörer und Lob; leidet sehr, wenn er sie nicht mehr kann.

— Sing-Experte: hat früher u. U. Singkreise geleitet; möchte andere dazu bewegen, richtig zu singen; z. B. im Kanon oder zweistimmig oder „ordentlich“ mit Text; singt nicht gern auf „la la“ vokalisierend.

— Nichtsänger: „lässt singen“, ist gerne dabei, genießt die Geselligkeit und Stimmung, singt aber selbst nicht (oftmals Männer, wenn die Frauen in der Überzahl sind, oder Menschen beiderlei Geschlechts, die von sich meinen, nicht singen zu können).

— Antisänger: fühlt sich durch Musik gestört, geht weg oder protestiert.

[33] Da Menschen, die Instrumente spielen, von der Anzahl her eine untergeordnete Rolle spielen und bei demenzieller Erkrankung die instrumentalen Fähigkeiten erheblich schneller verloren gehen als die Singfähigkeit, kann eine solche Typik bislang nur von Sängern erstellt werden.

So wie sich die meisten „Typen“ oder Charaktere generations- oder milieuübergreifend identifizieren lassen (ein Lied-Experte kann sowohl aus dem ländlichen Arbeitermilieu als auch aus dem Bildungsbürgertum stammen), ist auch das Konzept von Richard (2001) und Feil (2000) und in dieser Weise das Konzept von Böhm (1988) übergreifend. Richard spricht von *„Antrieben“*, Böhm davon, *„Lebensgeister“* zu wecken, die auf solchen Antrieben beruhen. „Ordnungsliebe“ kann beispielsweise ein „Antrieb“ sein (den ein ehemaliger Beamter genau so haben kann wie eine Bauersfrau). Das kann sich für die Umwelt zunächst einmal ganz anders darstellen: Der Mensch räumt z. B. alle Schränke aus und verursacht damit „Chaos“ für andere, weil es anscheinend sinnlos ist. Der Menschen mit Demenz ist aber – vielleicht – von dem Bedürfnis gesteuert, endlich mal wieder die Schränke „ordentlich“ aufzuräumen. Kennzeichnend für dieses Konzept ist die konsequent positive (Um-) Deutung von Verhalten, das auf den ersten Blick oft „stört“.

Ordnungsliebe im musikalischen Sinne kann sein, dass ein Mensch mit Demenz es nicht erträgt, wenn ein Lied nicht so gesungen wird, wie „es sich gehört“. Er wird dann das „falsch“ gesungene Lied unterbrechen, Vorwürfe machen, Kritik üben, den Kopf schütteln, vielleicht sogar den Raum verlassen. Damit wird er vielleicht ein leidenschaftliches oder höchst aufregendes experimentelles Singerlebnis eines anderen Gruppenmitglieds „stören“. Die Kunst des Therapeuten besteht darin, die Ressourcen des Ordnungsliebenden (Fähigkeit, die Veränderungen zu hören, Mut, die eigenen Bedürfnisse auszudrücken und darauf zu bestehen etc.) genau so zu stützen, wie die Ressourcen der anderen.

Widerständisch sein, widersprechen, nicht alles brav hinnehmen und nicht „bloß keinen Streit“ haben wollen – auch das kann ein Antrieb eines Menschen sein. So wie z. B. die o. g. Maria Brümmer, wenn sie beim Steineklopfen mit dem Großvater die lateinische Messe singt, um den Pfarrer zu ärgern.[34] Auch dieser Antrieb ist stützenswert, selbst wenn oder gerade weil er Abläufe kollektiven Wohnens bzw. Erlebens immer wieder aus den Fugen geraten lässt. Im positiven Sinne heißt das: Wandlung suchen. Vor allem aber steht diesem Stützen eigentlich eine andere Regel entgegen, die aus guten Gründen Konsens geworden ist: Mit Menschen mit Demenz sollte man nicht

[34] Maria Brümmer: „Musik und Singen ein Leben lang“ in Muthesius (2001)

streiten.[35] Ein Streit erfordert nämlich eine recht hohe kognitive Kompetenz. Man muss sich merken, welche Argumente man benutzt hat, muss geistreich antworten können, oftmals Wortbedeutungen umdrehen und gegen den Gegner richten und vieles mehr. „*Aber* Sie haben doch eben gesagt …" Wo immer ein „Aber" auftaucht, geraten Menschen mit Demenz schnell in die Defensive und erleben sich selbst als inkompetent. Menschen, deren Lebensgeist Widerständigkeit ist, brauchen aber dieses „Aber". Für sie muss der Betreuer oder Therapeut lernen, seiner Stimme einen reizbaren Klang zu geben, ohne wirklich in einen Streit zu geraten, bei dem der Mensch mit Demenz unterliegen würde.

> *Beispiel 24: Frau Eng ist eine schwerfällige Frau, die kaum noch etwas sieht und schwer hört. Sie singt kräftig und laut, wenn eine gewisse Wahrnehmungsschwelle überschritten wurde. Von selbst wird sie selten aktiv. Am lebendigsten wird sie, wenn in der Gruppe Streit auftaucht (vermutlich ist dann die Sprache aller Beteiligten auch laut oder intensiv genug, ihre Schwerhörigkeit zu überwinden). Dann mischt sie sich eigeninitiativ ein und argumentiert mit. Sie bevorzugt dann einen etwas vorwurfsvollen und derben Tonfall, der mich zunächst eher erschreckte. Anfangs bemühte ich mich – als „guter Therapeut" immer auf soziale und musikalische Harmonie bedacht – meine Interventionen so zu gestalten, dass ihre Äußerungen freudig oder lustvoll werden. Das sind sie nun auch manchmal. Viel vitaler und eigenständiger wird sie aber, wenn ich bei ihr Widerspruch provoziere. „Nee, das geht anders", sagt sie dann und auch ihre Singstimme wird noch kräftiger. Dafür lobe ich sie dann und das wiederum gefällt ihr.*

Solche „auffälligen" Antriebe sind relativ einfach zu erkennen und mit gewisser Übung auch sehr konstruktiv im Sinne einer Autonomie- und Identitätserfahrung integrierbar. Bei den stillen, versteckten Antrieben und Lebensgeistern muss man länger suchen.

---

[35] Eigentlich ist es erstaunlich, wie lange es brauchte, bis diese Regel Eingang in Kommunikationskonzepte gefunden hat. Schließlich sind Menschen mit Demenz in der Regel recht alt, und „alten Menschen widerspricht man nicht" ist ja nach wie vor eine gültige Konvention.

Beispiel 25: Frau Geiger sitzt schweigend, aber mit wachen Augen bei der Gruppe – immer etwas abseits. Bei Nachfragen zu ihrer Befindlichkeit antwortet sie kurz: Es gefalle ihr hier. Dann schweigt sie wieder. Sie singt nicht, zeigt auch keinerlei andere Anzeichen innerer Beteiligung (keine Gestik, keine Mimik). Irgendwann gelingt es mir, dass sie ein wichtiges Bild mitteilt, das ihr zur Musik in den Sinn kommt: Ihre Mutter habe Migräne gehabt, sie mussten als Kinder immer ganz still sein. Also war zu Hause keinerlei Musik. Seither verstehe und respektiere ich ihren „Lebensgeist": sich möglichst ruhig und unauffällig verhalten. Und seither bedankt sie sich am Ende explizit für die Musik.

Was aber, wenn sich oberflächlich gar keine Antriebe oder Lebensgeister finden? Böhm (1988) berichtet z. B. von einer apathischen Frau, die keine Anstalten machte, seine gerontopsychiatrische Station wieder zu verlassen – obgleich sie gesund genug war, um noch eine Weile zu Hause leben zu können. Er fand heraus, dass ihr Antrieb oder „Lebensgeist" durch den Hass auf ihre Schwester gespeist war, und provozierte ihre Vitalität mit einem kleinen Schwindel. Ihre Schwester sei gerade dabei, die Wohnung der Patientin zu übernehmen. Daraufhin stand die Patientin auf, packte die Koffer und ging nach Hause. Solche Interventionen sind riskant und der Therapeut muss sich sicher sein, dass er sie frei von eigenen „Rache"-Gefühlen inszeniert (in diesem Falle z. B. einer Rache daran, dass die Patientin mit ihrer Apathie ihm seine therapeutische Unfähigkeit spiegelt). Auch mit Musik lassen sich gut Widerstände provozieren.

Beispiel 26: Herr Adam sitzt immer schweigend im Aufenthaltsraum, egal welche Musik gemacht wird. Nachfragen nach seinen Bedürfnissen weicht er aus. Frau Rose, eine 75-jährige Frau mit geistiger Behinderung, hat eine sehr helle, kindliche Stimme. Sie ist Lied-Expertin, kennt alle Lieder mit allen Strophen. Singt sie aber ein Kinderlied, klingt es tatsächlich wie von einem 5-jährigen Kind gesungen. Dann wird es Herrn Adam zu viel. Er singt wütend „Hänschen klein", steht auf und haut auf den Tisch. Ich habe tendenziell Frau Rose in diesen Situationen gestützt. Kürzlich verstarb Frau Rose. Danach vermisste ich nicht nur sie, sondern auch die kleinen Wutausbrüche von Herrn Adam. Jetzt singe ich selbst provokativ

> *ein Kinderlied. Herr Adam kann wieder schimpfen. Aha, er lebt. Dabei suche ich gleichzeitig mit den Augen Kontakt zu ihm, um ihn in seinem Ärger zu bestätigen – zu validieren.*

Im Verlaufe der Demenz gibt es einen Zeitpunkt, ab dem das Vergessen vergessen wird – so die allgemeine Vorstellung. Das Vergessen der eigenen Unzulänglichkeiten hat für den Erkrankten viele positive Wirkungen. Die Emotionalität hat nun freien Lauf und dies prädestiniert beispielsweise besonders für Empfänglichkeit von Musik. (Dies ist also eine Interpretation von Verhalten anhand eines Konzepts des Krankheitsverlaufs.) Wie aber erklären sich dann die Verhaltensweisen von Menschen mit Demenz, die – trotz fortgeschrittener Erkrankung – unruhig, ängstlich, andauernd nach Hilfe suchend bleiben? Stuhlmann (2004) nutzt die Bindungstheorie Bowlbies, die vier Bindungstypen herausgearbeitet hat. Die Bindungserfahrung bezieht sich auf die Bindung zwischen Mutter und Kind und gilt als prägend für den Rest des Lebens. Im gesunden Erwachsenenalter hat der Mensch durchaus die Möglichkeit, gegen etwaige gestörte Bindungserfahrung anzuarbeiten. Entwickelt sich eine Demenz, ist er diesen biografisch sehr alten Erfahrungen ausgeliefert. Und die betreuende Umwelt ist aufgefordert, der vermehrten Bindungssuche positiv zu begegnen.

Bindungstyp	Erwachsener vor der Demenzerkrankung	Demenzkranker
Sicher	Wertschätzung von Bindung, ausgeglichen, gutes Selbstvertrauen, Selbstsicherheit, Sicherheit gebend, hilfsbereit, positive Gefühlsäußerungen, einfühlsam	Akzeptanz von Hilfe und Umgehen mit Abhängigkeit, Dankbarkeit zeigen, Vertrauen in Bezugspersonen, Freunde, selber helfen wollen
Unsicher-Ambivalent (verstrickt)	Unsicher in Beziehungen, Neigung zu Panik, Depressionen und Ängsten, überstarke Abhängigkeit und Verlustängste, Sicherheit fordernd, Idealisierung und Abwertung von Beziehungen	Anklammernd, Hilflosigkeit betonend, Hilfe suchen (rufen), Regression, wechselnde Stimmungslagen
Unsicher-Vermeidend	Sich autonom gebend, nach außen abweisend – nach innen angespannt, Betonung von Autonomie, weniger Empathie, Misstrauen, Probleme mit Nähe und Körperkontakt	Verleugnung, Projektion, Misstrauen, wahnhafte Erlebnisverarbeitung, mehr Verhaltensauffälligkeiten
Unsicher-Desorganisiert	Ungelöste Trauma, stark wechselnde Affekte, kein Integration oder Zugang zum Trauma	Trauma-Reaktivierung in auslösenden Situationen (z. B. in der Pflege) oder bei Erinnerungen

Tabelle 4: Bindungstypen bei gesunden Erwachsenen und bei Demenz, Stuhlmann (2004, S. 62)

Wie alle anderen Konzepte ist auch dieses eine interessante Interpretationshilfe. Es kann aber ebenso wenig wie die anderen biografiebezogenen Konzepte nachgewiesen werden, weil keiner in der Lage ist, 90 Jahre zurückliegende Erfahrungen „tatsächlich" zu prüfen. Eine sichere Mutterbindung kann ebenso wenig „bewiesen" werden, wie die Vermutung, dass die Mutter „Guten Abend, gute Nacht" gesungen oder nicht gesungen hat. Dennoch bieten diese Vorstellungen ein gutes Gerüst, unterschiedliche Verhaltensweisen und Bedürfnisse zu verstehen.

Im Rahmen des Musikmachens zeigen sich Menschen mit sicheren Bindungserfahrungen meist wenig irritiert durch Neues. Vertrauensvoll kommen sie mit in einen anderen Raum, nicken freundlich allen für sie unbekannten Menschen zu. Wenn ein neues Gruppenmitglied auftaucht, zeigen sie sich neugierig, interessiert, lassen sich nicht durch dessen vielleicht ungewohnte Art zu singen stören, versuchen eher, ihn aktiv zu integrieren, zeigen Verständnis für eigene und anderer Schwächen und brauchen sich nicht abzugrenzen („Der ist krank.“). Im unmittelbaren musikalischen Sinne sind sie meist sehr aufgeschlossen, experimetierfreudig, akzeptieren ungewohnte Melodien, Texte oder Klänge. Sie finden „Neues“ auf- oder anregend, eigene Unzulänglichkeiten belustigend (sie können über sich selbst lachen) und helfen anderen beim Erfüllen von Bedürfnissen („Frau Lange mag doch das Lied ‚Anneliese‘ so gerne“, sagen sie als Aufforderung an den Therapeuten.) Selbst die, die nur geringe biografisch relevante Musikerfahrung haben, sind aufgrund ihres offenen Interesses an ihrer Umgebung oft gerne beim Musikmachen dabei, weil ihnen dort mit ziemlicher Verlässlichkeit eine Lebendigkeit begegnet, nach der sie suchen.[36]

Beispiel 27: Frau Krause, wir kennen sie bereits aus Beispiel 15, ist eine sehr ängstliche Frau. Sie singt sofort und sehr genau in Text und Melodie mit, sobald nur jemand anstimmt. Sie hat ein sehr großes Repertoire und ist sichtlich erfreut, wenn ihr ein Lied gelingt. Für die Zeit des Liedes, manchmal über einige Lieder hinweg, kann sie in dieser Freude aufgehen. Dann schlägt wieder ihre Ängstlichkeit durch. Sie ruft „Hallo?!“ oder „Au weia!“ – unendlich oft. Singen wir ein Lied, das sie nicht kennt, ist sie irritiert bis wütend, weil sie sich sorgt, etwas falsch zu machen. „Ist das richtig so?“, fragt sie immer wieder. Sie ist zudem hochgradig eifersüchtig. In der Gruppe gibt es Teilnehmerinnen mit starker Schwerhörigkeit oder hohem Bedarf an Körperkontakt (sie selbst ist mit Körperkontakt sehr vorsichtig bis abweisend). Beobachtet sie, dass ich mich einem anderen zu sehr zuwende, wird sie richtig wütend – so wütend, dass sich dadurch ihre Verbalisierungsfähigkeit steigert: „Ihr mit Euerm Händchenhalten!“, wirft sie mir vor. Sonst tut sie sich schwer, ihre Befindlichkeit sprachlich auszudrücken, und beschränkt sich meist auf die o. g. Ausrufe. Ich entschuldige mich dann und halte mit ihr ausdauernden Augenkontakt – während ich einem anderen Gruppenmitglied die Hand halte oder ins Ohr singe. Nach einer kleinen Weile beleidigten Rückzugs akzeptiert sie zum Glück diese Art der Zuwendung.[37]

[36] Allein die Existenz dieses „Typs“ von Mensch mit Demenz widerspricht der so gern verbreiteten These, dass Demenz ein purer Schrecken sei; vgl. die Einleitung.

[37] Zum Thema der Konkurrenzsituation von Gruppenmitgliedern vergleiche Kap. 2.1, „Das Teleobjektiv benutzen: Einzeltherapie in der Gruppe“.

Nach dem Konzept (s. o.) ist Frau Krause ein unsicher-ambivalenter Bindungstyp. Ihre andauernde Ängstlichkeit, die sich über alle Phasen der Erkrankung erstreckt, die auch nicht durch situative Vernachlässigung erklärt werden kann (die Pflegenden geben ihr sehr viel Bindungschancen, nicht zuletzt weil Frau Krause die Fürsorglichkeit so stark herausfordert) und die durch positive Erlebnisse beim Musikmachen oder bei anderer Zuwendung nur kurz – aber immerhin – unterbrochen werden kann, diese Ängstlichkeit kann durch das Bindungskonzept gut verständlich gemacht werden.

Auch Konzepte wie Milieutherapie, Domus-Prinzip oder Pflege-Oase basieren zum großen Teil auf biografischen Ansätzen: Die soziale, räumliche und atmosphärische Umgebung für Menschen mit Demenz muss den Lebenserfahrungen so weit wie möglich entgegenkommen. Das geht von der Einrichtung stationärer Räume mit Wohnzimmerschrank, Tischdeckchen und Gardinen über Gerüche aus der Küche zum Appetitanregen bis hin zur Forderung Böhms (1988), dass die Pflegekräfte ordentlich, eher wie z. B. ein Kellner, angezogen sein sollen. Die von Betreuer und Therapeuten geschaffenen Räume und Atmosphären treffen auf Bilder und Szenen des Lebenslaufs. Sind sie genau getroffen, entsteht für den Menschen mit Demenz ein Gefühl des Vertrauten, des Aufgehobenseins.

Beispiel 28: Frau Große ist eine sehr schwerhörige Frau, die viel Konzentriertheit braucht, um wahrnehmen zu können. In der Wohngemeinschaft, in der sie lebt, ist oftmals Unruhe. Die Betreuerinnen hängen die Wäsche auf, kochen, putzen und empfinden die von uns gesungene Musik (ihrer Generation entsprechend) als Hintergrundsmusik für ihre Tätigkeit. Einige Male muss ich vorsichtig um Ruhe bitten und um Aufmerksamkeit für die Musik der Bewohnerinnen. Und langsam wächst das Erstaunen der Betreuer über die musikalischen Ressourcen der Bewohnerinnen. Besonders, dass Frau Große noch das Liederbuch lesen kann und ab und an sehr eigenständig ein Lied vorträgt, ruft Bewunderung hervor. Schließlich hat es sich ergeben, dass einige der Betreuer dann plötzlich bei der Runde stehen bleiben und – wenn sie können – sogar ein Lied mitsingen. Und dann kommt noch ein Angehöriger, klatscht Beifall. Nun ist Frau Große nicht mehr zu halten. Sie erzählt unerwartet detailliert und singt abwechselnd jedes Lied, das ihr im Liederbuch begegnet. In der Familie hätten sie abends immer gesungen. Und das habe so schön geklungen, dass die Nachbarn ein Ohr auf den Fußboden gelegt haben. Oder sie sind gleich heruntergekommen und haben darum gebeten, mitsingen zu dürfen.

Nicht die Musik allein, sondern die mit ihr erlebte Struktur, die wiederbelebte soziale Szene (siehe auch Kap. 4.2), hier das Lob der Nachbarn und das Hinzugesellen von Menschen, die sich angezogen fühlen, lässt für Frau Große das Singerlebnis erst zu einem biografischen Erlebnis werden. Eine Tendenz von Therapeuten, so etwas als „Störung" zu interpretieren, kann solches Erleben verhindern. Im Kapitel 4 „Offenes Setting: Zeit für Musik, Raum für Musik, Lust auf Musik" geht es deshalb ausdrücklich um besondere Anforderungen an das therapeutische Setting in der Arbeit mit Menschen mit Demenz.

Und nicht zuletzt hat auch eine Idee Naomi Feils (z. B. 2000) sowohl biografische Bezüge als auch musiktherapeutische Relevanz: die individuelle Ausprägung von Sinnesebenen. Jeder Mensch hat bevorzugte Sinne, so Naomi Feil. Sie aufzuspüren und auf dieser Ebene dann in die Begegnung zu gehen, ist ein wesentliches Element ihres Validationskonzepts. Wenn auch die sinnliche Wahrnehmungsfähigkeit durchaus nicht nur biografisch erklärbar ist, sondern ebenso eine Frage der durch die Erkrankung verursachten neuronalen Störungen, so dient Feils Idee einmal mehr der Bereicherung der Vorstellungskraft des Therapeuten. Gerade Musiktherapeuten, die ihren eigenen Wahrnehmungsschwerpunkt – berufsbedingt – auf dem Hören haben, brauchen Sensibilität für andere Kanäle.

Beispiel 29: Frau Krause beginnt eine musikalische Aktivität nur bei intensivem Augenkontakt – sie mag keinen Köperkontakt; bei Herrn Müller stelle ich mich hinter seinen Rücken, lehne meinen Körper an seinen und die Wahrnehmung der Resonanz meiner Stimme bringt ihn ins Singen; Frau Schmidts Hände und Arme wollen bewegt werden, bevor sie sich als ganze Person von der Musik bewegen lässt. Herr Schmalz braucht ein Glas in der Hand, dann fühlt er sich richtig beim Singen.

Alle wichtigen Betreuungskonzepte basieren auf der Relevanz biografischer Erfahrungen. Sie sind deutlich abzugrenzen von den Konzepten, bei denen Menschen mit Demenz mit Dingen konfrontiert werden, die mit ihren biografischen Erfahrungen nichts zu tun haben, wie Gedächtnistraining oder ROT (Realitätsorientierungstraining). Auch therapeutische Angebote mit Materialien und Regeln, die der historischen Erfahrung der Generation nicht entsprechen, müssen hinterfragt werden. Eine 85-Jährige hat viel erlebt, „aber gebastelt, … und einer Freizeitbeschäftigung nachgegangen ist sie nicht, weil ihr nie langweilig war" (Böhm 1988, S. 156). Aus Joghurtbechern gebastelte Rasseln verwirren einen Menschen mit Demenz vielleicht mehr, als ihm die Spielerfahrung nützlich ist, weil weder Joghurtbecher noch Rasseln in seiner Biografie auftauchten. Auch Konventionen sind „historisch", wie beispielsweise das Sitzen im Kreis ohne Tisch in der Mitte – eine für therapeutische Zusammenhänge sehr relevantes Phänomen, wie in Kap. 2.1, „Vor Beginn der Stunde: Menschen mit Demenz unter sich" detailliert wird. Es ist sinnvoller, den tatsächlichen Erfahrungsschatz des alten Menschen wieder hervorzuholen und an ihn anzuknüpfen, als ihm die neuen Erfahrungen des Therapeuten anzutragen. Dies gilt zumindest für die ersten Phasen der Demenz. In der letzten Phase kann ein Mensch mit Demenz in die Lebensphase eines Säuglings zurückkehren, in der wir noch nicht von „Biografie" sprechen und ihn auch nicht mehr auf Biografisches hinweisen können.

Alle Konzepte verstehen den biografischen Ansatz sowohl als Verstehenszugang wie auch als (Be-)Handlungsanleitung: Das pflegerische oder therapeutische Handeln soll immer wieder aktiv Elemente der Biografie in die pflegerische oder therapeutische Begegnung bringen, um „Lebensgeister" (Böhm 1988) zu wecken, „Antriebe" (Richard 2001) herauszufordern, das „Selbst(wissen)" (Romero 1992) oder das „Personsein" (Kitwood 2004) zu stärken. Aber auch das ist nur eine Annäherung. Bei vielen Patienten oder Bewohnern ist es beim besten Willen nicht möglich, biografische Informationen zu generieren. Von Frau Bockje und Frau Heise in den Filmszenen „Der Mai ist gekommen" u. a. liegen beispielsweise keinerlei Informationen vor. Beide Frauen können auch nichts darüber erzählen. So ist der Therapeut erstens auf seine eigenen Phantasien angewiesen und zweitens gehalten, Menschen mit Demenz nicht andauernd auf mögliche Bilder zu verweisen. Wissen über allgemeine biografische und lebensphasentypische Zusammenhänge helfen dem Therapeuten beim Verstehen, nicht aber zwingend dem Patienten, wie wir in Kapitel 2.1, „Sprungbrett ins Hier und Jetzt: Biografie als Gesprächsaufhänger" noch ausführen.

1.3 Aktuelle Befindlichkeit

Vieles ist biografisch verstehbar. Aber es gibt für Menschen mit Demenz, wie für jeden Menschen, auch den Alltag, der so vieles anderes von uns fordert.

> *Beispiel 30: Aus einer Wohngemeinschaft wurde berichtet: Alle sechs Bewohner hatten unterschiedliche Aufwachzeiten, die leicht aus der Biografie erklärbar waren. Die ehemalige Krankenschwester forderte um 5.00 Uhr das Frühstück, der ehemalige Musiker stand zur Mittagszeit auf, die anderen irgendwo dazwischen. Die Betreuer ermöglichten mit viel organisatorischem Geschick jedem seine Bedürfnisse. Nach etwa einem halben Jahr frühstückten dann aber doch alle gemeinsam. Der Krankenschwester war es morgens zu einsam, der Musiker hatte wohl den Eindruck, etwas zu verpassen und ließ sich vom Geschirrklappern, den Unterhaltungen und dem Kaffeeduft locken.*

Diese Geschichte verdeutlicht, wie sehr der Alltag selbst biografisch so prägende Dinge wie Aufstehgewohnheiten verändern kann, wenn er denn anregend oder beeindruckend genug ist, Bedürfnisse zu aktivieren und auch zu befriedigen – wenn also ein positives „Reizklima" herrscht. Eine „negatives Zwangsklima" hätte vermutlich zu einer Dauerkrise um die Frage des Frühstückszeitpunktes geführt. Bezüglich der Musik können folgende Gegebenheiten des Alltags eine Rolle spielen.

Atmosphäre

Atmosphären beeinflussen wie sich ein Mensch fühlt, unmittelbar dort, wo er sich befindet. Sie entstehen durch die unmittelbare Präsenz der Dinge und Menschen im Erleben des Subjekts – unabhängig von biographischen Einflüssen. Menschen mit Demenz sind besonders sensibel für Atmosphärisches, da sie sich von Umgebungsreizen nicht durch Gedanken distanzieren können und die Kontrollfähigkeiten über ihre Umgebung zunehmend verlieren (vgl. Sonntag 2013, s. 151 ff.). Weder können sie sich in einer sozial kühlen Atmosphäre innerlich sagen: „Egal, nachher gehe ich nach Hause und mach's mir mit meinen Liebsten schön gemütlich". Noch wissen sie, wie sie einer unangenehmen Umgebung wohltuende Reize wie eine passende Musik hinzufügen (oder eine unpassende abstellen) können. Gleichwohl macht die demenzbedingt gesteigerte Atmosphärensensibilität (ebd.) viele Menschen mit Demenz nicht nur besonders verletzlich für schädigende, sondern auch besonders empfänglich für wohltuende Atmosphären, die durch die prototypisch atmosphärische Qualität von Musik wirksam unterstützt werden können. Das ist nicht zuletzt der Grund, warum im Bereich der Musiktherapie bei Demenzen ein spezifisches, an Atmosphären orientiertes Behandlungskonzept entwickelt wurde (Sonntag 2013, Zusammenfassungen: Sonntag 2016, Sonntag 2018).

Tageszeit

Ebenso wie beim Frühstücken gibt es auch Vorlieben für den Tageszeitpunkt zum Musikmachen. Frau Harle wird bei Einsetzen der Dämmerung ängstlich. Sie hat das Gefühl, dass sie jetzt sofort „nach Hause“ muss. Weiter zu singen bedeutet für sie eine Zumutung. Frau Neumann findet das Musikmachen besonders schön, wenn nur die Stehlampe ein gemütliches Licht verbreitet. Herr Munzinger murrt und verschwindet, wenn morgens um 9.00 Uhr so viele um ihn herum fröhlich singen; nach dem Kaffee aber wird er selbst lebendig und will gar nicht mehr aufhören. Frau Ebert singt laut Angaben der Pflege schon morgens im Bett, ist aber nach dem Frühstück so müde, dass sie den Rest des Tages vor sich hindöst. Wenn ein Mensch zum Zeitpunkt der Musiktherapie also nicht (viel oder gerne) musikalisch aktiv wird, heißt das nicht, dass er überhaupt nicht an Musik interessiert ist – solange nicht die optimale Tageszeit gefunden wird.

Jahreszeit und Wetter

Es gibt klimasensible Menschen. Bei Tiefdruck müde, bei Hochdruck aufgedreht. Im Alter nimmt die Wetterempfindlichkeit in der Regel zu. Eine Beobachtung, die allerdings gegenläufig zu Erfahrungen nicht-dementer Menschen ist, zeigt eine besondere geistige Wachheit bei Hitze. Oder vielleicht ist das auch nur eine relative Wachheit im Vergleich mit der Erschöpftheit des Betreuers bei 30 Grad Celsius.

Darüber hinaus ist das Wetter für alle Menschen ein umfangreicher Bestandteil von sozial hochrelevantem Small Talk. Wenn Menschen mit Demenz darüber reden, ist dies zunächst ein interessanter Hinweis darauf, dass sie über diese Fähigkeit noch verfügen. Selbstverständlich werde ich mich als Therapeut ausgiebig an diesem Sujet beteiligen und meine eigenen Small-Talk-Fähigkeiten trainieren. Ich werde es aber nicht zum Thema machen, wenn es nicht auf Bedürfnisse stößt.

Zudem ist das Erleben der Tageszeit oftmals von der Jahreszeit abhängig. Wenn Frau Harle bei Dämmerung das Gefühl hat, sofort nach Hause zu müssen, dann ist das im Winter genau zu der Tageszeit, wo eigentlich gemeinsam Musik gemacht wird, und im Sommer nicht – sodass wir im Sommer ohne ihre Befürchtungen singen können.

Beispiel 31: Es ist Sommer, 30 Grad Celsius, die Sonne brennt durchs Fenster. Frau Krieger erblickt mich mit der Gitarre und beginnt sofort vehement, mir ihr Leid mitzuteilen: Der Weihnachtsmann sei eben dagewesen und hätte sie übergangen. Ich versuche zu trösten, singe ein Weihnachtslied, verspreche ein Geschenk. Eine Mitbewohnerin beschwert sich, dass man im Sommer keine Weihnachtslieder singen solle. Ich erkläre ihr den Umstand und bitte um eine Ausnahme. Sie wird gewährt. Frau Krieger beruhigt sich, und bei weiteren Weihnachtsliedern wird sie ganz gerührt und weich.

Frau Kriegers Affektlage war im Modus 2 der Einschätzungsskala der „emotionalen Beziehungsqualität“, EBQ, (Schumacher et al., 2013) – wie in Kapitel 3 genauer erläutert wird. In diesem Modus gibt es nur dann einen erfolgreichen Kontakt, wenn der Therapeut sich ganz diesem Affekt widmet. Korrekturen an der „Realität“, wie sie die andere – nicht-demente – Mitbewohnerin forderte, können in dieser Situation nicht angenommen werden. Menschen mit Demenz befinden sich in einem Zustand andauernder Veränderung von Stimmungen und Bedürfnissen. Allein dieser Umstand macht den Einsatz von „Themenstunden“, bei denen so gerne die Jahreszeiten zum Topos gemacht werden, fragwürdig. Wie dem musiktherapeutisch begegnet werden kann, ist Thema der Kapitel 1.6 „Musiktherapeutische Konzepte: Sich vertrauensvoll in einen Prozess der Improvisation stürzen“ und 2.1 „Gruppenmusiktherapie mit mobilen Bewohnern stationärer Pflegeeinrichtungen“.

Gesundheitszustand und alterstypische Beeinträchtigungen

Neben der Schmerzwahrnehmungsstörung und der Inkontinenz, dem Ernährungszustand und der Medikationsfrage – alles Dauerbrenner in der Diskussion – gibt es eine Reihe körperlicher Einschränkungen, die im Alter regelmäßig auftreten und in Zusammenhang mit einer Demenz zusätzliche Probleme mit sich bringen: die allgemeine Vitalität, die Vigilanz, die Beeinträchtigung der Sinneswahrnehmung und -verarbeitung und die Reaktionsgeschwindigkeit.

Schmerz

Perrars (2008) Bonmot ist für dieses Thema unübertroffen: Wir glauben Menschen mit Demenz tendenziell gar nichts. Wenn sie aber auf die Frage, ob sie Schmerzen haben, „Nein“ antworten, glauben wir es sofort. Warum? Weil wir uns oft außer Stande sehen, den Schmerz dann auch zu lokalisieren. Dieses „Nein“ ist tatsächlich teilweise „wahr“: Menschen mit Demenz haben häufig eine gestörte Schmerzwahrnehmung. Zudem ist eine adäquate Schmerzdiagnose und -behandlung für alte Menschen generell nach wie vor unüblich.

> *Beispiel 32: Pflegekollegin Astrid, eine sehr engagierte und feinfühlige Betreuerin in einer Wohngemeinschaft, sitzt, wie oft, beim Musikmachen dabei. Bei dem Lied „Auf der Reeperbahn“, bei dem Herr Schmidt überraschend lebhaft mitsingt, nimmt sie seine linke Hand sowie die Hand der Frau, die auf ihrer anderen Seite sitzt, und will mit beiden schunkeln. Herr Schmidt, an einer vaskulären Demenz erkrankt inklusive leichter Lähmungen der rechten Körperhälfte, ruft: „Aua!“ Astrid lacht und gibt ihre Vermutung bekannt: „Na, trauen Sie sich nicht?“ Herr Schmidt ist sonst ein eher schüchterner Mann. „Doch, mein Arm schmerzt!“, sagt er. Astrid will das augenscheinlich nicht glauben und versucht es weiter. Ich beende das Lied so früh wie möglich und frage Herrn Schmidt nach den Schmerzen. Es ist sein nicht-gelähmter Arm und er kann den Schmerz sogar sehr genau lokalisieren: an der Schulter. Das scheint sehr plausibel, weil dieser Arm nicht zuletzt durch die Einseitigkeit überbeansprucht sein kann.*

> *Bei unserem Gespräch erzählt Astrid, dass auch sie eine kaputte Schulter hat! Ich nutze die Gelegenheit, erzähle ihr von einem für solche Probleme sehr guten Physiotherapeuten und gleichzeitig davon, dass Herr Schmidt doch auch einmal so eine Physiotherapie gebrauchen könnte.*

Dies mag noch ein Grund sein, dass auch Pflegekräfte die Schmerzen ihrer Patienten nicht ernst nehmen: Sie nehmen nicht mal ihre eigenen Schmerzen wichtig. Jede Beobachtung von anscheinenden Schonhaltungen oder Schmerzausdruck des Gesichts oder gar diesbezügliche Äußerung eines Menschen mit Demenz muss man aber ernst nehmen und weitergeben. Inzwischen existieren gute Schmerzbeobachtungsbögen,[38] die das veränderte Schmerzverhalten von Menschen mit Demenz einschätzen können. Ich habe immer ein paar Exemplare davon in meiner Arbeitstasche zum Weitergeben. Der andere Grund: Die Pflegerin interpretiert auf einer im Prinzip interessanten, aber in dieser Situation falschen Ebene – der psychodynamischen (er traue sich nicht) und der biografischen (er war schon immer so schüchtern) – und schreibt die für diese Interpretation „falsche" Äußerung („Aua") seiner Demenz zu. Hat ein Mensch einmal die Diagnose Demenz, ist es verführerisch, dieser alle Unerklärlichkeiten zuzuweisen.

Kontinenz

Ein immerwährendes Problem in der Langzeit-Betreuung von Menschen mit Demenz ist die Frage der Kontinenz mit allen Folgen. Nicht überall wird konsequentes Toilettentraining durchgeführt. Oftmals wäre das Dauertragen von Windeln überflüssig. Aber der steigende Zeitdruck der Pflege lässt das nicht zu und führt häufig zu nassen oder noch mehr gefüllten Windeln.[39] Häufig erhalte ich die Antwort: „… aber das merken die ja nicht mehr". Vielleicht ist es Menschen mit Demenz nicht möglich, den Grund für das Missbehagen festzustellen. Eine Fähigkeit zur Wahrnehmung des Missbehagens sollte aber immer unterstellt werden. Unruhezustände, Aufstehen, Suchen, Abgelenktsein bis hin zu Unmut, Groll oder Wut können immer auch Ausdruck dafür sein. Macht Singen Freude, wenn ich im Nassen sitze? Und auch der

[38] Zum Beispiel in Perrar/Sirsch/Kutschke (2007).

[39] Wie ernst das Thema wirklich ist, arbeiten Fussek/Schober (2008) aus: Hygieneartikelfirmen werben mit einem Fassungsvermögen von Windeln, das mehr als den Tagesbedarf deckt.

Geruchssinn,[40] der mit dem Alter angeblich nachlässt: Vielleicht ist es wirklich so – welch Glück, wenn man in Räumen sitzen muss, in denen Windeln nicht erneuert werden. Vielleicht kann ein Mensch mit Demenz sich den Geruchssinn aber auch partiell abtrainieren. Als Therapeutin habe ich das bereits gelernt.

Ernährungszustand

Essen und Trinken sind ebenso brisante Themen. Demenzspezifische Störungen wie Apraxien (den Löffel, das Glas nicht mehr ergreifen können), (visuelle) Wahrnehmungsstörungen (das Essen nicht als Essen erkennen), wahnhafte Störungen (Essen ist vergiftet), veränderte Hunger- und Durstgefühle (von „Ich habe doch erst gegessen", obwohl bereits das Frühstück verweigert wurde, bis „Wann gibt es endlich mal zu essen, man verhungert ja hier", eine Minute nach dem letzten Bissen), biografische Prägungen („Man trinkt nicht beim Essen", „nicht so viel trinken, weil die nächste Toilette weit weg ist") oder auch Schluckstörungen sind bekannt. Wojnar (2007) widmet dem Thema ein ganzes Kapitel; die Pflege hat ausgefeilte Konzepte und entwickelt die raffiniertesten Tricks für jeden ihrer Patienten – wenn sie denn die Zeit dafür erhält.

Unter dem Zeitdruck der Pflege entstehen hier aber auch großflächige Katastrophen wie Verdursten von Altenheimbewohnern in dem Sommer vor einigen Jahren und „kleine" persönliche Katastrophen bei jeder Entscheidung für künstliche Ernährung. Essen und Trinken zu reichen ist zeitaufwändig. Die Menge derer, die künstlich ernährt werden, steigt an. Dieser Zusammenhang ist eindeutig.

Verweigerung von Essen oder Trinken kann für einen nicht mehr kommunikationsfähigen Menschen die letzte Möglichkeit sein, selbstbestimmt zu sterben. Die ethischen Dimensionen sind so massiv, dass gute Versorgungseinrichtungen eine Kommission für jede diesbezügliche Entscheidung einrichten und sie nicht allein dem behandelnden Arzt und dem Vertreter des Patienten überlassen.

---

[40] Das „Geruchskriterium" für Angehörige bei der Auswahl von Heimen ist ja bereits eingeführt. Ihm wird inzwischen mit Duftstoffautomaten entgegengetreten – anstatt mit Toilettentraining. Für die literarische Aufarbeitung des Themas sei der Roman empfohlen: Marc Wortmann: *Der Witwentröster*. Das erste Kapitel heißt „Gestank".

Musiktherapeuten haben in der Regel wenig Möglichkeit, in solche Prozesse einzugreifen oder sie auch nur halbwegs richtig einzuschätzen. Wenn es um das Trinken geht, gibt es allerdings leicht erkennbare Anzeichen: Mangelndes Trinken führt zu Dehydrierung und die auffälligsten Symptome sind Bewusstseinsstörungen bis hin zum Kollaps. Solche Anzeichen sollten immer mit der Pflege besprochen werden.

Bekannt ist, dass Lust am Essen und Trinken mit sozialem Kontakt steigt. Musik ist „sozialer Kontakt". Manches Mal direkt von der Pflege eingefordert, inzwischen zur Routine geworden: Beim Musikmachen stehen immer Gläser bereit. Der Musiktherapeut sollte allerdings wissen, welche seiner Gruppenmitglieder Schluckstörungen haben, die besonders beim Trinken auftreten. Essen beim Musikmachen – zumal wenn viel gesungen wird – ist riskant wegen des Verschluckens und provoziert u. U. Reizkonkurrenzen.

Medikation

Das „herausfordernde Verhalten", wie die psychischen Begleiterscheinungen bei Demenz jetzt vorsichtig genannt werden, ist in der Regel Ziel psychopharmakologischer Behandlung. In vielen Studien nachgewiesen, werden Psychopharmaka in der Regel mehr als nötig verordnet, insbesondere bei Unruhezuständen, aber eher zu wenig bei Depressionen.[41] Meist dienen die Medikamente mehr der betreuenden Umgebung als dem Patienten selbst. Mit einer Ruhigstellung durch Medikamente kann man vielleicht die richterlich notwendige Genehmigung für eine Fixierung umgehen – so meist die Hoffnung.

Typische Fehler bei der Medikation sind: zu hohe Dosierung, zu schnelles Aufdosieren, mangelnde Wirkungsüberwachung, nichtkontrollierte Wechselwirkungen, ungeeignete Medikamente, veraltete Medikamententypen (sie sind meist billiger), „Vergessen" des Absetzens. Nebenwirkungen können Bewegungseinschränkungen, Apathie, Fehlhaltungen, Schluckstörungen, aber auch Verstärkung von Unruhezuständen, Verkrampfungen, Halluzinationen und sogar Sterblichkeitserhöhung durch Schlaganfall, Lungenentzündung, plötzlichen Herztod oder Stürze sein (zu speziellen Problemen siehe Kapitel 1.4 „Art der Demenz-Erkrankung/medizinische Diagnosen").

---

[41] Dies ist ein Dauerthema sogar in der Tagespresse. Die Grundlagen dazu liefern Autoren wie Fussek/Schober (2008) bereits seit geraumer Zeit.

Mehr als die Hälfte aller Heimbewohner erhalten in der Regel Psychopharmaka – zu viele und zu viel, wie aus vielen Studien hervorgeht. Die Befindlichkeit der potenziellen Gruppenmitglieder von Musiktherapie ist also stark geprägt vom Medikamentenspiegel. Angenommene Erfolge (Bewohnerin wirkt plötzlich klarer, vitaler, …) oder Misserfolge (Bewohnerin wird zunehmend apathisch, zunehmend desorientiert, hat Halluzinationen, …) durch musiktherapeutische Interventionen beruhen manches Mal auf einem Wechsel, einem Absetzen, einer Aufdosierung oder Erstgabe von Medikamenten. Nachfragen oder in den Akten nachschauen gibt Sicherheit.

Stehen und Gehen

Im späteren Verlauf der Demenz wird auch vergessen, wie Laufen oder Aufstehen funktioniert. Die Beine, die Arme (zum Abstützen), der Oberkörper (zum Vorbeugen) erhalten keinen Impuls mehr. Geschulte Pflegekräfte entwickeln sehr individuelle Impulsgebung. Bei einem hilft es, beide Hände zu fassen und zu ziehen, andere reagieren erst, wenn die Hände die Armlehne des Stuhls oder die Tischkante fühlen und die Unterstützung mit einem Griff unter die Achseln erfolgt, wieder andere können sich nur mit Festhalten am Rollator emporhelfen. Zum Hinsetzen nützt es manchmal, die Hand auf den Rücken zu legen, damit ein Gefühl für „hinten" entsteht. Für Musiktherapeuten ist es sehr sinnvoll, sich diese individuell ausgefeilten Techniken abzuschauen. Darüber hinaus können im Zusammenhang mit Musik, vor allem mit Tanz, häufig Eigenimpulse wieder geweckt werden. Die Aufforderungsgeste zum Tanz bewirkt oftmals Erstaunliches.

Stehen und Gehen sind aber auch eine Frage der Kraft, die im hohen Alter einfach nachlässt, sowie eine Frage des Gleichgewichtssinns. Beides ist durch Training durchaus zu erhalten. Dies aber kostet wieder Zeit. Viel zu oft wird das Training unterlassen, der Rollstuhl geholt, weil es schneller geht. Das begünstigt den weiteren Verfall. Die bewegungsmotivierende Kraft von Musik sollte bei jeder Gelegenheit genutzt werden, Menschen zum Stehen, Gehen und Tanzen zu bringen. Bei Parkinson ist die Hilfe durch einen Taktgeber evident, bei Alzheimer Demenz nicht ganz so deutlich, aber auch häufig hilfreich. Allerdings kann Musik auch vom Gehen ablenken, weil sie andere Sinnesebenen gleichzeitig aktiviert.

Oft wird zudem beim Tanz das Singen aktiviert. Menschen, die sonst schwer ins Singen kommen, fangen während des Tanzes damit an – was natürlich noch „gesünder“ ist …[42]

Menschen mit Demenz haben phasenweise einen hohen Bewegungsdrang, das „wandering“. Gehen hat viele Gesichter. Die Bewegungsfreiheit stellt ein Grundrecht des Menschen dar und ist eine wichtige Voraussetzung für seine Persönlichkeitsentfaltung. Das Gehen dient der Fortbewegung, hat aber auch psychische, kulturelle Dimensionen und beinhaltet die Möglichkeit der Mitteilung (Appasamy 2008). Dem bewegungsbezogenen Wortursprung von „Emotion“ entsprechend, zeigen viele Menschen mit Demenz deutlich, wie sich innere Bewegtheit durch Gehen in äußerer Bewegung darstellt. Gehen ist häufig eine der letzten autonomen Handlung, die Menschen mit Demenz verblieben ist.

Inzwischen wird zwar in besonderen Konzepten diesem Bewegungsdrang versucht zu entsprechen, denn wir haben die dahinter stehende Motivation verstanden: „Ich laufe, also bin ich.“ Andererseits kann ein Mensch mit Demenz die damit verbundenen Gefahren nicht einschätzen. „Sturzrisiko“ ist das Argument für Fixierungen schlechthin, also Selbstgefährdung, aber auch Fremdgefährdung und damit immer verbunden: das Haftungsrecht. Die Brisanz dieser das Persönlichkeitsrecht einschränkenden Maßnahme ist groß – das Thema durchzieht Veröffentlichungen wie Fussek/Schober 2008 zu Recht. Studien und daraus abgeleitete Schulungsmaßnahmen für Pflegepersonal wie „Redufix“[43] zeigen große Erfolge in der Reduzierung von Fixierungsmaßnahmen.

Gerade wegen des großen Bewegungsdrangs ist eine Fixierung noch belastender für den Gefesselten als für jemanden, bei dem aus Gründen der mangelnden Kraft vielleicht das Herausrutschen aus einem Stuhl verhindert werden soll. Jede Gelegenheit der Bewegungsmöglichkeit bei musiktherapeutischen Zusammenkünften sollte genutzt werden. Der Musiktherapeut sollte keine Scheu haben, für kontrollierte Situationen und in Absprache mit der Pflege Fixierungen zu lösen. Da inzwischen auch viele Betreuungskonzepte das „wandering“ ermöglichen, treffen Musiktherapeuten durchaus

[42] Dieses Phänomen kann neuronal und/oder biografisch gedeutet werden: Beim Tanz singen die meisten Menschen mit. Das Lied prägt sich dann wegen der gleichzeitigen körperlichen Bewegung besser ein.

[43] Siehe www.redufix.de.

auf Menschen, die in diesem Sinne sehr mobil sind. Antworten auf ein entsprechendes musiktherapeutisches Setting finden sich in Kap. 4.1, „Therapie unterwegs“.

Vitalität, Ausdauer

Im Alter nimmt tendenziell die Vitalität ab – allerdings in äußerst unterschiedlichen Ausprägungen. So kann ein Hundertjähriger sehr viel vitaler sein als ein Fünfzigjähriger. Das dokumentiert, wie sehr Vitalität mehr eine Frage der inneren Einstellung ist als der „objektiven“ Voraussetzungen dafür. Eine Demenz kann zudem alles durcheinanderbringen. Menschen mit Demenz können beispielsweise aus einem Mangel an Angst heraus Hürden überwinden, die sie in dem gleichen Alter ohne Demenz nicht überwunden hätten (aus dem Fenster steigen, Möbel verrücken, Gegenstände transportieren oder dekonstruieren, …). Die bei den meisten Menschen mit Demenz auftretenden Unruhe-Phasen sind ebenso von hohem Vitalitätsgrad. Sie können sich z. B. in ununterbrochenem Laufen ausdrücken („wandering“). Bei diesem Laufen verbraucht der Körper oftmals mehr Energie, als der Mensch sich Zeit nimmt, Energie aufzunehmen. Die bekannten Bemühungen der Pflege, Butterbrote oder Ähnliches auf die Wanderwege mitzugeben, sind oftmals äußerst ausgeklügelte Praktiken.

Musikmachen kann die Vitalität sehr beeinflussen. Ein Mensch, der zum Laufen keine Kraft mehr aufbringen mag, lässt sich mit einer kleinen Geste und der richtigen Musik leichtfüßig auf einen Tanz ein, mobilisiert also unerwartet viel Energie. In der Filmszene „Du liegst mir am Herzen“ sieht man z. B. einen starken Impuls zum Aufstehen von Frau Schwietzer, die ansonsten äußerst ungern ihren Stuhl verlässt. Ihre Körperhaltung im Sitzen vermittelt in anderen Szenen ihre tendenziell vorherrschende körperliche Trägheit.

Selbst das Singen erfordert ein relativ hohes Maß an Energieaufwand und erzeugt oft eine sehr viel größere Ausdauer als andere Aktivitäten. Umgekehrt kann im Musikmachen auch Energie „verbraucht“ werden und z. B. die beschriebenen vorwiegend ziellosen Unruhezustände zeitweilig sowohl strukturieren als auch „erschöpfen“ und damit zur Erholung führen. Dennoch: Die Vitalität lässt insgesamt nach – schließlich kann man nicht aus einem hohen Vitalitätsgrad heraus sterben – es sei denn mit einem Herzinfarkt.

Beispiel 33: Frau Konovski[44] war eine „Betriebsnudel“, sang leidenschaftlich, am liebsten Schunkellieder, und beendete die Lieder immer mit großen Beifallbekundungen. Sie konnte zudem wunderbar Liedtexte umdichten. Wir haben minutenlang miteinander improvisiert, sowohl vokalisierend auf „bum bum“, „trallala“, „hollahi und hollaho“ als auch auf ganze Liedzeilen mit hochkreativen Reimen – zur Freude der ganzen Gruppe. Das hielt sie leicht ein Stunde lang durch und verstand nie so recht, warum man dann aufhören sollte. Dann kam sie in Phasen, in denen sie sehr abwesend wirkte. Wenn ich fragte, wo sie gerade sei, antwortete sie: „Im Himmel, bei meinen Eltern.“ Wir sangen dann vom Himmel. Ihre Tochter, die manchmal mitsang, ließ diese Abwesenheitsphasen ihrer Mutter nicht zu. Frau Gerber raffte sich dann auf, weil sie ihre Tochter und deren Sangeslust liebte. Schließlich wurden die Phasen immer länger; Frau Gerber sagte häufig: „Ich kann nicht mehr.“ Wenn ich das Gefühl hatte, dass sie eigentlich doch noch mitsingen möchte, aber nicht genügend Kraft hatte, stellte ich mich hinter sie und legte meine Hände auf ihre Brust. Gestärkt durch diese Resonanz, tauchte noch einmal Kraft auf. „Das war schön“, sagte sie. Schließlich stand ich nur noch hinter ihr, an sie angelehnt, und sang für sie, ohne Aufforderungscharakter. Von selbst sagte sie nichts mehr. Aber auf meine Frage „War das schön?“ antwortet sie: „Ja.“

Eine Abnahme der Vitalität geschieht in der Regel relativ langsam und relativ stetig – es sei denn, dass eine plötzliche Erkrankung den Prozess vorantreibt. Ist eine plötzliche, starke Abnahme von Vitalität zu beobachten, kann es sich zudem um die Folge von mangelnder Flüssigkeitsaufnahme (Dehydrierung), von Entgleisung des Insulinspiegels oder um Medikamentenwirkungen handeln. Nachfragen bei den Kollegen der Pflege sind im Zweifelsfalle wichtig! Eine dauernde Abwesenheit von Vitalität kann auch auf Depression hindeuten.

Vigilanz, Reaktion, Konzentration

Der Wachheitsgrad und die Reaktionsgeschwindigkeit schränken sich im Alter ein. Zunehmende Phasen des Tagträumens und zunehmende Langsamkeit gehören zur zunächst einmal gar nicht unangenehmen „Normalität“ des

[44] Wir kennen sie bereits aus Kap. 1.2 „Musik, Lebenslauf und Biografie“, Beispiel 13.

Alterns. Eine Demenz verstärkt diese Phänomene bis hin zum Gefühl des Kontaktpartners, dass der Mensch „unerreichbar“ sei. Viele andere Gründe können diesen Zustand, der in der Regel mit dem Begriff Apathie belegt wird, verstärken: Delirien, Medikamente, Tag/Nacht-Umkehrung (Schlafmangel), körperliche Probleme wie Nierenfunktionsstörungen oder Diabetes, Dehydrierung, allgemeine Durchblutungsstörungen, Bewegungsmangel usw. (siehe auch Ausführungen zu den Krankheitsbildern und Phasen).

Sonntag et al. (2008) plädieren für eine positive Umdeutung des Begriffs Apathie, die der klassischen griechischen Kultur entstammt: Leidenschaftslosigkeit als Tugend, die verhindert, „dass sich der Mensch von jeder Laune oder störenden Umwelteinflüssen seelisch aus der Bahn werfen lässt“ (Sonntag et al. 2008, S. 328). Es gilt zu fragen, ob der Mensch tatsächlich unter der Apathie leidet oder ob er vielmehr deren Schutzfunktion als positiv erlebt. Zudem gilt es zu fragen, wer mehr unter der Apathie leidet, der apathische Mensch oder der Kontaktpartner, dessen Kontaktangebote nicht angenommen werden.

Musik überwindet oftmals Wahrnehmungsschwellen schneller als vermutet. Im Zusammenhang mit Apathie kann das auch als Durchbrechung der Schutzfunktion oder als „Überfahren“ (Kitwood 2004, S. 76) erlebt werden. Andererseits liegen die Wahrnehmungsschwellen oftmals höher als vermutet. Erst ab einem gewissen Grad der Intensität, Lautstärke und Dauer kommt die Musik ins Bewusstsein, wie man z. B. in der Szene „Der Mai ist gekommen“ sehen kann. Der Musiktherapeut macht häufig eine Gradwanderung zwischen „Überfahren“ und Unterstimulieren.[45]

Beispiel 34: Die Gruppenteilnehmer sind heute alle sehr zurückgezogen. Langsame, besinnliche Musik scheint angemessen, wird auch bemerkt und in sich hinein genommen, von einigen leise murmelnd mitgesungen. Signale – ob es genug sei, ob es weitergehen solle, ob es Veränderungswünsche gibt – werden nicht gesendet oder kommen bei mir nicht an. Also mache ich weiter so – im Modus 0, wie in Kapitel 3 noch erläutert wird. Ich halte die angenehm besinnliche, leicht schläfrige Atmosphäre. Dann kommt der Ehemann von Frau Walter zu Besuch. Er setzt sich dazu, legt seinen Arm um die Schulter seiner Frau, fängt bei „Mit dem Pfeil und Bogen“ an zu schunkeln und kräftig zu singen. Das zieht nicht nur seine

[45] Eine „Entscheidungshilfe“ bietet das EBQ, wie in Kap. 3 beschrieben.

Frau mit, sondern auch mich. Ich stimme den nächsten Walzer an, mit steigender Intensität und Lautstärke, und einer nach dem anderen wird aktiv. In großer Ausgelassenheit endet die Stunde.

Probleme der Sinnesintegration und Apraxien

Bei Menschen mit Demenz löst sich zudem oftmals die Integration der Sinne auf: Was ich anfasse ist nicht zwangsläufig das Gleiche, das ich sehe. Was ich höre, kann ich mit den Augen nicht verfolgen. Auch der propriozeptive Sinn, also die Körperhaltung im Zusammenhang mit der Schwerkraft, kann gestört sein. Ich weiß nicht mehr, ob ich stehe oder sitze oder liege. Der taktile Sinn wird wieder wichtiger – bis hin zu der Technik von Kleinkindern, Gegenstände mit dem Mund zu explorieren. (Angebotene Musikinstrumente sollten dem standhalten können.) Schmecken wird auf dieser Ebene zu einer ganz anderen Erfahrung.

Zudem entwickeln sich auf den verschiedensten Ebenen Apraxien, also Störungen von Handlungsabläufen, bzw. der Verlust von Eigenimpulsen, die eigentlich tief im prozeduralen Gedächtnis verankert sind. Dazu gehören z. B. das Ergreifen und Zum-Mund-Führen von Lebensmitteln, das Aufstehen und Hinsetzen aber auch soziale Handlungen wie das Ausstrecken der Hand zur Begrüßung.[46] Die Interpretation dieses Verhaltens geht also fehl, wenn es als „Ich habe keinen Hunger“, „Ich will mich nicht setzen“ oder „Ich will dir nicht die Hand geben“ gedeutet wird. Oftmals hilft eine einfache Frage: „Darf ich Ihnen die Hand geben?“, also die verbale Begleitung von Handlungsaufforderungen. Der Zugang zu Gegenständen, die noch nie im prozeduralen Gedächtnis beinhaltet waren, wie z. B. ein Schellenring, kann dann erschwert bis unmöglich sein.

Andererseits können Apraxien mit Hilfe der Musik auch überwunden werden, weil der Rhythmus ein erwartbares Ziel setzt, bei dem eine Handlung ausgeführt sein soll. So können Parkinsonpatienten nachgewiesenermaßen und Menschen mit Demenz erfahrungsgemäß mit Taktgeber besser laufen,[47] und auch Arm- oder Handbewegungen können leichter in Gang kommen.

---

[46] Diese Geste ist zumindest für einen Mitteleuropäer dieser Generation Bestandteil des prozeduralen Gedächtnisses.

[47] Siehe z. B. Mainka (2005).

Sprach- und Sprechprobleme
Konzepte der Aphasien, „Sprachverlust“, werden vornehmlich auf neurologische Erkrankungen bezogen, die nach dem Spracherwerb stattfinden, wie z. B. Schlaganfall, Hirnblutung, Tumore oder entzündliche Erkrankungen, und sind im Fokus der Logopädie. Erst langsam nähern sich Logopäden aphasischen Phänomen von Menschen mit Demenz.[48] Der Gerontopsychiater Wojnar (2007) widmet der Sprache hingegen ein sehr überzeugendes Unterkapitel und beschreibt in einer Fallvignette das Phänomen, dass Menschen mit Demenz durchaus in der Lage sind, sich miteinander angeregt zu unterhalten, während Dritte von dieser Unterhaltung kein Wort verstehen.[49] Er weist auf die Funktion der Sprache als Stärkung sozialer Bindung hin, die offensichtlich ebenso wichtig ist, wie die Vermittlung von Informationen. Anhand der Sprache bzw. Stimme kann ein Mensch mit Demenz (und auch ohne Demenz) unterscheiden zwischen jung und alt, zwischen Mann und Frau, kann vielleicht den Gesundheitszustand erkennen und eine Art Vertrautheit oder Fremdheit.

„Sätze wie ‚Guten Tag!‘, ‚Sehr erfreut‘, ‚Schönes Wetter heute‘, oder sogar inhaltsleere Ausdrücke wie ‚Hoho!‘, sind weitestgehend ritualisiert, werden überwiegend automatisch vorgebracht und dienen zur Aufrechterhaltung zwischenmenschlichen Kontakts … Diese Funktion der Sprache geht zurück auf das menschliche Grundbedürfnis, Freundschaft zu signalisieren … Ähnliche Funktionen erfüllt auch der Klatsch …“ sowie das Flüstern als vertrauliche Information eines exklusiven Gesprächspartners (Wojnar 2007, S. 90). Menschen mit Demenz beherrschen diese Funktionen, zudem die Regeln des Sprecherwechsels (Sachweh 2008), auch bei starken Sprachstörungen in der Regel noch sehr gut.

Allerdings müssen die Betreuer meist erst lernen, die Sprache so basal zu nutzen – also von ihrem Informationsgehalt abzusehen –, dass sie auf dieser Ebene genau so kompetent werden wie die Menschen mit Demenz. Wege

[48] Zum Beispiel Gutzmann, H./Brauer, T. (2007): Sprache und Demenz: Diagnose und Therapie aus psychiatrischer und logopädischer Sicht, Schulz-Kirchner Verlag. In dem umfangreichen gerontopsychiatrischen Lehrbuch für Pflegeberufe (Perrar et al. 2007) gibt es noch nicht einmal „Sprache“ als Stichwort – bei gleichzeitig durchaus reichlicher Literatur zu allgemeinen Kommunikationsproblemen mit Demenzerkrankten in etlichen Verlagen der Pflegeliteratur.

[49] Dieses Phänomen ist in der Filmszene „Gemein ist so was“ gut zu beobachten.

zum besseren Verständnis zeigt Sachweh (2008) auf, indem sie Problemlösungsstrategien der Betroffenen nachvollziehbar macht. Sie identifiziert als konstruktiv und kreativ genutzte Möglichkeiten: verstärkte Körpersprache, Umschreibungen, inhaltsleere Ersatzwörter, inhaltlich ähnliche Wörter, lautlich ähnliche Wörter und selbst erfundene Wörter.

Dennoch empfiehlt es sich aus mehreren Gründen, die klassischen Aphasiekonzepte anzusehen. Erstens gibt es häufig Komorbiditäten von beispielsweise Schlaganfall und Demenz und zweitens beherbergen Einrichtungen, in denen Musiktherapeuten arbeiten, in der Regel auch Menschen mit rein vaskulären Demenzen oder Bewohner, die falsch diagnostiziert sind (siehe auch Kap. 1.4 „Art der Demenz-Erkrankung/medizinische Diagnosen“). Zum anderen: Die Sprachschwierigkeiten von Menschen mit Demenz verwirren uns Betreuer manchmal mehr als sie selbst. Jemand, der sich sprachlich nicht ausdrücken kann (inklusive z. B. ein Ausländer), wird in der Regel von seinem Kommunikationspartner als „dümmer“ eingeschätzt, als er tatsächlich ist. Das heißt, dass wir seine Verständnis- und seine Denkfähigkeit der Sprachfähigkeit gleichsetzen. Deshalb weisen Aphasieverbände zu Recht meist als Erstes darauf hin, dass eine Aphasie keine geistige Einschränkung sein muss.

Auch ein Mensch mit Demenz kann Störungsbilder haben – ähnlich derer, die in Tabelle 5 als Übersicht dargestellt sind. Diese Störungen können weit auffälliger sein als die tatsächliche Denk- und Verstehenskompetenz. Zudem ist Verstehen und Denken ja auch nicht nur sprachlich möglich, sondern auch mimisch, gestisch, situativ, … Andererseits haben Menschen mit Aphasien häufig ein großes Bedürfnis auszudrücken, dass sie verstanden haben (ohne es tatsächlich zu tun), weil sie nicht zu Unrecht befürchten, dass man sich sonst von ihnen abwendet.

	Broca-Aphasie	**Wernicke-Aphasie**	**Amnestische/ anomische Aphasie**	**Globale Aphasie**
Spontan-sprache	gestört	flüssig, (z. T. Logorrhoe, Neologismen)	flüssig, aber Paraphasie	gestört
Nach-sprechen	gestört	gestört	leicht beeinträch-tigt	gestört
Sprach-verständnis	weitestgehend erhalten; verlang-samt; Probleme bei komplexer Syntax	stark einge-schränkt	leicht beeinträch-tigt	gestört
Wort-findung	eingeschränkt	eingeschränkt	gestört, parapha-sisch; fehlende Begriffe können aber umschrieben werden	gestört
Lesever-ständnis	erhalten	stark einge-schränkt bis unmöglich	erhalten	gestört
typische Symptome	stockend, ange-strengte Sprache; eingeschränkte Grammatik; „Telegrammstil“	Wortneuschöp-fungen, Ver-wechslungen von Worten nach deren Klang-eigenschaften	häufiges Nutzen von Füllwörtern bzw. Allgemein-wörtern wie „Ding“	oft wie-derholte Laute wie, „da, da, da“ oder einzelne Worte
Störungs-bewusstsein	ausgesprägt, leid-voll	nicht bis kaum vorhanden	ausgeprägt	nicht bis kaum

Tabelle 5: Aphasien

Mit Musik lassen sich einige Arten von Aphasien leicht überwinden. Texte von Liedern können oftmals problemlos gesungen werden, auch wenn die Spontansprache bereits sehr gestört ist (siehe Kap 1.1 „Neurologische Grundlagen: Wie Musik den Nerv trifft“). Bei Menschen mit einer klassischen Broca-Aphasie hat das Singen von Liedern mit Text keinen Einfluss auf die Verbesserung der Spontansprache; allerdings kann eine Melodisierung von Alltagssätzen diese in Gang bringen – das Prinzip der Melodic Intonation

Therapy.[50] Bei Menschen mit Alzheimer Demenz kann der Erfolg beim Singen eines Lieds mit Text und die dadurch angeregte emotionale Beteiligung durchaus zu einer verstärkten Verbalisierungsfähigkeit führen.[51]

Sehen

Visuelle Beeinträchtigung macht sich im Bereich der Musik am ehesten bei dem Versuch Liedtexte zu nutzen bemerkbar. Für Menschen, die die Liedtexte in ihrem aktiven Repertoire haben, ist das kein Problem. Für Menschen, die gerne mehr singen würden, die Liedtexte aber nicht im Kopf haben, kann es sehr schmerzhaft sein, nicht mehr auf das Lesen zurückgreifen zu können.[52] Im psychodynamischen Bereich gilt es, wie auch bei Schwerhörigkeit, immer wieder „Übersetzungshilfe" zu geben. Wird z. B. in der Gruppe gelacht, weil etwas Lustiges zu beobachten war, dann braucht ein Sehbehinderter Erläuterung – andernfalls droht das Gefühl der Ausgeschlossenheit oder gar das Gefühl, man würde über ihn lachen.

Bei Menschen mit Demenz können wieder Verarbeitungsstörungen hinzukommen bzw. der eigentliche Grund für visuelle Beeinträchtigungen sein. Nicht die Brille fehlt, sondern das Leseverständnis. Lichtverhältnisse (zu hell, zu dunkel), nicht nachvollziehbare Kontraste (ein dunkler Streifen auf dem Boden, ein Muster auf der Tischdecke), unbekannte Gegenstände (auch Musikinstrumente) können verwirren. Zudem können aufgrund neuronaler Schädigungen, z. B. durch Schlaganfall oder Tumore, die sich mit zunehmendem Alter ja häufen, etliche Sehstörungen auftauchen: von Gesichtsfeldausfällen über den Verlust des räumlichen Sehens bis hin zu Verlust des peripheren oder auch des fovealen Sehens (umfassend beschrieben in Sacks 2011).

Hören

Beim Musikmachen ist das Gehör von besonderem Interesse. Kommunikation mit Schwerhörigen ist schwierig. Immer wieder muss man sich neu in

---

[50] Siehe z. B. Jungblut/Aldridge (2004), Jochims (Hrsg.) (2005), Thaut et al. (2004), Schlaug et al. (2008).

[51] Vgl. Kap. 1.1, „Wie Musik Menschen mit Demenz entgegenkommt".

[52] Selbsterfahrung in Sehbehinderung ist sehr viel schwieriger in den Alltag zu integrieren als in Hörbehinderung. Interessante Erfahrungen darüber sind beschrieben in Doidge (2008): Lehrer einer Blindenschule müssen vor Antritt ihrer Arbeit eine Woche lang eine Augenbinde tragen.

diesen Zustand hineinversetzen, um eine Vorstellung zu haben, was es bedeutet, den Alltagsgeräuschen und -gesprächen nicht folgen zu können.[53] Musik ist mit Schwerhörigkeit leichter zu verfolgen als Sprache. Das liegt zum einen an der geringeren Frequenzbreite der Musik. Zum anderen: Wenn man die zu hörende Musik kennt, ist es die Erwartungserfüllung, die zum vermeintlich besseren Hören führt. Ist die Musik nicht bekannt, dann liefern der Rhythmus, die Wiederholung, der stärkere Anteil an Körperschall sowie die im Vergleich mit der verbalen Sprache geringeren semantischen Anteile der Musik das Gefühl, mehr zu „verstehen". Das Gefühl zu „verstehen", das sich beim Musikmachen für Schwerhörige einstellt, bietet oft allein schon Glückserleben und das Durchbrechen der Isolation.

Es reicht aber nicht, sich auf diese Eigenschaften der Musik zu verlassen. Grundsatzregeln des Umgangs mit Schwerhörigkeit sind immer einzuhalten:[54]

- nicht schreien oder zu laut sprechen (Lautstärke wird trotz Schwerhörigkeit als verzerrt und unangenehm empfunden!), stattdessen langsamer und deutlicher
- einfache Sätze ohne Nebensätze bilden; bei Bedarf Ein- oder Zwei-Wortsätze
- im Blickkontakt bleiben, damit Mundbewegung, Mimik und Gestik beobachtet werden können
- Verarbeitungspausen lassen, weil das Verstehen durch die viele Rekonstruktionsarbeit mehr Zeit braucht
- deshalb auch keinen schnellen Themenwechsel vornehmen
- die Bedienung von Hörgeräten (prüfen der Funktionsfähigkeit, Einstellung und Einsetzen) gehört für Musiktherapeuten im Bereich der Altenarbeit zum Handlungsrepertoire.

Beispiel 35: Der Ablauf einer Musiktherapiegruppenstunde kann erheblich beeinflusst werden durch Schwerhörigkeit einiger Mitglieder. Frau Hörmann singt leidenschaftlich. Während sie singt, folgt sie mehr ihrer inneren Vorstellung der Musik als der, die sie – rudimentär – hört. Das

[53] Ein interessantes Mittel der Selbsterfahrung ist, einen Tag lang mit Ohropax zu verbringen.

[54] Siehe auf Musiktherapie bezogen Prause (2001) und allgemein z. B. Broschüre des Kuratorium Deutsche Altershilfe, KDA: „Schwerhörige und gehörlose Menschen mit Demenz", in Reihe „Türen öffnen zum Menschen mit Demenz", Bd. 6.

führt zur Desynchronisierung der Gruppe. Lauter singen hilft weniger als große rhythmische Gestik oder unmittelbarer Körperkontakt, um sie in den Fluss der Gruppe zu bringen. Sie kann auch die in der Gruppe so beliebten Gespräche zwischendurch nicht verfolgen – zumal deshalb nicht, weil die anderen Gruppenmitglieder altersgemäß zarte und brüchige Stimmen haben – und fängt einfach an, das nächste Lied zu singen. Um sie zu integrieren, kann man zu ausgedehnte Gespräche vorsichtig unterbrechen und eher zu dem zurückkehren, was Frau Hörmanns Ressourcen entspricht – nämlich dem nächsten Lied. Eine andere Möglichkeit ist, ihr den Inhalt des Gesprächs in Kurzform noch einmal nachzuerzählen. Darüber freuen sich meist die anderen Gruppenmitglieder ebenso.

Auch wenn Lautstärke allein nicht ausreicht oder gar hinderlich bzw. lästig sein kann für Schwerhörige: Die Stimme des Musiktherapeuten braucht viel Energie und Intensität, damit sie wahrgenommen werden kann. Das kann erstens sehr anstrengend sein und zweitens dazu führen, dass sie „routiniert" laut wird und die Zwischentöne verloren gehen. Immer wieder muss sie „zurückgeregelt" werden bzw. flexibel im Fluss zwischen allen Lautstärkegraden hin und her schwingen können.

Bei Demenz kommt eine Verlangsamung der Wahrnehmungsverarbeitung hinzu. Diese vermittelt – auch ohne physische Schäden am Ohr – oftmals den Eindruck einer Schwerhörigkeit. Da die Geschwindigkeit der Wahrnehmungsverarbeiten sehr stimmungsabhängig ist, Menschen mit Demenz (und auch die ohne Demenz) also manchmal plötzlich sehr gut hören, dann wieder sehr schlecht, wird ihnen noch leichter als Nicht-Dementen unterstellt, dass sie mit ihrer „Schwerhörigkeit" agierten. Das mag vielleicht das ein oder andere Mal tatsächlich so sein – gute Gründe dafür gibt es immer genug. Wichtiger ist es, sich auf die momentan vorherrschende Geschwindigkeit genau einzustellen. Auch hier helfen Ein- oder Zweiwortsätze, wie z. B. in der Filmszene „Walli Gerstenkorn" zu beobachten ist. Die Langsamkeit bei der Verarbeitung hat oftmals auch ein verzögertes Einsteigen in musikalische Aktivitäten zur Folge, wie z. B. bei Frau Heise in der Filmszene „Der Mai ist gekommen" sichtbar wird.

Der Gebrauch von Kopfhörern bei Schwerhörigkeit oder bei Wahrnehmungsverarbeitungsstörung kann hilfreich sein, denn er reduziert störende

Umweltgeräusche. Achtung: Er darf genauso wenig wie die Sprache zu laut sein.[55]

Menschen mit Demenz haben darüber hinaus noch andere Wahrnehmungsverarbeitungsprobleme. Das Richtungshören kann – auch bei erhaltener Hörfähigkeit – beispielsweise beeinträchtig sein. Kontaktaufnahme über mehr als einen Meter Abstand oder ohne Blickkontakt ist dann entweder wirkungslos oder gar verwirrend. Das mangelnde Richtungshören hat auch Einfluss auf die räumliche Orientierung.

Eine zusätzliche Hörstörung im Alter ist der Tinnitus, der sich durch Klingeln, Pfeifen, Rauschen, Brummen, Sausen und auch Klappern oder Scheppern bemerkbar machen kann. Wenn Menschen mit Demenz unter dieser Störung leiden, besteht die Gefahr, dies als Symptom der Demenz fehlzuinterpretieren, so z. B. als akustische Halluzination.

Prause (2001) geht vor allem dem Leidensdruck Schwerhöriger nach: Die Suizidrate ist unter den Schwerhörigen höher. Eindrücklichen Berichten von der Verzweiflung über Hörverluste, der zunehmenden Einsamkeit aber auch der Tendenz der Verleugnung aus Angst vor Stigmatisierung folgen Ratschläge für den Umgang mit Musik: Instrumente mit hohen Frequenzen vermeiden, große Lautstärken vermeiden, Reduktion von Komplexität: Vermeidung von zu vielen unterschiedlichen Klängen zur gleichen Zeit, Vermeidung von zu komplizierten Rhythmen.

Nicht mehr hören zu können führt aber auch in die Innenwelt – was als sehr genussvoll erlebt werden kann.

Beispiel 36: Mein Großvater, Amateur-Musiker und mit absolutem Gehör ausgestattet, bat uns endlich (wegen seiner ausgesuchten Höflichkeit sehr spät) – nach unseren vielfältigen Bemühungen, ihn zum Spielen und Hören zu bringen – ihn lieber in Ruhe zu lassen. In seinem Kopf sei genug Musik – da spielten die Leute alle genau so, wie er es gerne hätte, also sowohl die richtige Frequenz des Kammertons als auch die Interpretation ...

[55] Zur biographischen Relevanz von Kopfhörern siehe Kap. 1.2: „Das Leben in der Geschichte"; zur therapeutischen Relevanz siehe Kap. in Kap. 2.1, „Das Teleobjektiv benutzen: Einzeltherapie in der Gruppe" sowie Abbildung 7 in Kap. 4.5.

Einige Beobachtungen sprechen dafür, dass sich mit einer Demenz auch eine *auditive Übersensibilität* einstellen kann. Zu plausibilisieren wäre es damit, dass die Selektionsfähigkeit nachlässt und Menschen mit Demenz dann allen – auch den akustischen – Reizen mehr ausgeliefert sind. Zu beobachten sind manchmal Gesten wie das Zuhalten der Ohren (siehe auch Kap. 1.1 „Neurologische Grundlagen: Wie Musik den Nerv trifft", Beispiel 6), das sich zwar auch auf die Art der Musik beziehen, das aber ebenso einen Schutz gegen zu große Lautstärke sein kann. Nachfragen helfen da meist weiter. Andere Reaktionen können verstärkte Unruhe sein.

Psychosoziale Dynamik

Kitwood (2004) schenkt dieser Dimension besondere Aufmerksamkeit. Die sozialen und psychischen Einstellungen und Handlungsfähigkeiten der Menschen, die einen Demenzerkrankten umgeben, bestimmen nicht nur die Lebensqualität von Menschen mit Demenz wesentlich mit, sondern auch in erheblichem Maße den Krankheitsverlauf. Kitwood nimmt die vielfältigen betreuerischen Handlungen in den Blick und erstellt eine Liste von Personstärkendem und Person-destrukturierendem („untergrabendem") Verhalten. Besonders letztere ist auch für Musiktherapeuten sehr erhellend. Bei der Entwicklung des Beobachtungsverfahrens DCM[56] hat er 17 (!) Handlungen operationalisiert. Er spricht von „maligner, bösartiger Sozialpsychologie". „Das Wort ‚maligne' bedeutet etwas sehr Verletzendes und für ein pflegerisches Umfeld, das das Personsein tief schädigt und möglicherweise sogar das körperliche Wohlbefinden untergräbt, Typisches. […] Der Begriff ‚maligne' impliziert jedoch keine üblen Absichten seitens der Betreuenden; das meiste ihrer Arbeit wird auf freundliche Art und in guter Absicht getan." (Kitwood 2004, S. 75). Die Handlungen: Betrug, Zur-Machtlosigkeit-Verurteilen, Infantilisieren, Einschüchtern, Etikettieren, Stigmatisieren, Überholen, Entwerten, Verbannen, Zum-Objekt-Erklären, Ignorieren, Zwang, Vorenthalten, Anklagen, Unterbrechen, Lästern, Herabwürdigen.

So etwas machen Musiktherapeuten nicht?

---

[56] Dementia Care Mapping.

Beispiel 37: Ich muss, um die Mitglieder meiner Gruppe alle zur rechten Zeit zusammenzuholen, acht bis zehn Menschen im Rollstuhl oder mit Rollator vom 4. Stock ins Erdgeschoss bringen, denn im 4. Stock ist kein Platz für Musik. Dafür habe ich eine halbe Stunde Zeit. Frau Müller möchte wissen, wie es mir geht, Frau Schmidt fordert, ihr Hörgerät einzusetzen, Frau Schulze braucht Hilfe, die Bluse zuzuknöpfen, Frau Lehmann weiß gar nicht, warum sie jetzt mitkommen soll, Frau Jäger muss mir noch ihren Ärger von heute früh mitteilen, Frau Krause kommt nur, wenn ich ihr bei der Begrüßung gleich ein Lied vorsinge, Herr Rothe muss mir ein Gedicht vortragen ... Für jede und jeden, wollte ich ihnen gemäß handeln, bräuchte ich eigentlich eine halbe Stunde...

Allein in dieser halben Stunde habe ich etliche Male das getan, was Kitwood „überholen" nennt: „Informationen liefern, Alternativen zur Wahl stellen etc., jedoch für die betreffende Person zu schnell, um zu verstehen." (Kitwood 2004, S. 76) Und auch während des Musikmachens überhole ich immer wieder.

Beispiel 38: Frau Lehmann sagt nach zehn Minuten gemeinsamen Musikmachens: „So, das war schön. Jetzt machen wir aber mal Schluss." Ich verstehe ihre Befindlichkeit richtig: Sie hat genug. Sie möchte gehen. Sie kann aber nicht, da sie im Rollstuhl sitzt. Ich müsste die Gruppe allein lassen. Es ist kein Helfer in der Nähe. Ich versuche sie zu weiteren Liedern zu verführen. Sie willigt ein. Danach will sie wieder Schluss machen. Jetzt waren 20 Minuten vorbei. Ich vertröste sie: ja gleich. Singe weiter. Sie akzeptiert. Danach will sie wieder Schluss machen. Ich vertröste sie weiter. Ich wende mich anderen zu, die gerne weiter singen wollen. Wir singen weiter. Wir singen laut und fröhlich und versuchen, Frau Lehmanns Schlussmarkierungen zu übersingen ...

Ich habe sie „betrogen": „Einsatz von Formen der Täuschung, um eine Person abzulenken, zu manipulieren oder zur Mitwirkung zu zwingen" (Kitwood 2004, S. 75). Und ich habe sie „ingnoriert": „In jemandes Anwesenheit einfach in einer Unterhaltung oder Handlung fortfahren, als sei der bzw. die Betreffende nicht vorhanden" (Kitwood 2004, S. 75). In vielen Häusern sind solche die Person destrukturierenden Handlungen gang und gäbe. Mit wie viel Vertrauen oder auch nur Lust kann ich Musik machen, wenn mich jemand mit „Na Ottochen, jetzt musste aber schön singen!" („infantilisieren" und nötigen) zur Musiktherapie schickt?

Wie in der Einleitung bereits aufgefächert, findet die Musiktherapie immer im Kontext hochkomplexer Dynamiken statt. Einer Detaillierung dieser Dynamiken und der Möglichkeiten für die Musik wird in Kapitel 2 „Typische Phänomene und Prinzipien in der musiktherapeutischen Praxis" nachgegangen. Auch die situative und generelle Kontakt- und Beziehungsfähigkeit (der Menschen mit Demenz ebenso wie die der Therapeuten oder Betreuer) ergibt sich teilweise aus dem psychodynamischen Kontext. Kapitel 3 „Musiktherapeutische Interventionen anhand der Bestimmung von Kontakt- und Beziehungsfähigkeit" widmet sich diesem Aspekt durch eine Mikroanalyse von musiktherapeutischen Filmszenen mit Hilfe der von Schumacher et al. (2013) entwickelten Einschätzungsskala (Einschätzung der Beziehungsqualität, EBQ). Eine weitere Dimension, die besondere musikalische Aspekte birgt, ist die „akustische Atmosphäre", die in Kapitel 4.5 noch genauer untersucht wird.

1.4 Art der Demenz-Erkrankung/medizinische Diagnosen

Die Vorstellung der sukzessiven Rückkehr in die Erlebenswelten früherer Lebensjahre ist ein Denkmodell, das vorwiegend für Menschen mit Alzheimer Demenz gültig ist. Da sie die größte Gruppe der Menschen mit Demenz ausmachen,[57] ist es durchaus legitim, diesem Konzept so viel Aufmerksamkeit zu widmen. Bei anderen Arten von Demenzerkrankung kann es zwar auch eine Rückkehr in frühe Realitäten geben; sie ist aber nicht zwingend am Lebenslauf „geordnet".

Für die medikamentöse Behandlung von Demenz wird die Dringlichkeit einer Unterscheidung immer deutlicher. Vor allem was die Gabe von Psychopharmaka angeht, geht es bis zur Frage von „Leben oder Tod". Bei der in den letzten Jahren besonders ausdifferenzierten Diagnose der Lewy-Body-Demenz

---

[57] Je nach Art Kategorisierung der Demenzerkrankungen wird die Menge der Alzheimererkrankten unter den Demenzerkrankten bis zu 70 % angegeben (Wojnar 2007).

können beispielsweise die falschen Psychopharmaka tatsächlich lebensbedrohliche Zustände auslösen (Richert 2007, Wojnar 2007), die eigentlich für Alzheimer Demenz entwickelten Acetylcholinesterasehemmer (deren Wirkung für Alzheimer Demenz umstritten ist) aber können sehr segensreich sein.

Für Betreuer und Therapeuten sind oftmals bereits die Diagnosen nicht durchsichtig. Die Diagnostik in stationären Langzeiteinrichtungen (in denen Musiktherapeuten vorwiegend arbeiten) ist immer noch sehr mager.[58] In den Akten finden sich nach wie vor Begriffe wie „Hirnorganisches Psychosyndrom" oder einfach nur „Demenz". Eine Depression wird in der Regel gar nicht diagnostiziert, obwohl es kaum eine Demenz gibt, die nicht zumindest phasenweise mit einer Depression assoziiert ist. Die medikamentöse Behandlung ist noch weniger einschätzbar. Wenn Frau Müller heute so apathisch ist, wissen wir meist nicht, ob das an der Bedarfsmedikation, an einem neuen Medikament oder einfach nur am Wetter liegt. Viele Übergangssyndrome bleiben unerkannt; vor allem delirante Zustände, die bei alten Menschen wegen mangelnder Flüssigkeitsversorgung, aber auch nach Krankenhausaufenthalten, besonders nach Operationen, sehr regelmäßig auftreten. Halluzinationen gibt es zwar bei Demenzen auch, doch vor einer Diagnose Demenz müssen mögliche Delirzustände abgeklärt werden, um Fehlbehandlung und/ oder Fehlversorgung (der klassische Fall einer Heimeinweisung nach Krankenhausaufenthalt beispielsweise) zu vermeiden.

Leider ist es für die Musiktherapie bislang noch kaum möglich, das musikalische Verhalten systematisch und nachprüfbar auf die unterschiedlichen Diagnosen zu beziehen. Deshalb können hier nur Annäherungen unternommen werden, zumindest bei den Diagnosen, die im sozialen, psychodynamischen und kognitiven Verhalten besonders deutlich abgrenzbar sind. Diese Annäherungen basieren auf der Beobachtung beim gemeinsamen Musizieren sowie den – rudimentären – medizinischen Informationen, die im normalen Versorgungsalltag zu erhalten sind.

---

[58] Und häufig lassen auch die Arbeitsstrukturen der Musiktherapeuten keine Teilnahme an Fallbesprechungen zu, wenn es denn überhaupt noch Fallbesprechungen in Langzeiteinrichtungen gibt.

Depression in Komorbidität mit Demenz				
Depression ohne Demenz	Starke Depression, die mit erheblichen Orientierungsstörungen einhergeht und von daher wie eine Demenz wirkt	Depression am Beginn der Demenz: – als Krankheitsverarbeitung – oder als Reizmangel/Sinnentleerung, weil selbst keine sinnvollen Strukturen mehr herstellbar sind	Demenz mit gelegentlichen Phasen von Depression wegen Verlustwahrnehmung oder biografisch stabile Depression, die sich unter der Demenz nicht auflöst; häufig auch Korsakow oder fortgeschrittene Demenz: die sich auflösende Vitalität (Antriebsmangel, Interessenverlust, die Ratlosigkeit) wirkt wie Depression	Demenz ohne Depression

Tabelle 6: Komorbidität von Demenz und Depression (nach Hellweg 2005)

Demenz ist, wie in Tabelle 6 dargestellt, vielfältig mit *Depression* verknüpft. Das Brisante an dieser Verknüpfung ist: Depression ist meist (auch medikamentös) behandelbar, Demenz nicht. Wird die Depression übersehen, werden dem Patienten damit auch Behandlungen vorenthalten.[59] Wird eine schwere Depression als Demenz diagnostiziert, werden darüber hinaus oft die falschen Versorgungswege eingeschlagen.

Beispiel 39: Die Exfrau von Herrn Metzger fragte an, ob ich für ihn tätig werden könne. Die Diagnose Alzheimer Demenz stehe fest. Besonders sorge sie sich aber, dass er so depressiv sei. Da er noch alleine zu Hause lebte, konnte es sich nur um eine Demenz im Frühstadium handeln und

[59] Alten Menschen, auch denen ohne demenzielle Symptomatik, wird insgesamt eine Depressions(an)erkennung oder gar -behandlung vorenthalten. Dagegen arbeiten inzwischen das Kompetenznetz Depression (www.kompetenznetz-depression.de) sowie seit Jahren Psychoanalytiker wie Radebold (z. B. 1979) und Radebold/Hirsch (1994) an.

dann liegt die Vermutung nahe, dass sich die Verarbeitung der Diagnose in Form einer Depression niederschlägt. Tatsächlich waren die ersten Therapiestunden von schwer depressiven Zügen gekennzeichnet. Er erzählte mir in endlosen Wiederholungen von der großen Zeit seiner Jugend, wo er der beste Klavierspieler seiner Klasse war und dann zur See fuhr. Ich bin erfahren im Umgang mit Wiederholungen bei Menschen mit Demenz. Sie können sehr anregend sein. Seine Wiederholungen aber ermüdeten mich so sehr, dass ich beinahe einschlief. Diese meine Reaktion kenne ich von der Arbeit mit depressiven Patienten – sie ist ein wichtiger Indikator. Sie resultiert aus der Armut an emotionaler Schwingungsfähigkeit meines Gegenübers. Ich versuchte, Herrn Metzger auf seine Erkrankung (Alzheimer) und die damit verbundenen Verluste anzusprechen, erhielt aber keinerlei Anzeichen, dass das sein Problem sei. Beim Musikmachen hingegen begann er aufzutauen. Sowohl das Hören als auch die Wiederbelebung seines Klavierspiels strukturierten ihn zusehends. Zusammen mit seiner Exfrau organisierten wir tägliche Besuche von Ehrenamtlichen, Studenten und alten Freunden, die mit ihm Konzerte besuchten, Rad fuhren, Gartenarbeiten machten und so weiter. Nach zwei, drei Monaten war nichts mehr von depressiver Stimmung zu spüren. Was ihn also emotional ermüden ließ, war die Tatsache, dass er – aufgrund der Demenz – sich sein gewohntes Reizumfeld nicht mehr selbst organisieren konnte (inklusive das Auflegen seiner geliebten CDs von Oscar Petersen oder Claude Debussy).

Menschen mit schweren Depressionen können so starke Orientierungsstörungen haben, dass die Symptome wie eine Demenz wirken. Sind diese Menschen alt, ist eine Fehldiagnose noch wahrscheinlicher. Konzentrationsstörungen, Mangel an Ausdauer, Verlust von Planungs- und Handlungskompetenzen, Antriebsstörungen und sogar Gedächtnisstörungen sind Symptome, die sowohl bei Depression als auch bei Demenz bekannt sind. Ist bei Demenz die Schädigung des Gehirns die Ursache, so ist es bei einer Depression der Verlust der Fähigkeit, dem (Er-)Leben Bedeutung und Sinn zuzuweisen. Im Zusammenhang mit Musik zeigt die Erfahrung, dass Menschen mit Alzheimer Demenz in der Regel sehr viel schneller und direkter emotional reagieren als Menschen mit einer Depression. Musik kann in diesem Sinne ein gutes diagnostisches Hilfsmittel sein. Eine weitere Unterscheidung ist die

Frage nach der Identität. Menschen mit schweren Depressionen sind in der Regel immer noch in der Lage, ihren Namen, ihr Geburtsdatum und andere wichtige Daten zu nennen.[60]

Demenzerkrankungen, die aufgrund von Vergiftungen durch Alkohol (dann *Korsakow-Demenz*[61] genannt) oder andere Gifte (z. B. Lösungsmittel bei Malern) entstehen, sind im Zusammenhang mit Musik tendenziell gut zu erkennen. Die emotionalen Reaktionen von Menschen mit einer Korsakow-Demenz auf Musik (bzw. auch auf andere Ereignisse) sind oft stereotyp (oder sie zeigen gar keine emotionale Reaktion). Gibt es Musik, die sie berührt, so reagieren sie immer gleich – z. B. mit Tränen. Menschen mit einer Alzheimer Demenz dagegen reagieren emotional sehr viel differenzierter, überraschender und abhängig von dem psychosozialen Kontext, in dem sie sich befinden. Diese stereotype Wiederholung von emotionalen Reaktionen wirkt auf den Therapeuten ähnlich ermüdend wie die mangelnde Emotionalität Depressiver. Ein weiterer Hinweis auf eine Korsakow-Demenz ist die Bevorzugung von Musik, wie sie in Kneipen oder anderen Orten gesungen wird, in denen immer Alkohol dabei ist – sprich „Schunkellieder" oder entsprechende Schlager. (Das ist natürlich auch eine Frage des Milieus. Auch ein ehemaliger Professor kann Alkoholiker sein und eine Korsakow-Demenz entwickeln, kennt dann aber vermutlich nicht „Trink, Brüderlein, trink!"). Menschen mit Korsakow-Demenz haben darüber hinaus keine so deutliche sukzessive Rückkehr in vergangene Lebenswelten wie sie Menschen mit Alzheimer Demenz haben. Wenn es keinen weiteren Alkoholkonsum gibt, dann bleibt die Erkrankung quasi stehen. Die Frage nach dem Alter ist ein recht sicherer Indikator. Sie fühlen sich über sehr lange Zeit immer gleich alt – je nach Auftreten der Demenz, vielleicht 30 oder 40 Jahre alt, während Menschen mit Alzheimer Demenz versuchen zu vermeiden, ihr Alter konkret zu nennen, oder sie nennen jeweils das Alter, in dem sie sich aktuell fühlen.

---

[60] Beiträge zur Musiktherapie mit alten Menschen, die an Depression leiden und bei denen die Demenz gar nicht oder nur wenig ausgeprägt ist, finden sich bei Jochims (1993 und 1997).

[61] Viele medizinische Konzepte rechnen Korsakow nicht zur Demenz. Uns scheint es gerechtfertigt, hier nicht weiter zu differenzieren, weil die Versorgungspraxis solch eine Pragmatik nahelegt.

Beispiel 40: Herr Knebel ist Bewohner einer Wohngemeinschaft, in der außer ihm nur Damen mit hohem Bildungsniveau leben. Entsprechend „zivilisiert“ singen wir meist Lieder wie „Ich weiß nicht, was soll es bedeuten“, oder wir hören sogar klassische Musik. Es herrscht meist gediegene Stimmung, viel Nachdenklichkeit bis hin zu – für den Grad der Erkrankung – erstaunlich hoher Reflexivität. „In München steht ein Hofbräuhaus“ würde ihnen nichts sagen. Herr Knebel sagt in jeder Stunde zu mir: „Sie waren ja jetzt schon ein paarmal hier. Aber nie kommt hier Stimmung auf.“ Ich weiß, welche Stimmung er meint: die wein- oder bierselige Stimmung eines alkoholisierten Abends, denn seine Diagnose lautet Korsakow-Demenz. Ich gebe ihm Recht, bitte um Verständnis und nenne ihm die Gründe: Das würden die Damen nicht so mögen. Zum Glück können sich alle Bewohner auf einer anderen Ebene treffen. Die alten Damen mögen nämlich jede Musik, die marschähnlich ist. Dann zuckt es ihnen in den Füßen. Und auch Herr Knebel wird lebendig: Er war eine Zeit lang und sehr gerne Berufssoldat und er sei als Kind so gern hinter den Soldaten hermarschiert. Er ist, wenn er das erzählt, immer auf die gleiche Weise gerührt.

Bei der *vaskulären Demenz* ist eine Störung der Blutversorgung der Gehirnnervenzellen (meist Schlaganfälle) die Ursache für neurologische Schäden wie Lähmungen, Wahrnehmungsstörungen für Körperhaltung und anderes sowie Sprachstörungen. Die Störungen können stark variieren, je nach Ort der Schädigung im Gehirn. Die Veränderungen sind sprunghaft und nicht schleichend wie bei einer Alzheimer Demenz. Besonders die verschiedenen Arten von Aphasien verführen Betreuer leicht dazu, auch das Denken für gestört zu halten. Menschen mit vaskulärer Demenz zeigen Ungeduld, wenn sie nicht verstanden werden – was als ein Anzeichen für noch erhaltene kognitive Fähigkeiten interpretiert werden sollte. Alzheimer-Demente versuchen solche Verstehenslücken eher geschickt zu überspielen. Oder sie vergessen im nächsten Moment, dass sie nicht verstanden wurden. Menschen mit vaskulärer Demenz haben oft noch ein gutes Kurzzeitgedächtnis und erkennen den Therapeuten als Person wieder.

Oft wird sehr direkt und stark die Unzufriedenheit über misslingende Aktivitäten sichtbar und Ersatzaktivitäten werden nicht so leicht akzeptiert.

Vermutlich ist dies der Grund, warum Neigung zur Depression, starke Stimmungsschwankungen und häufiges Weinen auftreten.[62]

Menschen mit Alzheimer Demenz lassen sich eher dazu verführen, einen Tanz mit den Händen zu tanzen, wenn die Beine nicht mehr genügend Kraft haben. Für sie zählt vor allem ein gelungener Kontakt. Menschen mit vaskulärer Demenz möchten dann oft lieber gar nicht mehr tanzen.

Aufgrund des oft noch guten Gedächtnisses lohnt es sich, Fähigkeiten zu üben oder gar zu trainieren.

Wie bei allen Arten der Demenz können alte Lieder mitsamt Text, oftmals ganze Balladen, auch trotz starker Aphasie gesungen werden. Die Sprache der Lieder oder auch Gedichte ist im prozeduralen Gedächtnis gespeichert und quasi automatisiert. Das Erleben dieser verbliebenen Fähigkeiten ist für das Selbstwertgefühl sehr wichtig. Bei Menschen mit vaskulärer Demenz steigert diese Aktivität aber leider nicht die Fähigkeit der spontanen Sprache,[63] wie es bei Alzheimer Demenz dagegen häufig beobachtet werden kann.

Die schwierigsten Unterscheidungen, wenn man auf die Beobachtung des Verhaltens angewiesen ist, sind die zwischen der frontotemporalen Demenz, der Lewy-Body-Demenz und der Alzheimer Demenz. Die medizinische, bildgebende Diagnostik ist hier in letzter Zeit sehr ausdifferenziert worden. Bei der frontotemporalen Demenz und der Alzheimer Demenz handelt es sich um eine fortschreitende Degeneration, also ein Absterben von Nervenzellen. Während bei der frontotemporalen Demenz dieses Absterben im vorderen Hirnbereich lokalisiert werden kann, sind bei der Alzheimer Demenz die Hirnrinde und auch tieferliegende Regionen betroffen.

Bei der *Lewy-Body-Demenz* bilden sich Einschlusskörperchen in den Nervenzellen, die deren Funktion stören. Diese Körperchen sind die gleichen wie bei einer Parkinsonerkrankung, aber anders verteilt: bei Parkinson eher an abgegrenzten Stellen im Gehirn, bei der Demenz eher diffus verteilt. Treten zuerst die typischen Parkinsonsymptome (Gangunsicherheiten, Stürze, Medikamentenüberempfindlichkeit) auf, spricht man auch von einer Parkinson-Demenz. Bei einer Lewy-Body-Demenz treten zunächst demenzielle Symptome auf (Gedächtnis- und andere kognitive Störungen, Wortfindungsstörungen) und

---

[62] Siehe auch Wojnar (2007).

[63] Die Sprache kann dennoch auch musiktherapeutisch gefördert werden, wozu es aber besonderer Konzepte bedarf wie MIT (Melodic Intonation Therapy), siehe z. B. Jungblut/Aldridge (2004), Jochims (Hrsg.) (2005), Thaut et al. (2008).

gleichzeitig oder später die Parkinsonsymptome. Bei der Lewy-Body-Demenz (und der Parkinson-Demenz) gibt großen Schwankungen im Krankheitsverlauf, und sie kann sowohl relativ schnell beginnen (im Vergleich mit der Alzheimer Demenz, die immer schleichend beginnt) als auch relativ schnell zum Tode führen. Menschen mit Lewy-Body-Demenz leiden unter Wahnvorstellungen, meist optischen Halluzinationen und Depressionen sowie unter im Tagesverlauf sehr schwankenden Leistungen des Gedächtnisses, der Orientierung, der Sprache und visuell-räumlicher Fähigkeiten.[64] Die Gangstörungen und die allgemeine Bewegungsunsicherheit und -langsamkeit wie auch die zunehmend verwaschene und leiser werdende Sprache provozieren bei der Umgebung meist Ungeduld bis hin zur Agressivität.

Musikbezogen haben wir bei Menschen mit Lewy-Body-Demenz oder Parkinson-Demenz sich sehr ähnelnde Verhaltensweisen beobachten können.

Beispiel 41: Herr Leppin singt sehr frei, sehr assoziativ und mit hohem emotionalen und körperlichen Engagement. Immer neue Melodien scheinen in ihm aufzutauchen, die hörbar nach Ausdruck drängen. Klingt eine Melodie nicht so, wie „es sich gehört", bemerkt er es wohl und beginnt dann zu improvisieren; manchmal, aber nicht oft, gleitet es ab in eine Art singender Logorrhö, also eine Cantorrhö. Für mich als Musiktherapeutin ist das bewundernswert, zumal Herr Leppin sich auch gern auf dialogische Singimprovisationen einlässt, also interessiert am Kontakt mit anderen ist. Er zieht damit allerdings den Unwillen anderer Gruppenteilnehmer auf sich, denn ihnen erscheint das wohl „ungehörig". Was ich als Mut erkennen würde, empfinden die meisten als „Übermut". So muss ich ihn manchmal bremsen, damit er nicht ins soziale Abseits gerät. Aber auch meine Bewunderung spüren alle; Herr Leppin selbst natürlich – er hat sich dafür bei mir explizit bedankt, es habe ihn sehr bestärkt – und auch die Gruppe spürt und übernimmt sie partiell.

Beispiel 42: Frau Stephan hat eine ganz ähnliche Art zu singen. Sie ist noch mehr an dialogischen Improvisationen interessiert und wird nur durch den – ähnlich – leisen Unmut der Gruppe über ihre „Extravaganzen" begrenzt. Sie singt oftmals den Schlusston sehr viel länger als die

[64] Siehe auch Wojnar (2007) und Richert (2007).

anderen, greift dann zu ihrem Ohr, dreht es wie einen Schalter und beendet den Ton. Darüber können alle lachen. Auch Herr Leppin ist stark im Lachen über sich selbst. Ebenso wie er kann auch Frau Stephan neue Texte auf Melodien reimen, aus dem Stegreif, ungeniert, wenn es nicht ganz aufgeht. Das schafft auch Bewunderung bei der Gruppe. Beiden – und anderen Menschen mit Parkinson-Demenz – gemeinsam ist eine eher leise und verwaschene Sprache und die Lust, viele sehr detaillierte Geschichten zu erzählen, die ihnen offensichtlich ebenso frei ins Gedächtnis fließen wie die Melodien. Frau Stephan sagt immer: „Das fällt mir gerade so ein." Diese Art zu erzählen ist für die Gruppendynamik wiederum nicht einfach und bedarf viel strukturierender Vermittlungsarbeit.[65]

Die oben seitens der Medizin genannten Störungen sind beim Musikmachen kaum zu erleben (und dennoch wichtig zu kennen, um Fehlinterpretationen zu vermeiden). Im Vordergrund steht die oben beschriebene Art des musikalischen Handelns, die für erstaunliche Ressourcen spricht: eine große emotionale Freiheit und Mut zum Überschreiten von Konventionen, bei gleichzeitiger Fähigkeit, dies an sich selbst wahrzunehmen. (Letzteres unterscheidet sie beispielsweise von Menschen mit Alzheimer Demenz.) Die Umgebung aber tut sich nicht leicht mit ihnen, weil aus ihrem Verständnis heraus die Menschen mit Parkinson-Demenz wegen der relativ starken Selbstwahrnehmungsfähigkeit eigentlich „vernünftig" sein müssten und sich diese große emotionale Freiheit nicht einfach so erlauben dürften.

Bei der *frontotemporalen Demenz,*[66] bei der die Degeneration den frontalen Hirnbereich betrifft, zeigen sich zunächst weniger die für Demenz sonst so typischen Gedächtnis- und räumlichen oder personellen Orientierungsstörungen als vielmehr eine „Veränderung der Persönlichkeit mit Interessenverlust, Antriebsmangel, Gefühlskälte, Unterwürfigkeit, starken Stimmungsschwankungen, Neigung zum ‚Nachäffen' der anderen, Desinteresse für Familie und Freunde und erheblichen Störungen sozialen Verhaltens, oraler Enthemmung (alle Gegenstände werden in den Mund genommen) sowie fehlender Krankheitseinsicht" (Wojnar 2007, S. 44). Auch eine Enthemmung der Sprache ist häufig zu beobachten; oft wird Fäkalsprache oder sehr erotisierte Sprache

[65] Vgl. Kap. 2.1, „Die Dinge nehmen ihren Lauf: Die Improvisation moderieren".
[66] Die Pick'sche Krankheit gehört dazu.

benutzt. Menschen mit frontotemporaler Demenz reagieren oftmals gar nicht oder sehr unberechenbar auf Musik. Das ist so deutlich und durchgängig (soweit man dies bei der relativ geringen Anzahl von Menschen sagen kann – etwa 15 % aller Demenzen sind Frontotemporal-Demenzen), dass es als diagnostischer Hinweis genutzt werden kann.[67]

Beispiel 43: Frau Wald legte die Füße auf den Tisch – das ruft Empörung hervor. Sie schreit sehr unvermittelt kurze Sätze wie: „Lasst das bleiben!" Meint sie damit vielleicht das Singen? (Manchmal kommen mir ihre Schimpftiraden auch so vor, als meine sie sich selbst.) Die anderen Gruppenmitglieder verstehen es jedenfalls als Angriff auf ihre Lust an der Musik und empören sich darüber. Ebenso unvermittelt singt Frau Wald plötzlich eine halbe Strophe der dritten Strophe von „Auf der Lüneburger Heide" mit. Sie verfügt also über einen relativ soliden Liederschatz, wenn sie sogar die dritte Strophe noch kennt. Mein freudiges Erstaunen, das andere Gruppenmitglieder schon häufig zum Weitersingen animiert hat, beeindruckt sie gar nicht. Sie schweigt wieder. Oder sie wischt mit dem ganzen Arm über den Tisch, sodass Becher und andere Dinge herunterfallen. Sie hat generell sehr fahrige, große Bewegungen der Arme – was ihr die Zuschreibung „aggressiv" eingebracht hat. Ich nehme ihre Hände und versuche vorsichtig, den Rhythmus eines Wanderlieds mit ihr nachzuvollziehen. Sie blockiert das. Die Hände einfach nur halten – das mag sie. Auch die Wange streicheln oder Küsschen mag sie. Manchmal fängt sie plötzlich an zu weinen und genauso plötzlich hört sie wieder auf. Auf Versuche des Trostes scheint sie nicht zu reagieren.

Beispiel 44: Frau Graf kann ihr Lachen nicht kontrollieren, sie lacht bei jeder Gelegenheit. Sie lacht, wenn jemand etwas falsch gemacht hat. Ihre Umgebung empfindet das als Auslachen und somit als Affront, zumal sie in solchen Situationen auch verbal sehr ausfällig wird. Sie lacht, wenn ihr etwas gefällt, und dann kann sie auch sehr liebevoll sein. Sie lacht, wenn sie eigentlich traurig ist. Es ist schwierig mit ihr „normal" oder gar „ernsthaft" zu reden. Langsam lerne ich es aber, mich durch das Lachen

[67] Und es sagt etwas über das Verhältnis von Mensch und Musik: Ist das Sozialverhalten gestört, ist auch das musikbezogene Verhalten gestört.

nicht sofort anstecken zu lassen. Sie singt – im Gegensatz zu vielen Menschen mit frontotemporaler Demenz – ausdauernd und engagiert, und das erfreut sie ganz ernsthaft. Und während des Singens lacht sie auch nicht.

Oliver Sacks (2008) berichtet allerdings von anderen Zuständen bei frontotemporalen Schädigungen. Seine Fallbeschreibungen deuten darauf hin, dass gerade diese Störung anscheinend eine starke Freisetzung von Kreativität, die auch für „normale" Menschen als solche anerkannt ist, zur Folge hat. Das erscheint auch plausibel, da die „soziale Enthemmung" die Selbstzensur einschränkt. In unserer Praxis ist uns das aber noch nicht begegnet.

1.5 Phasen der Alzheimer Demenz

Zusätzlich zu der Idee, das Hineintauchen in frühere biografische Phasen als Indiz für das Fortschreiten der Demenz zu verstehen, hat als erste Naomi Feil[68] eine – besonders für die Pflege – sehr praktikable Phaseneinteilung vorgenommen. Sie beschränkt sich auf vier Phasen (im Vergleich zu Reisberg, der sieben Phasen beschreibt, siehe Kap. 1.2, „Der Lauf des Lebens") und charakterisiert sie durch eine Reihe von Kriterien, die auf langjähriger Beobachtung sowie theoretischen Konzepten von Erikson, Piaget, Laing, Rogers und Butler beruhen.[69] Besonders die Beschreibung des „Unglücklichseins" in der ersten Phase hat lange vor der diagnostischen Verfeinerung des Zusammenhangs von Demenz und Depression die Problematiken der Menschen mit beginnender Demenz in den Blick genommen.

Wenn auch einige Kriterien nach wie vor (nach mehrfacher Überarbeitung der Tabelle) nicht sehr trennscharf sind, bieten sie doch vielerlei anregende

[68] Erste deutsche Veröffentlichung von Feil Anfang der Neunzigerjahre; immer noch aktuelle Veröffentlichung: z. B. Feil (2000).

[69] Einige von Feils Ideen werden kritisch diskutiert, weil sie z. B. theoretische Konzepte nutzt, die Demenz als eine psychische Erkrankung verstehen und damit dem Erkrankten einen hohen Grad an Verantwortlichkeit für seine Erkrankung zuschreiben. Ihre Idee der „Validation", also der Bestätigung und damit Anerkennung des aktuellen Gefühlszustands eines Menschen mit Demenz (unabhängig davon, ob dieser Gefühlszustand „verstehbar" ist), hat aber in der Pflege eine große und sehr nützliche Wirkung gehabt. Es gehörte bis dahin nicht zur Aufgabe oder zum Verständnis der Pflege, in diesem Sinne therapeutisch zu handeln.

Hinweise. Feils Fokus liegt auf Emotionalität und Sinnlichkeit. Das Bedürfnis nach körperlichen Berührungen ist in der Praxis eine sehr deutliche Trennungslinie zwischen der ersten und der zweiten Phase. Menschen am Beginn ihrer Demenz sind auf Abstand bedacht – auf den normalen Abstand zwischen „normalen" Menschen, die nicht verwandt, partnerschaftlich verbunden oder eng befreundet sind. Das heißt auch, dass Menschen in dieser Phase der Erkrankung noch sehr genau unterscheiden können, wer ihnen gerade begegnet, und sehr empfindlich für das sind, was auch jeder nicht demente Mensch als Grenzüberschreitung erleben würde. Menschen in der zweiten Phase der Demenz dagegen sind zunehmend interessiert an Körperkontakt und lassen auch Nähe von ihnen nicht so vertrauten Personen zu.

Auch der Umgang mit Gefühlen lässt eine recht deutliche Trennung der ersten und zweiten Phase der Demenz zu. Menschen mit beginnender Demenz versuchen – wie jeder „normale" Mensch –, ihre Gefühle im Griff zu behalten. Sie müssen manchmal übertreiben, denn diese Kontrolle fällt ihnen aufgrund der Erkrankung schwerer als anderen. Immer noch spricht man von dem „guten Erhalt der Fassade", um die sich die Menschen mit beginnender Demenz so sehr bemühen würden. Das ist eine etwas ungerechte Art der Beschreibung des Problems, denn jeder Mensch – auch ohne Demenz – ist immer darauf bedacht, nur das Beste von sich zu zeigen. Dieses Bemühen um soziale Akzeptanz und auch die besondere Empfindlichkeit gegenüber sozial unkorrektem Verhalten anderer ist wiederum eine sehr deutliche Abgrenzungsmöglichkeit zum Verhalten von Menschen mit frontotemporaler Demenz (siehe oben).

Die Trennungslinie zwischen zweiter und dritter Phase der Demenz (II: Zeitverwirrtheit, III: Sich-wiederholende-Bewegungen), die Feil zieht, ist weit weniger deutlich. Psychiater wie Wojnar (2007) verzichten darauf und auch für musiktherapeutische Begegnungen scheint sie nicht relevant.[70] Die Phase IV, die bei den meisten anderen Konzepten Phase III ist, beschreibt Feil als die letzte Zeit des „Vegetierens", des „Vor-sich-Hindämmerns" – Begriffe, die nicht sehr glücklich gewählt sind.

[70] Auch der MMST (Mini-Mental-Status-Test) unterteilt in drei Grade, wobei es erstens unterschiedliche Handhabungen gibt und zweitens doch eine Art vierten Grad, nämlich den der noch nicht eindeutigen Krankheitswertigkeit. Bei einer Spanne von 0–30 gelten 26 (27) Punkte als noch nicht krankheitswertig, 19–25 leicht dement, 11–18 mittelschwer dement, 0–10 schwer dement.

In musiktherapeutischen Zusammenhängen sind Affekte bzw. die Emotionalität von besonderer Bedeutung – erstens, weil sie in der Regel bei therapeutischen Begegnungen im Zentrum stehen, und zweitens, weil das therapeutische Medium, die Musik, wesentlich auf Affekte ausgerichtet ist. Andere Dimensionen wie kognitive Fähigkeiten oder Alltagskompetenzen sind wohl interessant als zusätzliche diagnostische Hinweise, aber sie tangieren die musiktherapeutischen Momente weniger. Deshalb sei an dieser Stelle die Fokussierung auf die Affekte erlaubt.

Phasen der Demenz	**Affekte**	**Regulierung**	**Potenziale der Musik**
Erste Phase (beginnende Demenz)	– Kontrollverlustängste (Ängste, die Kontrolle über Vieles, hier vor allem über die Affekte zu verlieren)	– Zwanghaftigkeit – Depression – Aggression	– Verführung zur Emotionalität oder Hilfe beim Erhalt der „Fassade“ – Stolz auf verbliebene Fähigkeiten oder Frustration über Verluste – Emotionalität bei Musik ist „legitim“
Zweite Phase (mittelgradige Demenz)	– Affekte tauchen ungefiltert auf – zunehmendes Bedürfnis nach Affektaustausch	– abnehmende Fähigkeit, Affekte selbst zu aktivieren – kaum mehr eigene Kontrollmöglichkeiten: „Abwehrschranken fallen“	– bringt Affekte ins Schwingen – meist positive Affekte – Sicherheit durch Verlässlichkeit und Wiedererkennung – Kanalisierung der Affekte
Dritte Phase (schwere Demenz)	– Abnahme der Vitalität – Abnahme des Bedürfnisses nach Affekt*austausch* – Rückzug	– keine Strukturierung mehr möglich	– Musik zum Einhüllen, Tragen, Atmosphäre schaffen

Tabelle 7: Phasen der Demenz nach Affektregulierung und Musikpotenzialen

Phase der beginnenden Demenz
Menschen mit beginnender Demenz sind in stationären Einrichtungen nur selten anzutreffen, denn in dieser Phase sind ihre Alltagskompetenzen und damit die Möglichkeit der Selbstversorgung (mit punktueller Hilfe) noch ausreichend. Aus diesem Grunde liegen im Zusammenhang mit Musik auch noch nicht sehr umfangreiche Erfahrungen vor – denn Musiktherapeuten werden meist erst beauftragt, wenn die Erkrankung weiter fortgeschritten ist. Darüber, wie sich Menschen mit beginnender Demenz generell fühlen, liegen aber auch bislang nur wenige Informationen vor. Die Erhebung von Lebens- und Krankheitsgeschichten dieser Gruppe von Menschen durch Piechotta (2008), Taylor (2008) oder Zimmermann (2014) ist deshalb von großer Wichtigkeit und Eindrücklichkeit.[71] Wie bei jeder anderen Krankheit gibt es die unterschiedlichsten Muster der Krankheitsverarbeitung: von totaler Verdrängung bis zur aktiven Auseinandersetzung, von großer Gelassenheit bis zur Verzweiflung und zum Suizid.

Beispiel 45: Herr Metzger, ist noch am Beginn seiner Demenz, als ich ihn kennenlerne. Als Laienmusiker (klassische Musik am Klavier) hat er mit der Demenz die typischen Probleme von Musikern aus dem Bildungsbürgertum: Er braucht Noten zum Spielen; die Fähigkeit zu lesen verschwindet und damit die Basis seines Spiels. Ein Stück ist in seinem prozeduralen Gedächtnis verblieben: Das C-Dur Präludium aus dem Wohltemperierten Klavier von Bach. Anfangs war sein Ziel, es richtig zu spielen. Wann immer er einen Ton falsch spielte, brach er ab. Mir wies er die Rolle der Klavierlehrerin zu, entschuldigte sich für seine Fehler, er habe so lange nicht gespielt (nicht geübt) und außerdem immer feuchte Hände. Sein Spiel klang mechanisch. Er hörte nur richtig oder falsch und schien die Schönheit der Musik dabei nicht wahrzunehmen. Inzwischen – seine Demenz ist fortgeschritten – spielt er es immer ausdrucksvoller, kann kleinere Fehler überhören, bleibt dabei im Fluss, legt all seine Empfindungen hinein und bewundert am Ende die Musik, wo er sonst nur sein eigenes Spiel kritisierte.

[71] Nicht nur Informationen aus erster Hand sondern vor allem Mitbestimmung Betroffener ist inzwischen auch in Deutschland möglich geworden. Helga Rohra hat als erste Betroffene eine Vorstandstätigkeit in der Münchener Alzheimer Gesellschaft übernommen. (Vgl. Rohra 2011). Die Demenz Support Stuttgart, Zentrum für Informationstransfer, hat hier viel Enttabuisierungsarbeit geleistet.

Zu Beginn der Demenz, wenn die eigenen Verluste noch bemerkt werden, ist die Frustration darüber plausibler Weise groß und kann bei besonderen Fähigkeiten, also z. B. bei den Instrumentalisten, sehr ausgeprägt sein. Aktive Musiktherapie, die auf den biografischen Erfahrungen aufbaut, kann hier also gegenindiziert sein. Eine Strategie wäre, dieses Feld zu umgehen und auf anderen Gebieten nach Erfolgserlebnissen zu suchen. Bei Herrn Metzger ist das beispielsweise das Hören von Musik, bei dem er es sich erlauben kann, sich uneingeschränkt emotional bewegen zu lassen. Aber auch „normale" Musiknutzer sind in dieser Phase häufig (selbst)kritischer als in späteren Phasen. Sie äußern Missfallen über die Qualität der Stimme, der Lieder, der Instrumente oder auch der Interpretation von Musikstücken, die man gemeinsam anhört. Es scheint fast so, als ob Kritikfähigkeit als Nachweis für kognitive Kompetenz genutzt wird.

Diese demonstrative Kritikfähigkeit kann auch ein Ausdruck davon sein, die Kontrolle über Affekte nicht verlieren zu wollen. Wir sind normalerweise in der Interaktion mit anderen sehr darauf bedacht, nur so viel von uns (und unseren Gefühlen) zu zeigen, wie irgend möglich oder gerade nötig. Die Kontrolle darüber, die Fähigkeit der Affektsteuerung, macht uns zu „vernünftigen", „erwachsenen" Menschen. Mit dem Nachlassen der kognitiven Fähigkeiten geht diese Kontrolle verloren und es müssen Gegenmaßnahmen ergriffen werden. Sie können sich in Zwanghaftigkeit niederschlagen, die sich z. B. im Bemühen um besondere Sauberkeit, Ordentlichkeit, Pflichtbewusstsein oder eben auch in über-kritischen Äußerungen ausdrückt. Wer sich der Verführung zur Emotionalität durch die Musik entziehen möchte, sagt z. B. auch, dass er jetzt gar keine Zeit für Musik habe, weil andere Aufgaben anstünden, beschwert sich, wenn der Musiktherapeut zu früh oder zu spät kommt, oder weist darauf hin, dass hier mehr Musik gemacht werden müsste und weniger geredet. Oft wird eine Musik unterbrochen oder abgebrochen, weil scheinbar andere Dinge wichtiger sind (der Arzt kommt, die Blumenvase steht nicht richtig, …). Letzteres tun Menschen mit fortgeschrittener Demenz nicht. Sie sind in der Regel immer interessiert, das Ende einer Musik zu erkennen und zu erleben.

Eine andere Möglichkeit, dem Kontrollverlust entgegenzuwirken, ist die Depression. Eingefrorene Affekte können der emotionalen Verführung durch die Musik Widerstand leisten. Auch Aggressivität wird in der Phase der beginnenden Demenz häufig beschrieben. Sie dient hier der „Flucht nach vorn“, dem Verbergen der Kontrollverluste.

Beispiel 46: Frau Abs[72] *hat ein großes musikalisches Repertoire. Sie beteiligt sich an der Musikstunde, die im Wohnzimmer der Wohngemeinschaft stattfindet, aber nicht unmittelbar musikalisch aktiv, sondern ausschließlich dadurch, dass sie Fehler anderer korrigiert: Fehler beim Text von Liedern, Fehler bei der Melodie, beim Rhythmus, beim Tempo. Wir, besonders ich, machen eigentlich alles falsch. Ich bedanke mich dann für ihre Korrekturen, bewundere ihr scharfes Gehör. Dieses Lob nimmt sie zwar gnädig zur Kenntnis; es behebt aber leider nicht ihre offensichtlich abgrundtiefen Ängste, aus denen heraus sie agiert. Mit hohem Grad an verbaler Aggressivität findet sie immer genau die empfindlichen Stellen ihrer Mitbewohner. Sie urteilt verächtlich über den schönen Walzer, den ich mit Frau Ebert tanze, über die dramatischen Balladen, die Frau Pilz so liebt, über die eingeschränkte Hörfähigkeit von Herrn Schimmel, der mit 97 Jahren liebevoll und engagiert seine Geige streicht, und am meisten regt sie sich über Frau Weinert auf, die lustvoll, lautstark auf den Tisch trommelnd alle Musik anstimmt, die ihr gerade in den Kopf kommt. Die Mitbewohnerinnen wagen es nicht mehr, sich zu wehren, und ziehen sich mehr und mehr zurück. Um sie zu stützen, wehre ich anstelle der Mitbewohnerinnen Frau Abs' Angriffe ab, wenn es zu viel wird. Das hat ein kurzfristiges eisiges Schweigen von Frau Abs zur Folge. Gespräche mit den Betreuern ergeben, dass es im Alltag ähnlich zugeht, aber selten so eskaliert wie beim Musikmachen. Ich stelle meine musiktherapeutische Tätigkeit ein, weil offensichtlich die musikalische Betätigung noch mehr Kontrollverlustängste auslöst als Alltagsaktivitäten.*

Musiktherapie ist in der ersten Phase der Demenz heikel, weil sie in mehreren Dimensionen der Musik zwischen deren Polen balancieren muss. Die wirkungsvollste Dimension der Musik, ihre emotionale Kraft, kann bedrohlich sein, weil sie die Affektkontrolle unterwandert. Andererseits – und die Art des Umgangs damit ist vermutlich auch eine Frage des Typs – ist emotionales

[72] Vgl. Kap. 5, „Orte lebensendlichen Wohnens: Pflegeheim und Wohngemeinschaft“, Beispiel 94.

Reagieren auf Musik durchaus sozial „legitimiert", sodass Gefühlsausbrüche wie Weinen oder übermäßige Freude leicht der Musik zugeschrieben werden können. Somit muss eine eventuell mangelnde Affektkontrolle nicht zugegeben werden. Die Musik bietet gewissermaßen einen Ersatz für mangelnde Kontrollfähigkeit. Eine andere wichtige Dimension der Musik für Menschen mit Demenz, nämlich das Erleben hoher Kompetenz, wo in anderen Bereichen bereits starke Kompetenzverluste zu verzeichnen sind, ist ebenso schwer zwischen Frustration und Stolz auszubalancieren.

Phase der mittelgradigen Demenz
In der zweiten Phase der Demenz nehmen die Ängste vor Kontrollverlusten ab, weil die Verluste nicht mehr oder kaum noch bemerkt werden. Affekte können nun ungefiltert auftauchen. Dies fördert das Musikerleben in hohem Maße. Im Zusammenhang mit traumatisierenden Erfahrungen (durch Krieg, Flucht etc.) spricht Wojnar (1999) von fallenden Abwehrschranken. Auch unangenehme Affekte tauchen ungefiltert auf, können nicht mehr abgewehrt werden. Musik bringt glücklicherweise eher positive Affekte mit sich, von einigen Ausnahmen abgesehen. Gleichzeitig mit der abnehmenden Kontrolle wird auch die Möglichkeit geringer, selbst für Affektreichtum zu sorgen. Betreuung oder Therapie ist also ausgerichtet auf Aktivierung von Affekten.

> *Beispiel 47: Eine Frau – ich kenne sie nicht – sitzt bei einem Tanztee der Alzheimer Gesellschaft mit ausdruckslosem Gesicht vor ihrer Tasse Kaffee. Sie beobachtet das Geschehen nur wenig intensiv, aber bei einem Tanz sehe ich ein zurückhaltendes, rhythmisches Bewegen ihrer Finger. Ich wage einen Versuch, sie zum Tanz aufzufordern. Allein meine Geste zaubert ein Lächeln auf ihr Gesicht und sie steht sofort auf. Nach dem ersten Schritt strahlen ihre Augen aus voller Kraft. Es dauert nicht lange und sie sagt einige Worte: „Ist das schön!" Es klingt, als hätte sie seit Monaten nicht gesprochen. Es dauert wieder eine Weile, dann spricht sie immer mehr: „Mein Mann hat nie mit mir getanzt." Die Sätze werden länger und ihre Bewegungen immer ausdrucksvoller. Sie übernimmt selbst Aktivitäten; wir improvisieren beim nächsten Tanz einen Tango – wie eine Show auf einer Bühne. Als sie sich wieder hinsetzt, versinkt sie sofort wieder in ihre ausdruckslose Haltung.*

Manchmal fragen Betreuer oder Angehörige, beeindruckt von den Reaktionen auf Musik, nach einer Kassette oder CD, also Musik „aus der Konserve", um sie zum Zeitvertreib abspielen zu können, wenn der Erkrankte allein ist. In diesem Stadium beginnt aber etwas, was im Verlauf der weiteren Erkrankung immer deutlicher wird: Es ist nicht allein die Musik, sondern der mit ihr verbundene Affekt*austausch*, der für Menschen mit Demenz interessant ist. Lässt man eine Musik (vielleicht „Ich tanze mit Dir in den Himmel hinein"), die sich im direkten Kontakt so wirkungsvoll erwiesen hat, für den Menschen mit Demenz spielen, ohne dass dieser dabei in Gesellschaft eines anderen Menschen ist, zeigt sie sich weit weniger wirksam. Das Bedürfnis nach Kontakt steigt stark. „Ich brauche jemanden, der mich an der Hand nimmt", sagen bereits Menschen in der beginnenden Phase der Demenz, und ähnlich wird es – je nach verbliebener Ausdrucksfähigkeit – später immer wieder beschrieben (siehe auch Piechotta 2008).

Gleichzeitig formt und strukturiert die Musik den Affekt. Dies ist auch der Grund, warum man sich der Musik so vertrauensvoll hingeben kann. Dies ist ebenso der Grund dafür, dass es für Menschen mit Demenz offensichtlich wichtig ist, das Ende einer Musik zu erkennen – und dementsprechend wichtig für Musiktherapeuten und alle anderen, die mit Musik arbeiten, die Musik auch zu Ende zu bringen (und sich hierbei von keinem anderen Ereignis wie plötzlichem Türöffnen, Herunterfallen von Gegenständen oder Ähnlichem stören zu lassen).

Bereits für nicht demente Menschen ist eine „Musica interrupta" schwer verträglich. Hört man eine Musik, die einen sehr bewegt, und wird plötzlich unterbrochen – jemand stellt z. B. einfach das Radio ab – bleiben die Affekte in der Luft hängen. Dieses unangenehme Gefühl ist für Menschen mit Demenz in viel stärkerem Maße irritierend, weil sie nicht rekonstruieren können, woher es kommt. Dass es so wichtig ist, kann man daran beobachten, mit welcher Leidenschaft sie bestätigen, das Ende einer Musik erkannt zu haben. Häufig wird es musikalisch-vokalisierend mit „bum, bum" oder verbal mit „genau, richtig!" quittiert. Auch der Applaus nach einem Musikstück dient diesem Ausdruck des Genusses, die Form der Musik erkannt zu haben (wenngleich er natürlich ebenso der Ästhetik gewidmet sein kann). Der Kommentar

„genau, richtig, jawohl“ hingegen meint tatsächlich die Struktur – als wenn die Musik die Überzeugungskraft eines schlagenden Arguments habe.[73]

Phase der schweren Demenz

Alle Phasen, besonders aber die letzte, sind in mehreren Dimensionen schwer abgrenzbar. Zunächst gibt es ganz allgemeine Probleme mit Phasenmodellen. Erikson selbst betont z. B. in seinem Lebensphasenmodell dieses Abgrenzungsproblem und erzählt dazu eine wunderbar anschauliche Geschichte (Erikson 1973, S. 85): Ein alter Mann liegt auf dem Sterbebett – offensichtlich also in seiner letzten Lebensphase, der der „Integrität versus Verzweiflung“ (siehe Tabelle 2, Kap. 2 „Musik, Lebenslauf und Biografie“): Der Mensch hat die Aufgabe der Integration von Geist und Köper, von einer langen Vergangenheit (mit Hilfe der Reminiszenz) und einer kurzen Zukunft (und deren Akzeptanz) und so weiter. Der alte Mann besitzt einen Lebensmittelladen, den er mit seiner Familie betreibt. Seine ganze Familie steht um das Sterbebett herum. Er hat sein bevorstehendes Sterben „nach allen Regeln der Kunst“ akzeptiert. Kurz bevor er die Augen für immer schließt, fragt er (dennoch) besorgt, wer denn jetzt im Laden stehe. Er bezieht sich also auf seine vorherige Lebensphase, der der Generativität, der „Das-Leben-am-Laufen-halten“, weil er immer noch die Verantwortung für sein Geschäft hat. Er befindet sich also gleichzeitig in der letzten und der vorletzten Phase.

So sind Phasenmodelle, wie jede anderen Modelle, immer nur Anregungen. Niemand erkrankt nach Modellen, aber Modelle helfen der Phantasie und dem Versuch, das Besondere am Allgemeinen zu verstehen und das Allgemeine im Besonderen zu finden.

Bei der Alzheimer Demenz stellen sich noch andere Fragen: Ist die letzte Phase der Demenz mit der Sterbephase gleichzusetzen? Bereits die Modelle für den Beginn der Sterbephase von Menschen ohne Demenz sind vielfältig, je nach medizinischer, psychologischer, religiöser, … Perspektive. Aus physischer Perspektive stirbt ein Mensch mit Demenz nicht an Demenz. Die Demenz kann allerdings derart starke psychische Folgen haben, dass sie einen Sterbeprozess begünstigt. Deshalb ist es besonders wichtig zu prüfen,

[73] Zur Zelebrierung des Schlusses eines Musikstückes siehe auch Kap. 2.1, „Die Dinge kommen ins Rollen: Die Gruppe bildet sich ein Lied“, Kap. 1.1, „Wie Musik Menschen mit Demenz entgegenkommt“, Beispiel 9 sowie die Filmszene „Der Mai ist gekommen“.

ob abnehmende Vitalität nicht ein Zeichen für etwas anderes ist, wie z. B. für Dehydrierung, für Über- oder Fehldosierung von Medikamenten, für psychisches Unwohlsein und daraus entstandenem Rückzug.

In der Regel aber kommen Menschen mit Demenz immer schwerer in Aktivität, weil in der letzten Phase auch das prozedurale Gedächtnis schwindet (Wojnar 2007). Sie sitzen vor einem Teller mit Essen und greifen nicht zu, weil sie das Essen nicht mehr als Essen erkennen, weil der Impuls verschwunden ist, einen Löffel in die Hand zu nehmen und vieles mehr. Dies gilt umso mehr auch für nicht existenzielle Aktivitäten. Gebe ich einem Menschen mit Demenz die Hand zur Begrüßung, kann unter Umständen die Mimik noch Verstehen ausdrücken, aber die Hand scheint keine Informationen zu erhalten, dass sie ausgestreckt werden müsste.[74]

In den Szenen „Fliegende Hände“ und „Walzer und Polka“ haben wir die seltene Chance, das Fortschreiten der Erkrankung beobachten zu können. Herr Surmeli, dessen Hände über die Klaviertasten „fliegen“, genauso, wie sie in seiner Jugendzeit als Jazzer flogen, verliert etwa 4 Jahre später diese Fähigkeit, lässt aber gleichzeitig andere, „ursprünglichere“ Ausdrucksformen auftauchen: Singen und Tanzen. Auch dass er sich hier in den Arm nehmen lässt, verweist auf frühere, sehr körperliche Bedürfnisse, die er sich in der Szene davor, am Klavier mit fliegenden Händen, nicht erlaubt hätte. Therapeuten und Betreuer müssen also entweder ersatzweise die Impulse übernehmen oder Wege finden, den Eigenimpuls wieder zu aktivieren. Nach einer musiktherapeutischen Stunde z. B. zeigt sich häufig, dass die Hand für den Abschied doch wieder ausgestreckt werden kann. Dies deutet darauf hin, dass die Situation des Musikmachens sogar bis in das prozedurale Gedächtnis vordringt und Eigenimpulse reaktiviert.

Bilder, Gedanken und Affekte tauchen traumähnlich auf (Wojnar 2007). Wojnar beschreibt charakteristische Merkmale von „normalem“ Traumverhalten, in dem es ähnlich wie in der Demenz zugeht, und resümiert: „Vielleicht ist also die Welt der Demenzkranken nicht so fremd und unverständlich, wie immer noch gedacht wird. Vielleicht tauchen wir Nacht für Nacht in diese Welt ein, ohne uns dessen bewusst zu sein und ohne uns über diese ungewöhnlichen Erlebnisse zu wundern […] *Warum wundert uns dann das Verhalten der Demenzkranken?* Demenzkranke scheinen oft Schwierigkeiten

[74] Vgl. Kap. 1.3, „Sinnesintegration und Apraxie“.

zu haben, nach dem Erwachen das Traumerleben zu verlassen und in die andere (Traum) Realität ihres wachen Zustands zu wechseln, was auch für die Ähnlichkeit beider Welten – der Welt der Träume und der Welt der Demenz – sprechen würde." (Wojnar 2007, S. 73) Dem ist noch hinzuzufügen, dass dies nicht nur beim morgendlichen Aufwachen deutlich wird, sondern bei jedem Nickerchen über den Tag – und das können in der letzten Phase der Demenz sehr viele sein.[75]

Der traumähnliche Zustand kann nicht mehr an der Realität strukturiert werden und Antworten auf den eventuellen Ausdruck des Zustands können nicht mehr integriert werden. Es scheint das Bedürfnis nach Affekt*austausch* abzunehmen (was nicht heißt, dass keine Affekte mehr da wären!). Die therapeutische und pflegerische Zuwendung schafft Atmosphäre, hüllt ein, hält sich frei von Auf- und Anforderungscharakter. Nach dem Konzept des EBQ (siehe Kap. 3) ist dies dann ein Kontakt im Modus 0. Nach Stern (2007), auf dessen Konzept das EBQ basiert, könnte man diese Phase auch als das „verschwindende" Selbst (umgekehrt zu der kindlichen Entwicklung des „auftauchenden Selbst") bezeichnen. Das Selbst als solches hat aber noch eine Basis: Empfindungen, körperliche und seelische Aktivitäten, Vitalitätsaffekte. Vielleicht tauchen sie tatsächlich traumartig auf, mit allen Charakteristika von Träumen, wie sie jeder kennt: Man ist man selbst und gleichzeitig jemand anderes, Personen haben Eigenschaften von mehreren Bekannten gleichzeitig oder sehen ganz anders aus, „sind es aber trotzdem" u. s. w. (Wojnar 2007). Diesem changierenden Zustand therapeutisch zu begegnen gilt der Fokus in Kapitel 2.2 „Sich sang- und klanglos entfernen? Musiktherapie für Menschen mit schwerer Demenz".

Diese Art der Begleitung entspricht auch palliativen Prinzipien (vgl. Kostrzewa 2008): Auch in Todesnähe gehen wir von der Ganzheitlichkeit des Menschen aus und nehmen an, dass er körperliche, seelische, geistige und insbesondere spirituelle Bedürfnisse hat, für die wir gleichermaßen sorgen müssen. Und: Mit der Sorge für ihn geht eine Einbeziehung in ein soziales Gefüge einher, gerade weil er selbst immer weniger Einfluss darauf nehmen kann.

Für den Begleitenden ist diese Art der Zuwendung eine Herausforderung in der Hinsicht, dass er ohne oder weitestgehend ohne Antworten auf seine

[75] Diese von Wojnar entwickelte Vorstellung und Begrifflichkeit erscheint sehr viel angemessener als die des „Vor-sich-Hindämmerns" von Naomi Feil.

Kontaktangebote auskommen muss. Diese äußerst hohe Anforderung an den Begleitenden ist oftmals einer der Gründe, dass Bemühungen schnell wieder aufgegeben werden.[76] Andere Gründe sind profaner: Menschen in diesem Zustand zwingen die Umgebung nicht zum Handeln (wie z. B. ein sich selbst und andere gefährdender oder andauernd laut rufender Mensch). Bei knappen Ressourcen kommen sie deshalb zu kurz.

1.6 Musiktherapeutische Konzepte: Sich vertrauensvoll in einen Prozess der Improvisation stürzen

Inzwischen haben sich viele Musiktherapeutinnen und Musiktherapeuten des Themas Musik und Demenz angenommen. Lange Zeit war die Arbeit mit alten Menschen eine Randerscheinung.[77] Ebenso wie in der Altenpflege und in der Altersmedizin wurden in diesem Bereich tätige Musiktherapeuten gewissermaßen bewundernd bemitleidet; das sei ja doch sicherlich eine sehr schwere Aufgabe. „Richtige" Krankenpflege, „richtige" Medizin, „richtige" Musiktherapie hat andere Klienten. Mit der zunehmenden öffentlichen Diskussion des Themas Demenz steigt auch die Nachfrage nach Spezialisten und damit die Anerkennung. In kaum einem anderen Bereich musiktherapeutischer Betätigung ist die positive Wirkung von Musik(therapie) auch für Außenstehende so deutlich – so evident. Menschen mit Demenz bzw. deren Vertreter sind die besten Kunden der Musiktherapie.

Das spiegelt sich auch in der wissenschaftlichen Dimension von Evidenz: Es gibt viele, sehr positive Wirksamkeitsstudien. Musiktherapeuten wie Aldridge (z. B. 2003), Smeijsters (z. B. 1997), Vink (2003 und 2004) sowie van der Steen et al. (2018) gebührt die Anerkennung für entsprechende Reviews und z. T. eigene Studien. Da vorliegendes Buch ein Praxisbuch ist, werden wissenschaftliche Zugangsweisen zur Evidenz oder Effektivität hier nicht weiter detailliert; die Beschreibungen der tatsächlichen therapeutischen Interventionen oder Konzepte sind dort in der Regel zu knapp, um davon zu

[76] Vgl. Kap. 6, „Das Marschgepäck".

[77] Erste Monografie: Bright (1984) (aus dem Australischen ins Deutsche übersetzt); erst fast 15 Jahre später Überblicksarbeit Grümme (1998); Indikationskatalog Muthesius/ Beyer-Kellermann (1999).

lernen. Das soll den Studien und Reviews keinesfalls den Sinn absprechen. Im Gegenteil: Weiterhin oder gar vermehrt gute Studien zu machen, ist ein Gebot der Zeit. Und auch Praktiker, die nicht anstreben, wissenschaftliche Studien zu machen, haben durchaus etwas davon, sie wahrzunehmen, um ihre Arbeitsweise analytisch zu fundieren. Zudem sind gute Studien und vor allem welche mit dem Nachweis signifikanter Effekte eine gute Argumentationshilfe auch in der Praxis. Die Studie von Raglio et al. (2008) erfüllt z. B. die Anforderungen an den Evidenzgrad Ib nach der Cochrane-Skala.[78] In dieser Studie wurden signifikante Effekte bei der Hälfte der in der NPI-Skala[79] aufgelisteten psychischen und Verhaltensprobleme (z. B. „Agitiertheit“, „Angst“, „Wandering“ und „Tag-/Nachtrhythmusstörung“) vor, während und am Ende und vier Wochen nach Ende der Musiktherapie von 16 Wochen Dauer gemessen.

Diese Ergebnisse führten dazu, dass Musiktherapie als Empfehlung in die S3 Leitlinie Demenzen aufgenommen wurde. Die Empfehlung lautet im Original: „Es gibt Hinweise, dass aktive Musiktherapie günstige Effekte auf psychische und Verhaltenssymptome bei Menschen mit Demenz hat, insbesondere auf Angst. Musiktherapie kann bei psychischen und Verhaltenssymptomen bei Alzheimer-Demenz angeboten werden.“ (Vgl. Veröffentlichung der Leitlinie in der Website der Deutschen Gesellschaft für Psychiatrie und Psychotherapie, Psychosomatik und Nervenheilkunde, DGPPN e. V.) Kehl (2016) hat den zu geringen Empfehlungsgrad kritisiert. Kratz (2017) entnimmt den RCT Studien, die die Grundlage der Empfehlungen bilden, dass die nicht-medikamentösen Therapien um ein Vielfaches wirksamer sind als die medikamentösen.

Der deutlichste Topos, an dem sich eine Konzeptentwicklung der Musiktherapeuten im Bereich der Arbeit mit Menschen mit Demenz abgearbeitet hat, ist eine Polarisierung von „Arbeit mit biografischem Material“ und „freier Improvisation“. Schwabe (1983, S. 208) wies bereits sehr früh auf die Relevanz von „Schlüsselliedern“ hin, die wie ein Code zur Biografie eines alten Menschen sein können. Muthesius (z. B. 1990, S. 137) leitete nicht zuletzt daraus die provokative Forderung ab, dass der Therapeut zunächst die Ressourcen und Ausdrucksformen, also die im langen Leben eines alten Menschen

78 Ebenso interessant sind Reviews über verschiedene kreative Verfahren hinweg, wie z. B. Schmitt/Frölich (2006).

79 Neuro-Psychiatric-Inventory.

erworbenen musikalischen Umgangsformen, seiner Patienten kennen sollte und nicht „umgekehrt: dass der Patient erst die [neuen, DM] Ausdrucksformen des Therapeuten lernen muss, ehe dieser ihm helfen kann“. Dies dokumentierte vor allem einen Gegenpol zu dem damaligen Primat der „freien Improvisation“ in der Musiktherapie, das die Verwendung von bekannten Musikstücken oder auch nur Zitaten gewissermaßen ächtete.[80] Erklang in einer Improvisation der Anfang von „Alle meine Entchen“ – was manchmal kaum zu vermeiden ist, weil die Struktur des Xylophons dies so verführerisch nahelegt –, konnte es dem Patienten passieren, unmittelbar als regredient oder im Widerstand befindlich diagnostiziert zu werden. Diese provokante Forderung bzw. das lange Zeit von Muthesius explizit gemachte Primat des biografisch Relevanten forderte etliche Gegenreden heraus mit dem Tenor: „und sie improvisieren doch“. Meist handelte es sich dann dabei um Anregungen für Therapeuten, wie sie die – in der Regel von allen beobachtete – Scheu ihrer Patienten geduldig überwinden können.

Die Diskussion wurde sehr eng geführt: Improvisation war immer gleichbedeutend mit Instrumentalimprovisation, Lieder immer gleichbedeutend mit Stimme. Ausgeblendet wurden zwei Ebenen: Erstens kann man ja auch mit der Stimme improvisieren (und Lieder auf Instrumenten spielen) und zweitens wurde die Frage nicht gestellt, was die musiktherapeutische Intervention „Spielen von Instrumenten“ und „Einsatz der Stimme“ für Menschen mit Demenz alles impliziert.

Die Improvisation mit Stimme und mit Texten wird mehr und mehr ausgearbeitet, teilweise unter dem Begriff „Songwriting“ (vgl. Baker/Wigram 2005; Eickholt 2017). Wie expressiv Vokalisierung, textliche Improvisation und stimmliche Ausgestaltung von musikalischen Dialogen sein kann, sieht man besonders gut in den Szenen „Schnupfen“ und „Ferien in Franken“.

Die Aufforderung ein Instrument in die Hand zu nehmen, kann für einen Menschen mit Demenz sehr verwirrend sein und Versagensängste auslösen. Allein die häufig vorhandenen apraktischen Störungen können einen Erfolg beim Spiel verhindern. Ebenso kann aber auch der Gebrauch der Stimme ängstigen und u. U. stattdessen eine instrumentale Tätigkeit voll von Experimentierlust werden.

---

[80] Dies war zumindest in Westdeutschland üblich, bis hin zur – aus diesem Grunde so – deutlichen Vernachlässigung rezeptiver Verfahren.

Tiefergehende Fragen wurden von Tüpker (2001) und Dehm-Gauwerky (2006) aufgeworfen. Tüpker identifiziert die Frage des Settings als relevant für die Potenziale von Improvisation und dem Gebrauch von bekannter Musik. In einzeltherapeutischen Situationen oder in Kleinstgruppen könne Improvisation ein wichtiges Mittel sein, in Gruppensituationen scheint bekannte Musik vorherrschend zu sein. Tatsächlich werden Situationen gelungener Improvisationen vor allem aus Einzeltherapiesituationen geschildert und dies sehr eindrücklich z. B. von Dehm-Gauwerky (2006), aber auch in etlichen Diplomarbeiten, die Tüpker (2001) für ihren Beitrag auswertet. Ob Instrumentalimprovisationen für Menschen mit beginnender Demenz von Interesse sein können, untersuchen Sonntag et al. (2005) in einem Modellprojekt am Universitätsklinikum Hamburg-Eppendorf. Ein Ergebnis lautet: „Freie Improvisation hatte vorwiegend diagnostischen Wert. Der therapeutische Effekt war fraglich." Aber auch: „Je niedriger das Ergebnis der Mini-Mental Status Examination (MMSE) war, desto weniger schien ein Nutzen freier Improvisation in der Gruppenmusiktherapie zu bestehen." (Sonntag et al. 2005, S. 53)

Dehm-Gauwerky fragt noch grundsätzlicher. Der Kritik an der Improvisationslust der Musiktherapeuten, die zu hohe Anforderungen an den Patienten stelle, stellt sie die Frage gegenüber, ob nicht auch vertraute Lieder einen unangemessen hohen Anforderungscharakter haben können (und ob Improvisation nicht auch identitätsstiftend sein könne). Dem sei hier uneingeschränkt mit Ja geantwortet; zumal wenn Lieder regelhaft und standardisiert oder maßlos genutzt werden, wie in vielen Büchern über Musik und alte Menschen geraten wird.[81] Aber auch ein biografisch mittransportierter Leistungsstress beim Singen von Liedern („Ich hatte immer eine Fünf in Singen, weil ich mir den Text nicht merken konnte."), der beim gemeinsamen Singen

[81] Beispielsweise: Latz, I. (1995): Musik im Leben älterer Menschen; Harms, H./Dreischulte, G. (1995): Musik erleben und gestalten mit alten Menschen; Füller, K. (1997): Musik mit Senioren; von Blankenburg, A. (2000): Musiktherapie mit Senioren; Birkebaek/Linden (2005): Therapeutisches Singen und Musizieren mit Senioren; Bayrisches Staatsministerium für Arbeit, Sozialordnung, Familie und Frauen: Musizieren mit dementen Menschen – Ein Ratgeber für Angehörige und Pflegende. Zwar weist der Titel oft nicht auf Therapie oder Erkrankungen alter Menschen hin, im Verlaufe der Ausführungen aber ist eine Unterscheidung von Therapie oder Pädagogik meist nicht zu finden. Der maßlose Einsatz von Liedern findet sich in der Regel in Pflegeliteratur, in der empfohlen wird, alte Schlager oder Volkslieder im Tagesraum als akustischen Hintergrund einzusetzen.

aktualisiert wird, kann kontraproduktiv im Sinne des therapeutischen Kontakts sein.

Eine zweite Frage, die sie stellt – und mit Niedecken (1988) beantwortet –, ist: Was meinen wir denn eigentlich mit Improvisation? Für Niedecken und Dehm-Gauwerky liegt eine gelungene Improvisation in der gegenseitigen Einigung „über den Sinn von Ausdruck, der ihm seine Bedeutung im aktuellen Interaktionsgeschehen verleiht. Der Sinn von Ausdruck bestimmt sich aus der Einigungssituation, aus dem Tun der Partner miteinander so wie aus dem, was sie in die Situation einbringen" (Dehm-Gauwerky 2006, S. 279). Dieses Tun kann das Singen eines Lieds, das Anspielen von Zitaten, das freie Spiel oder genauso das Fehlen von Musik sein ebenso wie es impliziert, dass sowohl der Therapeut allein als auch der Patient allein oder beide gleichzeitig musikalisch (oder nichtmusikalisch) handeln. Improvisation ist demnach kein (hörbares) musikalisches Produkt des freien Spiels, sondern eine Form der Interaktion, die beiden Interaktionspartnern „freies Spiel" lässt.[82]

Zudem wird dieses freie Spiel als szenisch verstanden, in dem sich die Interaktionspartner mit Hilfe des musikalischen (oder nicht-musikalischen) Handelns auf Rollen einigen. Das Aushandeln von Rollen ist im Einzeltherapieprozess und im Gruppentherapieprozess höchst unterschiedlich. In der Einzeltherapie sind potenziell alle nur denkbaren Rollen möglich. In der Gruppe wird dem Musiktherapeuten fast zwangsläufig die Gruppenleiterrolle zugewiesen, nicht zuletzt weil er mit (s)einem Instrument als Experte gilt. Oft festigt er selbst aber seine Rolle, z. B. indem er „der Begrüßer" ist. Feil (2000) löst diese Situation zum Teil damit auf, dass sie Gruppenmitglieder darin aktiv unterstützt, ihnen nahe liegende Rollen zu übernehmen und auszuarbeiten (z. B. „die Begrüßerin" oder die „Versorgerin", die immer Kaffee nachschenkt, oder die „Verabschiederin", die für die Suche nach dem letzten Lied zuständig ist). Bei einer gelungenen Improvisation spielen und experimentieren Therapeut und Gruppenmitglieder gleichermaßen mit den Rollen. Wird mir als Therapeut die Rolle des Gruppenleiters zugewiesen, übernehme ich sie. Wird sie mir abgenommen, suche ich mir eine andere oder lasse mir eine andere zuweisen. Der Typ des „Sing-Experten" (Kap. 1.2 „Musik, Lebenslauf und Biografie") beispielsweise übernimmt gern die Gruppenleitung. Allein

[82] Dieses schwerpunktmäßig an der Interaktion orientierte Verständnis von Improvisation basiert auf psychoanalytischen Konzepten.

die „Sänger-Typen" bringen die vielfältigsten Rollen mit. Je nachdem kann die Musiktherapiestunde zur „Szene" eines Kirchenchors, eines weinseligen Kneipenabends, eines familiären Sonntagssingens, einer jugendlichen Wandergruppe mit oder ohne Lehrer u. s. w. werden.[83] Die Praxis des Spiels mit dem musikalischen Material und den Rollen ist für den Therapeuten ein Sich-vertrauensvoll-in-den-Prozess-Stürzen. Wobei der in diesem Sinne geübte Therapeut die Sensibilität dafür behalten muss, dass zu viel Unvorhersehbarkeit für den Patienten bedrohlich sein kann. Das Experiment, wie Hegi (1998) es nennt, muss angemessen sein: keine Angst hervorrufen durch zu viel Fremdheit, keine Langeweile durch zu viel Bekanntheit. Kapitel 2 „Typische Phänomene und Prinzipien in der musiktherapeutischen Praxis" detailliert diesen Prozess für die Arbeit mit Menschen mit Demenz.

Unter Improvisation wollen wir also die Improvisation des gesamten therapeutischen Prozesses verstehen. Das widerspricht Lehrmeinungen, die von detaillierten Fein- und Grobzielplanungen für Therapie sprechen. Auch in allgemeinen Betreuungskonzepten, inklusive der Pflegeplanung, wird zielorientiertes Handeln angestrebt und eine Notwendigkeit klarer Strukturgebung für Menschen mit Demenz behauptet. Muthesius/Ganß (2004) und Muthesius/Sonntag (2007) begründen Kritik daran: Menschen mit Demenz leben so sehr in der Gegenwart, dass für sie selbst Planung, also Zukunft, nicht nachvollziehbar ist. Ihre Befindlichkeit schwankt minütlich, stündlich oder täglich. Bedürfnisse können nicht aufgeschoben werden, sondern müssen im Moment des Entstehens befriedigt werden, damit ein Gefühl der Selbstwirksamkeit und somit der sozialen Akzeptanz entstehen kann. Für sie notwendige Struktur besteht aus der Unmittelbarkeit und gleichzeitigen Unbedingtheit und Verlässlichkeit der sie umgebenden Kontaktpartner, die extrem flexibel mit Situationen aller Art umgehen können. Das ist: Improvisationsfähigkeit. Und: Improvisation ist Spiel, das wie das Spiel des Kleinkindes ohne Ziel und Lernabsicht ist (z. B. Stern 2007). Anstatt von Zielen ist es demnach sinnvoller von „Potenzialen" musikalischer oder musiktherapeutischer Kontaktangebote zu sprechen (Muthesius 2000).

Dennoch möchten wir noch einmal zurückkommen auf das Thema „Instrumentalimprovisation". Musiktherapeutische Improvisationskonzepte bleiben

[83] Vgl. Kap. 4.2 „Wiederbelebung sozialer Szenen".

oftmals eng an musikbezogenen Regeln.[84] Nicht zuletzt gibt eine neue Internetseite (www.mt-spiele.npage.de) Aufschluss über den Bedarf der Musiktherapeuten an „Spielideen“. Viele dieser Spielideen benötigen verbale Vermittlung. Menschen mit Demenz können aufgrund kognitiver Einbußen aber verbale Aufforderungen nicht gut verstehen, insbesondere dann nicht, wenn sie „Wenn-dann“-Erläuterungen enthalten („Immer wenn der Refrain des Lieds kommt, setzt die Trommel ein“; „Wenn der eine gespielt hat, antwortet die Gruppe“). Dies ist es, was den Großteil der zu hohen Anforderungen ausmacht. Wenn ich bereits die Aufforderung nicht verstehe, wie soll ich dann Mut zum Experiment finden. Im Gegenteil: Meine Unfähigkeit, dieser Aufforderung zu folgen, zeigt mir einmal mehr meine Defizite. Eine Aufforderung zum Spiel (zum Spiel mit allen Arten musikalischen Materials, also auch des Singens) hat nur dann Erfolg, wenn sie aus der anregenden Atmosphäre und der motivierenden Kraft musikalischer Strukturen heraus selbstläufige Spiellust erzeugt. Immer wieder ist zu beobachten, wie ein genüsslich singendes Gruppenmitglied auf die verbale (also die kognitiven Fähigkeiten ansprechende) Frage eines bemühten Betreuers, Angehörigen oder Therapeuten nach dem Lieblingslied in Bedrängnis gerät und das Singen für den Rest der Stunde einstellt. Und nicht zuletzt kann sogar dies, der implizite Aufforderungscharakter der Musik, in manchen Situationen zu Kontaktabbruch führen, weil er zu hohe Anforderungen stellt. Der Mikroanalyse des differenzierten Umgangs mit Kontakt- und Beziehungsangeboten und der Reaktion darauf widmet sich das Kapitel 3 „Musiktherapeutische Interventionen anhand der Bestimmung von Kontakt- und Beziehungsfähigkeit“.

---

[84] Eine weitere Idee zur Nutzung von Instrumentalimprovisation stammt von Aldridge, G. (2003). Sie setzt auf Analyse von Instrumentalimprovisationen als diagnostisches Instrument mit dem Argument, dass hier die Dimension der Vorerfahrung ausgeschaltet sei und dementsprechend erfahrungsunabhängige Analyseergebnisse ermögliche. Jede musikalische Erfahrung trägt sich aber in eine Improvisation als Vergleichshorizont hinein. Die Analyseergebnisse – die Feststellung des Grads der Störungen bei Menschen mit Demenz – sind im Detail nicht überzeugend, da sie mangels komparativer Analyse nicht zwingend auf Demenz hinweisen. Eine Idee allerdings ist sehr interessant, die in Aldridges Beitrag auch noch aufgeworfen wird: musikalisches Handeln als Vergleichsebene zu medizinischer oder psychologischer Einschätzung zu evaluieren. So würde beispielsweise die Protagonistin der Filmszene „Wally Gerstenkorn“ aufgrund ihres virtuosen und differenzierten rhythmischen Spiels sowohl die musikalisch-diagnostischen Einschätzungsskalen sprengen als aber auch auf dieser Ebene als vollständig gesund eingestuft werden müssen.

Tüpker (2001) systematisiert musiktherapeutische Konzepte für alte Menschen sehr plausibel in „defizit-orientierte“ und „entwicklungsoffene“ Ansätze. In den defizit-orientierten Ansätzen gehen die Therapeuten davon aus, dass das gemeinsame Musikmachen trainingsorientiert die Inkompetenzen der Patienten überwinden soll: Liedtexte, die nicht mehr präsent sind, werden wiederholt oder vorab rezitiert, die Bedienung der Instrumente angeleitet und korrigiert, das Spiel der Instrumente quasi kompositorisch angeleitet, Stunden mit thematischen Programmen durchstrukturiert. Die entwicklungsoffenen Ansätze lassen dem Patienten die *Richtungen* seiner Entwicklung offen und implizieren: Rückzug oder Apathie. Die entwicklungsoffenen Ansätze verbindet, „dass sie nicht versuchen *gegen* die Demenz anzugehen, sondern das seelische Erleben unter dem Einfluss des hirnorganischen Abbauprozesses zu verstehen [...] Gemeinsam ist ihnen auch, dass sie weder aufgrund des Alters eine Möglichkeit ausschließen noch bestimmte Themen vorgeben: Also weder befürworten, jeder *müsse* sich bewußt mit dem eigenen Tod, erlittenen Verlusten, nicht integrierten Erlebnissen auseinandersetzen noch jemandem aufgrund des Alters die Möglichkeit absprechen, traumatische Erlebnisse noch zu bearbeiten, sich mit aktuellen Konflikten auseinander zu setzen, sexuelle Wünsche zu haben oder Angst vor der Zukunft.“ (Tüpker 2001, S. 91) Emotionalität altert nicht – so die Kernaussage von psychotherapeutischer Arbeit mit alten Menschen, wie sie in der Dokumentation von Radebold/Schweizer (1996) zu erleben ist. Begegnen sich Therapeut und Patient wirklich, dann werden beide „alterslos“.

Beides, die Fähigkeit vom Alter des Patienten zu abstrahieren, obwohl er hinfällig und schwach erscheint, sowie spezifische Altersthematiken zu reflektieren, gehört zu therapeutischen Konzepten in diesem Arbeitsfeld. Zwei spezifische Thematiken sind unübersehbar: Zum einen die Frage der Altersdifferenz von Therapeut und Patient (Hinze 1994, Kemper 1995). Wie gehe ich mit Übertragungen um, wenn der Patient mich zum Kind oder Enkelkind macht, wo ich aus anderen Zusammenhängen gewohnt bin, als Therapeut eine Elternrolle einzunehmen? Und wie geht der alte Patient mit dem jungen Therapeuten um, dem er mangels dessen biografischer Erfahrung keine Hilfemöglichkeit zutraut?

Zum anderen das Phänomen, dass im Alter „natürliche“ Alltagsbeziehungen gegen Null gehen und professionelle Beziehungen dazu tendieren, solche zu ersetzen. Die therapeutische Beziehung „ist primär eine Beziehung, die über sich hinaus gehen und auf andere Beziehungen verweisen will [...] Wenn – aus welchen Gründen auch immer – keine Kinder, Enkel oder Freunde mehr zu Besuch kommen, so ist die Tendenz zur inneren Adoption der jungen Musiktherapeutin als liebenswürdige und zugewandte (Ersatz-)enkelin nicht schwer nachvollziehbar – aber durchaus schwer zu handhaben. Insbesondere bei dementen Menschen ist zusätzlich die Ebene bzw. die Ursache der ‚Verwechslung' letztlich nicht mehr auszumachen." (Tüpker 2001, S. 117 f.) Pflegekräfte, die den Alltag mit den Patienten oder Bewohnern verbringen, wissen um diese Zusammenhänge sehr gut. Sie haben gelernt, potenziell alle Rollen szenisch einzusetzen (Muthesius 2011).

Zurück zur Musik: Ob improvisierte Musik oder bekannte Musikstücke – jede Musik setzt sich aus mehreren Komponenten zusammen. Je nach Perspektive der Disziplinen, die sich damit beschäftigen, ist die Anzahl oder Bestimmung der Komponenten etwas verschieden. Für die Musiktherapie hat insbesondere Hegi (1998) sich mit der Bestimmung von fünf Komponenten, deren Beschreibung und ihren Wirkungen im therapeutischen Prozess auseinandergesetzt; mit Klang, Rhythmus, Melodie (und Text), Dynamik, Form.

„Auf der archaischen Ebene von Klang und Rhythmus sind wir häufiger mit primären Konflikten und frühen Störungen verbunden. Gefühlsarbeit mit Klängen rührt an die ältesten und tiefsten Bereiche menschlichen Empfindens. Energiearbeit mit Rhythmen berührt dagegen die zentralen Vitalitätsfunktionen: Herz, Atem und Gleichgewicht. Auf der gestaltenden Ebene der Melodie treffen wir Störungen und Fähigkeiten der Persönlichkeits- und Identitätsbildung sowie die Arbeit mit Erinnerungen und der Ausdrucksbildung an. Auf der integralen Ebene von Dynamik und Form finden wir vorwiegend Probleme der Abgrenzung und Entgrenzung wie Ängste, Isolation oder Ohnmacht einerseits und Zwänge, Abhängigkeiten oder Machtmißbrauch andererseits" (Hegi 1998, S. 385). Hegi ordnet also Musikkomponenten seelische Zustände – „Konflikte" – zu. Dies kann ansatzweise auch auf Menschen mit Demenz übertragen werden (auf die sich Hegi nicht bezieht). „Es gibt Konflikte, die deutlich an eine Komponente gebunden sind und solche, die mehrere oder sogar alle Komponenten brauchen."[85]

[85] Am Ende ist die Therapie eine „Komposition" – eine gute Metapher für den vorangegangenen Improvisationsprozess, die aber vor allem für reflexionsfähige Patienten gilt und weniger für Menschen mit Demenz, weil eine „Komposition" ein irgendwie geartetes Gedächtnis voraussetzt.

Wie Hegis ist auch Schumacher/Calvet-Kruppas (1999) Konzept eines der Entwicklung. Im Abschnitt der Beschreibung von Phasen der Demenz gehen wir von einer quasi umgekehrten Entwicklung aus – mit aller Vorsicht. Die musikalische Komponente der Melodie ist auch für Menschen mit Demenz eine Frage der Identitäts- und Persönlichkeitsbildung. Melodien (mit oder ohne Text) können biografische Schlüssel sein, moralische oder ethische Wegweiser, Handlungsanleitungen beinhalten, Gestaltungsmuster bieten. Diese Komponente bedarf eines gewissen Grades an kognitiven Fähigkeiten, eben des „Erkennens" – zumal wenn sie mit Text verbunden ist. Dieses Erkennen ist Menschen mit Demenz zwar sehr viel länger möglich als das Erkennen von rein verbalen Äußerungen, aber es verliert sich eben auch mit der Weiterentwicklung der Demenz.

Dann treten basalere Komponenten in den Vordergrund. Wir sehen eine zunehmende Lust am Rhythmischen, unabhängig von der „biografischen Relevanz" einer Melodie. Purer Rhythmus ohne Melodie ist für Menschen mit Demenz allerdings meist weniger interessant – was möglicherweise an der Generation liegt.[86] Die Melodie – inklusive ihrer Harmonik – bietet aber vor allem eine den Rhythmus übergreifende Form; und der Form ordnet Hegi Probleme der Integration zu. Beides, der Rhythmus und die Form kann dem Erleben von zunehmender Desintegration und Desorientierung bei einer Demenz Hilfreiches entgegensetzen.[87]

Am Ende der Demenzentwicklung herrscht häufig Kontaktlosigkeit vor, oft einfach ein Nachlassen der Vitalität oder auch Apathie. Dies führt zur nächsten Komponente, dem Klang. Für Hegi ist es die „archaische", „primäre" Ebene, für Schumacher der Modus 0, in dem die Musik vor allem in einhüllender, Atmosphäre schaffender Funktion genutzt wird, weil der Patient in „Kontaktlosigkeit" verweilt – also für sich ist.

Die Komponente Dynamik repräsentiert den Affekt unmittelbar. Ein starker, unregulierter Affekt geht – laut EBQ im Modus 2, siehe Kapitel 3 – mit

[86] Die Erzählerinnen und Erzähler aus „Schade um all die Stimmen ..." (Muthesius 2001) loben oftmals die herzzerreißenden Melodien und gleichen sie an dem „Lärm" der Musik der Jugend ab. Auch dies wird sich demnächst stark ändern, wenn die Generation alt wird, die – stark rhythmisierte – Musik mit Hilfe von Medien sehr laut zu hören gewohnt ist/war.

[87] Vgl. Kap. 1.1, „Wie Musik Menschen mit Demenz entgegen kommt", Kap. 1.5, „Phase der mittelgradigen Demenz" sowie die Filmszenen „Walli Gerstenkorn" und „Der Mai ist gekommen".

einer eher unbeweglichen Dynamik einher, wobei die absolute Lautstärke kein Maß ist. Frau Heise in der Filmszene „Abschied 2: Vom Rosengarten" ist hier in dem Sinne in Modus 2, dass sie für kurze Zeit nicht in der Lage ist, von ihrem melancholischen Gefühl abzugehen und sich dem Beschluss der Gruppe, Abschied zu nehmen, zu beugen. Frau Dronski hingegen in der Filmszene „Links, links, links" ist in einem starken Affekt, drückt dies mit Hilfe der Therapeutin auch lautstark aus, ist aber in der Lage, ihren Affekt zu kommunizieren und mit der Therapeutin abzustimmen.

Die Komponente Dynamik ist insofern an den Verlauf der Demenzentwicklung gebunden, dass man für Lautstärke auch Kraft und Vitalität braucht.

Ein weiterer musiktherapeutischer Ansatz orientiert sich unmittelbar an der sinnlichen Wahrnehmung und versteht daher Musiktherapie als ästhetische Praxis. Die Rede ist vom Atmosphärenkonzept[88] (Sonntag 2013, Zusammenfassungen: Sonntag 2016, Sonntag 2018). Das Konzept ist spezifisch auf die Bedürfnisse und Lebenswirklichkeiten von Menschen mit Demenz ausgerichtet und von dort aus auf andere Bereiche musiktherapeutischer und künstlerischer Praxis übertragbar (Sonntag 2015). Therapie wird hier als eine Möglichkeit „bewusster und gekonnter Mitgestaltung von Atmosphären" (Sonntag 2013, S. 306) verstanden mit dem Ziel, *Therapeutische Atmosphären* zu ermöglichen (ebd., S. 177 ff.). Therapeutische Atmosphären sind definiert als „resonanzgebender Raum, der ermöglicht, sich ohne Handlungs- und emotionalen Druck in spürbarer Anwesenheit anderer selbst zu erleben" (ebd., S. 187). Dieser Raum ist gewissermaßen nach zwei Seiten offen: Er ermöglicht Momente des Auftauchens aus demenzieller Versunkenheit ebenso wie den Rückzug in demenzielle Selbst- und Weltferne.

Therapeutische Atmosphären sind unter anderem dadurch gekennzeichnet, einladend, dezent und entlastend zu sein (ebd., S. 198 ff.). Musik spielt bei der Erzeugung solcher Atmosphäre eine entscheidende Rolle, da sie bedingungsloses Dasein vermitteln und gleichzeitig Möglichkeiten zu Kontakt, Begegnung und Entwicklung eröffnen kann.

---

[88] Es betont die Ansprache des Sinnlichen auch als Entlastung vom Anspruch des kognitiv-aufmerksamen Verstehens, für das Menschen mit Demenz weniger Zugänglichkeit haben. In diesem Sinne betont es die tragende Begleitung als Entlastung, wie es in Grundzügen auch der Modus 0 und der Modus 3 bei EBQ meint (siehe Kap. 3.3) oder auch die Musik-Komponente Klang bei Hegi (1998).

Auf Handlungsebene stellt das Atmosphärenkonzept eine anwendungsbezogene Systematik für die therapeutische Praxis bereit. Diese ist nicht auf die Beschreibung therapeutischer Techniken oder Interventionsformen beschränkt, sondern berücksichtigt, dass therapeutische Methoden (Handlungsweisen) immer in Abhängigkeit vom Setting (Handlungsrahmen), auf der Grundlage ethisch begründeter Haltungen (Handlungsgründen) und ausgerichtet an bestimmten Prinzipien (Handlungsrichtlinien) vollzogen werden (ebd., S. 219 ff.).

Und zuletzt ist nach der Präsentation der therapeutischen Konzepte bis hierher eines deutlich geworden: Interventionen allein nach musikalischen Dimensionen zu systematisieren ist müßig. Leider geschieht das immer wieder und oftmals wird eine (musikalische) Intervention gleich noch zur Methode erhoben. Welche Instrumente, welche musikalischen Formen, welche Klänge relevant werden, ergibt sich aus den situativen, personen- und krankheitsbedingten Anforderungen. Allein eines soll hervorgehoben werden: die Bedeutung des Singens und der Stimme in diesem Feld musiktherapeutischer Anwendung. Der Stimme ist dem Therapeuten in jeder Situation, also sehr flexibel verfügbar. Die Stimme ist das billigste und am häufigsten genutzte Instrument des „Normal"Musikverbrauchers, also auch des Patienten. Ridder (2011) hat begonnen, dies gezielt zu thematisieren. Weitere Forschungen dazu wären sehr hilfreich.

2 Typische Phänomene und Prinzipien in der musiktherapeutischen Praxis

Musiktherapie mit Menschen mit Demenz ist anders. Sie ist anders als Therapie im orthodoxen, von medizinischen Behandlungszusammenhängen abgeleiteten Sinne, aber auch anders als pflegerische Interaktionen, die weit überwiegend in funktionellen Zusammenhängen stehen. Musiktherapie ist aber auch in sich unterschiedlich. Ihr praktisches Vorgehen steht in engem Bezug zu Konzepten, Ausbildungsprägungen, Rahmenbedingungen und dem persönlichen Stil des Therapeuten. Allerdings wird die therapeutische Vorgehensweise doch am meisten durch die Klientel selbst geprägt. Wie Sonntag/Schwarz (2003) in einer Übersicht über vereinende Faktoren in der praktischen Arbeit von Musiktherapeuten aus neun europäischen Studiengängen zeigten, fordern Menschen mit Demenz gewissermaßen eine bestimmte Form der Musiktherapie ein. Ungeachtet des Ausbildungshintergrundes sehen Musiktherapeuten etwa die häufige Wiederholung altbekannter Lieder als zentrales therapeutisches Mittel in der Arbeit mit dementen Personen an. Auch die Bedeutung von Körperkontakt wird schulenunabhängig hoch eingeschätzt. Auf diese und weitere typischen Phänomene sowie grundlegende Prinzipien in der musiktherapeutischen Praxis mit demenziell veränderten Menschen wollen wir im Folgenden eingehen.

Auf Grundlage der theoretischen und konzeptionellen Fundamente in Kapitel 1 behandeln wir in der nun folgenden Darstellung musiktherapeutischer Praxis zwei grundsätzlich voneinander unterschiedene Settings: Kapitel 2.1 bezieht sich auf Gruppentherapie mit mobilen Pflegeheimbewohnern, die noch am Gemeinschaftsleben teilnehmen können. Kapitel 2.2 hingegen handelt von Therapie mit Menschen mit Demenz in weit fortgeschrittenem Stadium, die überwiegend in Einzelbegegnungen stattfindet. Während in dem weiteren, der therapeutischen Praxis gewidmeten Kapitel 3 einzelne Therapieszenen genau analysiert werden, wird in diesem Kapitel 2 die musiktherapeutische Arbeit gewissermaßen aus der Vogelperspektive betrachtet. Naturgemäß sind die individuellen Erfahrungen mit Demenz nicht dazu geeignet, einen einzigen musiktherapeutischen Ansatz zu bestätigen. Der Einzelfall im situativ entstehenden therapeutischen Prozess widersetzt sich pauschalisierenden Einordnungen. Selbst wenn wir im Folgenden um Verallgemeinerungen nicht umhin kommen, bleiben sie anzweifelbar und sollen es auch bleiben.

2.1 Gruppenmusiktherapie mit mobilen Bewohnern stationärer Pflegeeinrichtungen

Als Form für die Darstellung gruppentherapeutischer Phänomene und Prinzipien dient die Schilderung einer Gruppenstunde, in die die behandelten Aspekte gleichzeitig eingebettet sind und durch schriftliche Kommentare herausgehoben werden. Phänomenologische Beschreibungen des Gruppengeschehens setzen sich kursiv von kommentierenden, die übergreifenden Prinzipien erörternden Textpassagen ab. Die geschilderte Therapiestunde weist in konzentrierter Form charakteristische Phänomene der Gruppenmusiktherapie auf, die in den Zwischenüberschriften benannt werden. Da durch die Beschreibung einer einzigen Stunde viele Aspekte ausgeschlossen werden, nennen wir einige Alternativen zu den beschriebenen Aspekten in den Kommentaren.

Die hier nacherzählte und kommentierte Musiktherapiestunde entfaltet sich in einem für stationäre Betreuung dementer Menschen typischen Kontext. Sie findet alltagsnah im Gemeinschaftsraum eines Wohnbereichs für zwölf Frauen und zwei Männer mit Demenz in einer stationären Pflegeeinrichtung statt. Das entspricht einer Wohngruppe mittlerer Größe, wie sie heute in vielen Seniorenheimen zu finden ist. Die Bewohner des Wohnbereichs sind mittel- bis hochgradig dement, körperlich mobil und in ihrem Verhalten und Erleben so verändert, dass sie an Alltagskommunikationen in „normalstationärer" Pflege nicht mehr teilhaben können. Abgesehen von diesen Gemeinsamkeiten sind der emotionale Ausdruck, die Vigilanz, die lebensgeschichtliche Prägung und die Art der Beziehungsaufnahme der Gruppenteilnehmer höchst unterschiedlich. Auch diese Heterogenität entspricht der Normalität stationärer Wohngruppen.

Die Musiktherapeutin ist als Honorarkraft damit beauftragt, freitagvormittags eine Gruppenstunde im Gemeinschaftsraum zu leiten. Ein Therapieraum steht nicht zur Verfügung, und sie ist sich der Vor- und Nachteile des Arbeitens im offenen Setting bewusst (Kap. 4.1 „Offene Räume: Zur Frage des Therapieraums"). Der Zeitpunkt für den Beginn der Stunde ist nicht exakt vorgegeben. Die Therapeutin hat so die Möglichkeit, sich über kurze Gespräche, Einzelkontakte mit Pflegenden und Bewohnern in die gegebene Situation einzufinden.

Menschen mit Demenz unter sich: Vor Beginn der Stunde

Beispiel 48: Der Gemeinschaftsraum des Wohnbereichs am Freitagvormittag: In der Mitte des Raumes steht ein großer Tisch, an dem die meisten Anwesenden sitzen. Zwei der acht Bewohner, Frau Urban[89] und Frau Fischer nehmen ihr Frühstück ein. Zwei weitere, Frau Reinhardt und Frau Springer, sind nach dem Frühstück am Tisch eingenickt. Frau Lang manövriert mit einem RCN-Walker umständlich durch den Raum und zieht den Ärger von Herrn Klett auf sich, hinter dessen Rücken sie an seinen Stuhl stößt. Über diese Interaktion hinaus scheinen die Bewohner keine Notiz voneinander zu nehmen. Im Rollstuhl sitzt Frau Huber halb vom Tisch abgerückt und nestelt leise stöhnend mit den Händen an ihrer Bluse. Aufrecht und unbeweglich sitzt neben ihr Frau Vinzent mit wächserner Miene, den Blick starr auf den Baum vor dem großen Fenster gerichtet. Das Radio spielt Oldies und erzeugt eine Geräuschkulisse deutlich über Zimmerlautstärke. Durch die geöffneten Türen des Raumes ist Frau Braun zu sehen, die den Flur des Wohnbereichs auf und ab geht, an jedem Türschild stehen bleibt und es mit halblauter Stimme liest. In der angrenzenden Stationsküche hantiert eine Hauswirtschafterin mit Geschirr und im Dienstzimmer sitzt eine Altenpflegerin und schreibt Pflegeberichte. Eine weitere Pflegerin versorgt Frau Eris, die seit einigen Wochen bettlägerig ist und seitdem nicht mehr am Gemeinschaftsleben teilnimmt.

Musiktherapiegruppen am Vormittag entstehen häufig aus einer relativen Ruhe heraus. Aufgrund der Müdigkeit vieler Bewohner fangen sie langsam an, und die Therapeutin muss abwägen, ob sie viel hineingibt oder sich zunächst zurückhaltend und abwartend verhält. Nachmittagsgruppen hingegen sind häufig geprägt von aufkommender Unruhe, da viele Menschen mit Demenz im Tageslauf Stress akkumulieren.

---

[89] Die Namen aller Personen in den Fallbeispielen dieses Kapitel sind frei erfunden, vgl. Beginn der Einleitung.

Die Tagesstruktur vieler Wohnbereiche für Menschen mit Demenz gibt den individuellen Bedürfnissen mittlerweile viel Raum. Im Gegensatz zur herkömmlichen Altenpflege wird nicht zu einem bestimmten Zeitpunkt gefrühstückt. Langschläfer oder Langsamesser nehmen das Frühstück häufig noch bis zum Mittag ein.[90] Die Musiktherapeutin wird diese Alltagshandlungen nicht unterbrechen.

Frau Huber ist nach Beendigen des Frühstücks in einen milden Stress[91] geraten: Sie nestelt und stöhnt. Dies ist häufig eine Folge von längeren kontaktarmen Phasen, wie sie zwischen den Mahlzeiten in Pflegeheimen häufig vorkommen. Die Therapeutin weiß, dass Frau Huber von dem Kontaktangebot unmittelbar profitieren wird.

Ob schlafend, frühstückend oder nestelnd, die Bewohner sitzen am Tisch und haben vorgegebenermaßen oder gewohnheitsmäßig Stammplätze. Die Musiktherapiegruppe an diesem Tisch stattfinden zu lassen, liegt nahe. Die Musiktherapeutin weiß auch, dass eine große Verunsicherung damit einhergehen kann, die Stunde mit einer Umgestaltung des Raumes zu beginnen. Zudem hat sie beobachtet, dass alte Damen, wenn sie frei – etwa in einem Stuhlkreis – sitzen, sich genieren, da ihre Beine zu sehen sind. Auch wegen der demenzbedingten Wahrnehmungsstörungen[92] wird das stabile Sitzen am Tisch häufig empfohlen.

Während einige um den Tisch sitzen, laufen andere umher. Da Menschen mit Demenz und eingeschränkter Mobilität einen Rollator oder ähnliche Gehhilfen häufig vergessen, laufen sie Gefahr zu stürzen. Wenn selbst Hüftprotektoren oder andere Verletzungsprophylaxen nicht ausreichen, besteht die Möglichkeit, einen RCN-Walker einzusetzen, der geschützte Bewegungsfreiheit mit einer Sitzgelegenheit kombiniert. Allerdings ist er ziemlich sperrig, was zu dem genannten Konflikt führt.

Durch die offene Tür besteht Verbindung zum Rest des Wohnbereichs. Sowohl Bewohner in den Zimmern als auch im Gang laufende Personen werden die Musik im Gemeinschaftsraum wahrnehmen und evtl. darauf reagieren.

---

[90] Vgl. Kap. 1.3, „Tageszeit", Beispiel 30.

[91] Ein Begriff aus dem DCM (Dementia Care Mapping) von Kitwood, siehe Innes (2004).

[92] Hierauf gehen ergotherapeutische Konzepte fachkundig ein (z. B. Schaade 2008).

Die Therapeutin betritt die Szene: Schwellenräume wahrnehmen

Beispiel 49: Nachdem sie kurz mit der Altenpflegerin im Dienstzimmer über das aktuelle Befinden der Bewohner gesprochen hat, betritt die Musiktherapeutin den Gemeinschaftsraum. Sie hat eine Gitarre umgehängt und trägt eine Tasche mit Liederheften bei sich. Auf der Schwelle des Raumes hält sie kurz inne und macht sich ein flüchtiges Bild von der Situation. Beim Eintreten wird sie von Frau Lang bemerkt und gerufen: „Gibt's heut wieder Musik?" Die Musiktherapeutin begrüßt Frau Lang und Herrn Klett und löst nebenbei deren Konflikt, indem sie der Frau mit dem Walker einen freien Platz am Tisch anbietet. Anschließend reduziert sie die Lautstärke des Radios und stellt es ab.

Der Musiktherapiegruppe geht ein Informationsgespräch mit der Pflegenden voraus. Das dient nicht nur der Einschätzung der aktuellen Befindlichkeit der Bewohner („Wie war der Morgen?", „Was gibt's Besonderes?", „Wie geht es Frau Braun nach ihrem Krankenhausaufenthalt?" o. Ä.), sondern auch dem Ankoppeln an ein soziales System, in dem über weite Strecken des Tages Bewohner und Pflegende eine interaktionelle Einheit bilden.

Der therapeutische Prozess als ein komplexes Interaktionsgeschehen beginnt trotz der relativen Ruhe im Gemeinschaftsraum rasant, sobald die Therapeutin den Raum betritt. Sie muss bereits vor dem Eintreten bereit sein, sich in den Fluss der Improvisation zu begeben.[93] In einem kurzen Moment des achtsamen Innehaltens im Schwellenraum nimmt die Therapeutin atmosphärische Besonderheiten wahr, vergleicht die Situation mit vorangegangenen Stunden und beurteilt die „klimatischen" Qualitäten des Raumes. Sinnbildlich gesprochen bläht sie die Nüstern und stellt die Ohren auf, um sich einen sinnlichen Gesamteindruck zu verschaffen. Milieutherapeutische Interventionen wie das Abschalten des Radios können neben dem Überprüfen der Raumluft und -temperatur, der Lichtverhältnisse etc. eine Folge dieser Einschätzung sein.

[93] Improvisation verstehen wir hier als den gesamten therapeutischen Prozess betreffend, vgl. Kap. 1.6 „Musiktherapeutische Konzepte: Sich vertrauensvoll in einen Prozess der Improvisation stürzen".

Ob durch die Symbolkraft der Gitarre oder im Wiedererkennen ihrer Person – die Therapeutin wird von Frau Lang unmittelbar adressiert und in die Interaktionen im Raum einbezogen. Sie entscheidet sich für die Kontaktaufnahme mit Frau Lang und vermeidet bewusst, mit lautem „Hallo" die Aufmerksamkeit aller bereits zu diesem Zeitpunkt auf sich und die Gruppensituation zu binden. Ohne also die Gruppenkonstellation des Anfangs signifikant zu verändern, „schleicht" sie sich sachte ins Geschehen ein und würdigt so die subjektive Welt und Wirklichkeit der Anwesenden.

In welcher Welt bist du gerade?: Begrüßung ohne Gruppenzwang

> *Beispiel 50: Nach und nach begrüßt die Therapeutin alle anwesenden Personen, indem sie sich neben sie hockt bzw. setzt und sie individuell anspricht. Den Frühstückenden wünscht sie Genuss beim Essen, Frau Fischer etwas lauter und deutlicher als Frau Urban, da diese stark schwerhörig ist. Der mit geschlossenen Augen dasitzenden Frau Reinhardt flüstert sie sanft ein „Guten Morgen" zu, da sie weiß, dass Frau Reinhardt ihre Stimme mag und sich durch ihren Klang geborgen fühlt. Die tief schlafende Frau Springer grüßt sie kurz, ohne sie zu wecken. Herr Klett wird mit Dialekt angesprochen und Frau Vinzent mit Vornamen Paula. Einige Bewohnerinnen beginnen, diese Interaktionen zu beobachten.*

Dass mehrere Personen im Raum sind, heißt noch nicht, dass sie in der eigenen Wahrnehmung eine Gruppe bilden – zumal wenn einige von ihnen schlafen. Im Gewahrsein der individuellen „Welten" und Verfassungen wendet sich die Therapeutin zunächst jedem Einzelnen zu. Hier zeigt sich die Wichtigkeit, die Bewohner gut zu kennen. Schwerhörige müssen anders angesprochen werden als Schlafende, Dialektsprechende anders als Menschen, die nur auf ihren Vornamen reagieren. Neben der Personenkenntnis zeigt die Therapeutin in dieser Folge von Einzelbegegnungen eine große Wendigkeit in empathischer, situativ abgestimmter Kontaktaufnahme. Die Anwesenden reagieren ausnahmslos positiv darauf, so deutlich in ihrem Personsein angesprochen zu werden.

Gegen diese behutsame Form des Ankoppelns an das bestehende System würde das in vielen Schulungen und Büchern empfohlene Begrüßungsritual geradezu grob wirken. Nicht nur, dass es die Personen praktisch in eine gemeinsame, von der Therapeutin definierte Realitätsauffassung zwingt. Ein Begrüßungsritual legt deutlich die Gruppenleiterrolle fest und hat häufig eine Rollenfixierung zur Folge. Dementsprechend wird dann von „der Leiterin“, der „Lehrerin“, der „Künstlerin“ erwartet, dass sie leitet, lehrt oder eine Aufführung beginnt. Neben der individuell verbindlichen Begrüßung sind somit die Qualitäten von Zwanglosigkeit und Beiläufigkeit von großer Bedeutung. Anstatt also von außen eine Gruppenstruktur vorzugeben, „schmiegt“ sich hier die Musiktherapie quasi an die gegebene Alltagssituation an.

Seit dem Eintreten in den Raum bis nach der ersten Begrüßungsrunde sind etwa 15 Minuten vergangen. Durch die persönliche Ansprache und die Wahrnehmung der Interaktionen im Raum wirken die meisten Bewohner aufmerksamer, kontaktbereiter und zeigen Wohlbefinden. Aus dem unverbundenen Nebeneinander ist bereits ein partielles Miteinander geworden. Im Laufe der Gruppenstunde wird daraus ein zwangloses Interaktionsgeschehen werden, in dem sich die Gruppe beleben, neu ordnen und regulieren kann.

Dinge kommen ins Rollen: Die Gruppe bildet sich im Lied

Beispiel 51: Da Frau Lang die Gitarre bereits entdeckt hat und die Situation mit Musik verbindet, nimmt die Therapeutin in ihrer Nähe Platz und stimmt ein Lied an, von dem sie weiß, dass die Bewohnerin es kennt und gerne mag: „Wenn alle Brünnlein fließen.“ Recht unmittelbar stimmt Frau Lang, die auf der Sitzfläche ihres Walkers sitzt, ein und wendet sich lächelnd der Therapeutin zu. Auch Herr Klett, eben noch erzürnt über das Verhalten seiner Tischnachbarin, singt engagiert mit. Noch während der ersten Strophe singen und summen fünf Personen im Raum und die Wahrnehmung untereinander sowie die Bezogenheit in Gestik und Mimik erfahren einen sprunghaften Anstieg.

Das Lied endet mit einem deutlichen gemeinsamen Schluss und Frau Lang ruft: „Das war's!“ „Das isses“, bekräftigt die Therapeutin und beide lachen. Die Therapeutin erhebt sich kurz von ihrem Platz und holt aus einem Schrank einige kleine Rhythmusinstrumente, die sie recht beiläufig auf dem Tisch verteilt.

Da die Therapeutin von Frau Lang die Rolle der Musikerin zugewiesen bekommen hat, eröffnet sie, der Erwartung der Bewohnerin folgend, den musikalischen Teil des Beisammenseins mit einem Lied.

Das Singen von Liedern bildet den methodischen Mittelpunkt in der Musiktherapie mit demenziell veränderten Menschen. Das hängt vor allem mit der großen Bedeutung des Singens im Lebenslauf alter Menschen zusammen, wie sie in Kapitel 1.2 „Musik, Lebenslauf und Biografie" beschrieben wurde. Viele Menschen mit Demenz allerdings singen oder äußern sich gesangsähnlich auch, wenn sie früher nicht viel gesungen haben, und oftmals ganz unwillkürlich. Das führen wir auf die anthropologischen Wurzeln des Singens in ursprünglichen Lauten wie Schreien, Lachen, Seufzen, Weinen, Brabbeln, Stöhnen und Jauchzen zurück. Singen ist elementarer Ausdruck der Gefühle, der Lust und Kennzeichen der Persönlichkeit. Je schwerer die Ausprägung der Demenz, desto mehr rücken nicht- oder vorsprachliche Ausdrucksmittel in den Vordergrund. Womöglich entwickeln viele Menschen mit Demenz auch deshalb im Laufe der Zeit eine besondere Affinität zu Volksliedern, einer einfachen Liedform, die ursprünglichen Vokaläußerungen noch sehr nahe ist.

Auf der Suche nach einem passenden Eröffnungslied fällt die Wahl der Therapeutin auf „Wenn alle Brünnlein fließen". Sie weiß, dass es ein Lieblingslied von Frau Lang ist, singt es aber auch wegen seines allgemein hohen Bekanntheitsgrades. Viele Gruppenteilnehmer können das Lied mehrstrophig mitsingen, was die interpersonelle Wahrnehmung positiv beeinflusst. Durch die Verben „rufen", „winken" und „treten auf den Fuß" korrespondiert das Lied schließlich auch inhaltlich mit dieser frühen Gruppenphase der Kontaktaufnahme. Das Erleben von Gemeinschaft entsteht in und durch Musik.

Die Lust am gemeinsamen Schluss eines Liedes,[94] häufig mit Ausrufen, Beifall oder Lachen einhergehend, entsteht für demente Menschen in einer Lebenswelt, in der wenig intersubjektive Synchronisation passiert und ist ein ebenso einfaches wie wirksames Mittel, Gemeinschaft zu erleben. Die enorme Wirkung des gemeinsamen Singens auf das Gruppen- oder Gemeinschaftsgefühl ist eine der wichtigsten Indikationen für Musik in der Begleitung von Menschen mit Demenz, deren Dasein von zunehmender sozialer Isolation gekennzeichnet ist.

[94] Vgl. Kap. 1.1, „Wie Musik Menschen mit Demenz entgegenkommt" und Kap., 1.5 „Phase der mittelgradigen Demenz".

Wenn Worte nicht reichen: Körperliche Berührung

Beispiel 52: Frau Huber, die während des Liedes ihre Stimmäußerungen zu einem melodiöses Vokalisieren verändert hatte, nimmt anschließend ihr Stöhnen wieder auf und wirkt weiterhin unruhig. Die Therapeutin nutzt die Pause nach Beendigung des Liedes, um Frau Huber anzusprechen. Die Kontaktaufnahme verbindet sie mit einer deutlichen Berührung, indem sie ihre nestelnde Hand ergreift. Frau Huber entspannt spontan und streicht der Therapeutin mit der anderen Hand lächelnd über die Wange. Die Therapeutin lässt das zu und für eine Weile tauschen die beiden Frauen körperliche Zärtlichkeiten aus.

Die Kommunikation mit demenziell veränderten Menschen ist sinnlicher und leibnaher als unter Erwachsenen gewohnt.[95] Neben der Musik spielen Berührungen eine Schlüsselrolle in der Beziehungsgestaltung: Handküsse, Handhalten, Streicheln, Berühren an Schulter oder Wange, Umarmen. Dabei ist das Geben von Berührung für viele Menschen mit Demenz ebenso bedeutsam wie der Genuss, ohne zweckgebundenen Anlass (Pflege, Physiotherapie etc.) berührt zu werden. Als Therapeutin bedeutet das, sich von herkömmlichen Abstinenzauffassungen in der Psychotherapie zu verabschieden. Nebenbei muss auch die Verwendung von Musikinstrumenten – hier die Gitarre – daraufhin reflektiert werden, inwieweit sie freie Beweglichkeit und unmittelbaren Kontakt zulässt.[96] Themen wie Übergriffigkeit, Distanzlosigkeit und Ekel gehen mit dem reflektierten Umgang mit körperlicher Berührung Hand in Hand und werden z. B. in Supervision bearbeitet.

Dinge nehmen ihren Lauf: Die Improvisation moderieren

Beispiel 53: Sich der Gruppe zuwendend, beobachten Frau Huber und die Therapeutin händehaltend das Geschehen. Frau Fischer, noch immer an ihrem Frühstück sitzend, beginnt – offenbar gesättigt – die Reste ihrer

[95] Konzepte wie Basale Stimulation oder Kinästhetik greifen diesen Aspekt für die Phase der schweren Demenz auf. Für die Phase der mittelgradigen Demenz hat besonders Feil (2000) darauf hingewiesen, vgl. Kap. 1.5 „Phasen der Alzheimer Demenz“.

[96] Auf die zwiespältige Funktion von Musikinstrumenten für den Musiktherapeuten gehen wir weiter unten sowie in Kap. 2.2 noch einmal gesondert ein.

Mahlzeit zu ordnen. Dabei stößt sie einen Joghurtbecher um und verursacht einen großen rosafarbenen Klecks auf der Tischplatte. Ohne aufzusehen, beginnt sie, mit den Fingern die Masse auf dem Tisch zu verteilen, und vertieft sich zunehmend in diese Tätigkeit, in die sie auch Brotkrümel und andere Essensreste einbezieht. Dieser für erwachsene Menschen ungewöhnliche Umgang mit Nahrungsmitteln ruft Empörung bei Frau Urban hervor. Die Therapeutin wirbt mittels einer Redewendung aus dem Sprachschatz der Bewohnerin um Verständnis: „Frau Urban, sie wissen doch: Was dem einen sin Uhl, ist dem andern sin Nachtigall", woraufhin Frau Urban lacht und ohne weitere Kritikäußerungen amüsiert der Entstehung des Kunstwerkes zusieht.

In aller Alltagsnähe schafft die Musiktherapie einen nichtwertenden, die Kreativität der Beteiligten unterstützenden Raum. Durch ihre Haltung und ihr Vorgehen und mit gutem Gespür für rudimentär schöpferische Prozesse vermittelt die Therapeutin eine freilassende, gesellschaftliche Normen teilweise außer Kraft setzende Atmosphäre.

Ein angemessenes Quantum an vermittelnden Interventionen hilft orientierten Bewohnern, diesen kreativen Spielraum zu erkennen und zu akzeptieren. In der Rolle der Vermittlerin (zwischen unterschiedlichen Bedürfnissen, kognitiven Niveaus, musikalischen „Geschmäckern") ist die Therapeutin im Laufe der Gruppenstunde immer wieder darum bemüht, Verständnis füreinander zu schaffen. So kann Überraschendes, Unvorhergesehenes – eben Improvisiertes – geschehen und ein freier Handlungsprozess in Fluss kommen.

Die künstlerisch orientierte Therapie ist nicht der Bewahrung von Umgangsformen oder Realitätsorientierung, sondern der Entfaltung der kreativen Potenziale der Beteiligten verpflichtet. Die Verwendung unterschiedlicher Materialien – hier: Joghurt – ist dabei ebenso selbstverständlich wie das freie Pendeln zwischen verbalen und nonverbalen Anteilen.[97] Zur sprachlichen Kommunikation zählen häufig Sprichwörter und Redewendungen, die gut im Langzeitgedächtnis verankert sind und aufgrund von Reimen,

[97] Die „Multimedialiät" in künstlerischer Therapie mit Menschen mit Demenz wird mittlerweile auch von anderen Disziplinen wie etwa der Kunsttherapie (Ganß 2009) befürwortet.

Versmaßen und der Verwendung von Analogien Menschen mit Demenz ähnlich gut zugänglich sind wie Lieder.[98]

Es liegt was in der Luft: Stimmungsgeleitete Liedauswahl

> *Beispiel 54: Allmählich ebbt das im Lied entstandene Gruppengefühl wieder ab und die wache Ruhe, in der sich die anschließende Situation entfaltete, verwandelt sich in schläfrige Passivität. Die Therapeutin spricht Frau Lang als „Initiatorin" der Musikgruppe an und fragt, ob erneut etwas gesungen werden soll. Zustimmung, auch von Frau Urban und Herrn Klett. Die Therapeutin schlägt vor: „Es geht alles vorüber." „Ja, ja, im nächsten Dezember gibt's wieder ein Ei", frotzelt Frau Urban. Die Therapeutin lacht: „Aber nur, wenn man glücklicher Besitzer einer Lebensmittelmarke ist."[99] Sobald sie den Refrain anstimmt, singen Frau Lang, Herr Klett und Frau Urban mit, und Frau Huber summt die Melodie. Frau Fischer löst ihre Aufmerksamkeit aus der Versunkenheit ihres bildnerischen Gestaltens und beobachtet aufmerksam die mit dem Singen einhergehenden Interaktionen.*

Dem Geschehen Zeit zu geben und inaktive Phasen aushalten zu können, zählt zu den wichtigsten Fähigkeiten der Therapeutin in der Therapie mit dementen Menschen. Übertriebener Aktionismus entpuppt sich bei näherer Betrachtung häufig als Abwehrvorgang in Reaktion auf unheilbare Erkrankungen und Todesnähe der Bewohner. Allerdings ist es Teil der therapeutischen Kunst, spüren und entscheiden zu können, wann es notwendig wird, Impulse zu geben. Die Dynamik der hier beschriebenen Gruppe käme vollkommen zum Erliegen, wenn die Therapeutin in abwartender Haltung verharren würde. Deshalb schlägt sie ein Lied vor.

Nach welchen Kriterien ein Lied ausgewählt wird, bleibt häufig diffus, da Intuition, Zufall, Lebensgeschichte und Vorlieben der Bewohner u. v. m. als

[98] Wie Sachweh (2008) zeigt, können Redewendungen allerdings auch Verwirrung stiften, wenn sie konkretistisch aufgefasst werden. Frau Urban würde sich in diesem Fall wundern, dass plötzlich von Eulen und Nachtigallen die Rede ist.

[99] Die Umdichtung Frau Urbans, der in einem weiteren Refrain der Satz „... sogar Adolf Hitler mit seiner Partei" folgt, ist eine satirische Antwort auf die Lebensmittelknappheit während des Zweiten Weltkriegs.

Einfluss nehmende Faktoren ineinander spielen. Sicher ist es mitunter ratsam, einfach dem erstbesten Liedeinfall zu folgen und ihn wie einen „Testballon“ in die Runde zu schicken. Oftmals stellt sich dann im Laufe des Singens heraus, ob sich aus dem Lied heraus eine Dynamik entwickelt. Manche Lieder „versickern“ wieder, ohne auf Resonanz zu treffen.

Die Therapeutin wählt hier ein Lied aus, das die müde Grundstimmung der Gruppe in einem wiegenden 3/4-Takt spiegelt und aufnimmt. Zudem ist „Es geht alles vorüber“ ein Lied aus dem Repertoire dieser speziellen Gruppe, seitdem es vor einiger Zeit von Frau Fischer hineingetragen wurde. Der Text des Liedes regt nicht nur Frau Urban dazu an, eine parodistische Umdichtung einzubringen. Er stellt auch den müden Gruppenteilnehmern eine neue Lebendigkeit in Aussicht und antizipiert damit eine aktivere Phase im Stundenverlauf: „Nach jedem Dezember folgt wieder ein Mai.“

Sprungbrett ins Hier und Jetzt: Biografie als Gesprächsaufhänger

Beispiel 55: Das Lied klingt allmählich aus und lässt einige Bewohner in tiefer Rührung zurück. Herrn Kletts sehnsuchtsvolles „Es hat so schön geklungen, es wird noch mal gesungen“ fordert wieder einen kritischen Kommentar von Frau Urban heraus: „Ach nee, nich' immer dasselbe. Wir müssen doch mal richtige Lieder singen.“ Die jäh aufwallende Konfliktsituation entschärfend, ordnet die Therapeutin diese Äußerung in einen biografischen Kontext ein und spricht Frau Urban auf ihre Mitgliedschaft in einem anspruchsvollen Laienchor an. Stolz erzählt Frau Urban davon, dass ihr Chor der „Standardchor für Beethovens Neunte“ gewesen sei, und rezitiert die ersten Verse der „Ode an die Freude“.

Die Therapeutin tut gut daran, von den Biografien der Gruppenteilnehmer zu wissen. In Kapitel 1.2 thematisierten wir die musikalische Lebensgeschichte, die hilft, musikalische Vorlieben und Abneigungen der Bewohner, die Beziehung zu Gesang und Tanz, ihre musikalischen Fähigkeiten und Prägungen zu verstehen und auf „Schlüsselmusiken“ zu stoßen.

Eine Erhebung der musikalischen Lebensgeschichte kann mithilfe der Familienangehörigen im Gespräch entstehen. Auch helfen Kenntnisse der „außermusikalischen“ Biografie, um auf musikalische Prägungen schließen zu können. Die wichtigste Quelle für Kenntnisse der musikalischen Persönlichkeit ist allerdings die Therapie selbst. Insofern ist die Erhebung der musikalischen Biografie nicht als abgeschlossener Prozess zu verstehen: Sie setzt sich im Laufe der Therapie quasi als Daueranamnese fort. Diese fortwährende Einschätzung berücksichtigt die mitunter schnell wechselnden Verfasstheiten und Realitätsauffassungen der Bewohner. Außerdem können in einem derart offenen Vorgehen intersubjektive Aspekte mit erfasst werden: In Beziehung zur Therapeutin zeigt eine Bewohnerin ganz andere Seiten ihrer Persönlichkeit als in Beziehung zu einer Pflegerin oder einer anderen Therapeutin. „Erhoben" wird in der Daueranamnese demnach nicht nur eine Person, sondern eine Person im Wandel und in Beziehung.[100] Auch müssen wir berücksichtigen, dass manche Ebenen der Biografie sich der sprachlichen Vermittlung dauerhaft entzogen haben. Themen, die mit traumatischen Erlebnissen aus Kriegs- und Nachkriegszeit zu tun haben, teilen sich viel eher atmosphärisch mit, als dass über sie gesprochen wird.

Biografiewissen hilft. Der in Kapitel 1.3 beschriebene vielschichtige Einfluss der aktuellen Befindlichkeit auf das Verhalten und Erleben demenziell veränderter Menschen macht uns aber auch auf die Grenzen an Biografie orientierten Arbeitens aufmerksam. Darüber hinaus degeneriert Biografiearbeit zu einer Art Unwort, seitdem Pflegeinstitutionen sich dieses Schlagworts bemächtigt haben und es als Alibi für anonymisierende Verwaltung alter Menschen gebrauchen. In dieser Alibifunktion reduziert sich das Eingehen auf die Lebensgeschichte der Bewohner nicht selten auf einen Biedermeierschrank im Gemeinschaftsraum und ein in der Pflegedokumentation angelegtes Datenblatt, das nach einer raschen Bearbeitung in der Einzugsphase niemand mehr beachtet.

Nicht zuletzt gebietet der Schutz der Privatsphäre der Bewohner einen vorsichtigen Umgang mit Biografischem. Das Eintragen bedeutsamer persönlicher Ereignisse in Datenblätter, zu denen häufig viele Menschen Zugang haben, kann zu einem biografisch gläsernen Menschen führen. Auch mit therapeutischem Nachfragen, das von vielen alten Menschen als aufdringliches Nachbohren empfunden wird, muss vorsichtig umgegangen werden.

---

[100] Zur fortgesetzten Einschätzung der Beziehungsqualitäten können die in der Musiktherapie gebräuchliche Methoden EBQ oder „Beschreibung und Rekonstruktion" (Weymann 2009b) ebenso beitragen wie das für die Verbesserung der Betreuung dementer Menschen entwickelte DCM (Dementia Care Mapping).

Das Arbeiten im Hier und Jetzt des künstlerisch therapeutischen Prozesses ist häufig viel wichtiger als das Thematisieren von lebensgeschichtlichen Ereignissen. Vor allem mit zunehmender Demenz gewinnt das Situative an Bedeutung, und wenn die Therapeutin fortwährend darauf wartet, dass der Bewohner von seinen biografischen Erfahrungen erzählt, verpasst sie wichtige Anknüpfungspunkte in der gegenwärtigen Beziehungsgestaltung.[101] Insbesondere in den vielschichtigen und schnell wechselnden Interaktionszusammenhängen von Gruppentherapie kann und sollte nicht vertieft in Lebensgeschichten „gestöbert“ werden.

Manche sind gleicher: Eine musikalische Darbietung

Beispiel 56: Die Therapeutin bemerkt, dass Herr Klett Frau Urbans Rezitation etwas verschämt zuhört. Verständnis signalisierend, nickt sie ihm freundlich zu, geht aber nicht weiter darauf ein. Die Therapeutin schlägt vor, die „Ode an die Freude“ einmal zu singen, und trägt sie gemeinsam mit Frau Urban zweistimmig vor. Die meisten Anwesenden sind bewegt und erfreut über die schöne musikalische Darbietung, die die Gesamtstimmung deutlich gehoben hat. Beifall wird geklatscht und Frau Urban, selbst erstaunt über das gelungene Duett, ruft aus: „Dass ich das noch kann!“

Die Therapeutin muss sich mitunter schnell entscheiden, welchen Impulsen der Bewohner sie nachgeht und welchen nicht.[102] Das komplexe Interaktionsgeschehen der Gruppe und die unterschiedlichen, nicht selten gegenläufigen Bedürfnisse verlangen einen hohen Grad an Wachheit, um moderierend, regulierend und wertschätzend eingreifen zu können. In diesem Fall wird die Beschämung Herr Kletts zugunsten einer Integration Frau Urbans übergangen, da die Therapeutin weiß, dass Frau Urban andernfalls durch zunehmend diffamierende Äußerungen sehr störend auf den Gruppenprozess einwirken würde.

Die Aufführungssituation würdigt die unterschiedlichen musikalischen Niveaus der Bewohner und setzt ihnen einen vertrauten symbolischen Rahmen.

[101] Muthesius/Sonntag (2005) thematisieren das Ineinanderfallen von Vergangenheit und Gegenwart bei Menschen mit Demenz und betonen die besonderen Vorzüge der Musik als „Kunst der Erinnerung“ im gegenwärtigen Augenblick.

[102] Diesen Aspekt zeigen auch die Filmszenen „Du liegst mir am Herzen“ und „Abschied vom Rosengarten“.

Wenn es in einer Gruppenstunde zu musikalischen Darbietungen kommt, ist es die Aufgabe der Therapeutin, sie so zu inszenieren und zu erleichtern, dass sie zum Gelingen führen und seitens der Darbietenden mit Erfolgs- und Kompetenzgefühlen einhergehen. Andernfalls können Gefühle von Scham und Peinlichkeit eintreten, die in der Gruppensituation häufig nicht angemessen aufgefangen werden können. Die spontane Einrichtung eines Bühnenbereichs im Raum, das Aufstehen beim Singen, das Bilden eines Ensembles können die Inszenierung einer Darbietung noch befördern.

Für den Rest der Gruppe stellt die Darbietung eine Gelegenheit zum Zuhören dar. Rezeptive Angebote knüpfen entweder an Erfahrungen mit abendländischer Aufführungskultur oder an Kulturpraktiken des Musikhörens an. Das Anhören eines Musikstückes von Tonträger erzeugt eine ähnliche Situation wie die Aufführung insofern, als auch hier eine Trennung zwischen Darbietenden und Zuhörenden vorgenommen wird. Insbesondere das Hören von Musik mit dem Grammophon, das mit einem vergleichsweise aufwendigen Ritual einhergeht, ist kulturgeschichtlich ähnlich bedeutungsvoll wie musikalische Live-Darbietungen.[103]

Die Kollektivität des Ineinanders von Musikausüben und Hören im Gruppensingen wird sowohl in der Aufführungssituation als auch beim Musikhören temporär aufgelöst, eine künstliche Trennung, die viele demenziell veränderte Menschen nicht in der Lage sind vorzunehmen. So ist es Teil der therapeutischen Begleitung, zwischen denjenigen, die sich in diese Rollenverteilung begeben, und denjenigen, die sie etwa durch Mitsingen oder Zwischenrufen ignorieren, zu vermitteln.

Musik strahlt aus und zieht an: Radien der Teilhabe[104]

> *Beispiel 57: Im Türrahmen erscheint – offenbar angelockt durch die Musik – Frau Braun, die von der Therapeutin eingeladen wird, in der Runde Platz zu nehmen. Sie wirkt ängstlich und meidet in der Regel gesellige Zusammenhänge. Am Tisch mag sie deshalb nicht sitzen, stattdessen nimmt sie auf einem Sessel am Rande Platz. „Wo man singt, da lass dich*

[103] Vgl. Kap. 1.2 „Musik, Lebenslauf und Biografie“, Beispiel B1.

[104] Im Hinblick auf die Gestaltung therapeutischer Settings führen wir dieses Thema in Kap. 4.2 weiter aus.

ruhig nieder", gibt Herr Klett eine treffende Situationsbeschreibung, darauf Frau Urban lachend: „Ja, ja, böse Menschen haben ein Grammophon." Die Therapeutin übergeht diese Äußerungen und kümmert sich darum, dass Frau Braun sich in ihrer Abseitsposition tatsächlich wohl aufgehoben fühlt.

Durch die Musik bildet sich häufig ein Zentrum, in diesem Fall am Gruppentisch, wo sich auch die Therapeutin meistenteils aufhält. Von diesem Zentrum geht eine Anziehungskraft aus, durch die Personen im Umkreis sich angelockt und zur Teilnahme animiert fühlen. Allerdings wird es immer Menschen geben, die, ihrer Persönlichkeit oder ihrer aktuellen Befindlichkeit entsprechend, eher am Rande verweilen wollen. Von dort aus können sie beobachtend teilhaben, Kommentare in die Gruppe geben, bei Unwohlsein unauffällig den Raum verlassen oder tagträumen, ohne damit rechnen zu müssen, angesprochen zu werden.

In offenen Runden, wie der hier beschriebenen, ist der gesamte Wohnbereich akustisch einbezogen. Demnach ist die Therapeutin darauf bedacht, dass auch Bewohner, die nicht unmittelbar am Geschehen im Zentrum teilnehmen, eine ihnen gemäße Nähe bzw. Distanz zur Gruppe finden. Das betrifft neben der hier erwähnten Frau Braun auch Bewohnerinnen, die, wie Frau Eris, sich in ihrem Zimmer aufhalten. Neben der Teilnahme im Zentrum, an den Rändern oder in weiterem Abstand zur Gruppe, gibt es auch die Teilnahme dazwischen. Neben den in Kapitel 4.1 dargestellten Gedanken zu „Therapie unterwegs" gibt das klingende Zentrum einer Musiktherapiegruppe mobilen Bewohnern die Möglichkeit, durch Kommen und Gehen intervallartig am Geschehen teilzuhaben und die Dauer der Partizipation selbst zu bestimmen.

Wiederhören macht Freude: Die Wiederholung eines Lieds

Beispiel 58: Als die neue Sitzkonstellation hergestellt ist, kehrt für einen Moment wieder Ruhe im Raum ein. Die Therapeutin sitzt am Tisch und wartet auf mögliche Hinweise darauf, in welche Richtung sich das Geschehen nun wenden könnte. Auf einmal beginnt Frau Springer, mittlerweile erwacht, die Melodie von „Es geht alles vorüber" zu summen. „Da haben wir es ja doch wieder", lächelt die Therapeutin Herrn Klett zu und noch bevor Frau Urban sich über die Wiederholung des Lieds echauffieren kann, stützt sie die zerbrechliche Melodie mit einer zarten Gitarrenbegleitung. Andere stimmen ein und das Lied erklingt – ganz anders als zuvor – erneut.

Eine der Grundpolaritäten in der Betreuung dementer Menschen besteht darin, dass einerseits jederzeit mit Überraschendem zu rechnen ist, andererseits aber das Handlungsspektrum der Betroffenen stark reduziert und von häufig wiederkehrenden Verhaltensweisen geprägt ist.

Menschen, die Menschen mit Demenz begleiten, berichten häufig von Belastungen, die von dem häufigen Wiederholen von Handlungen und Redensarten bei Menschen mit Demenz ausgehen: ein Täglich-grüßt-das-Murmeltier-Gefühl, das zu Ermüdung, Ärger, Distanzierung und Stress führt und zur Folge hat, dass kleine Veränderungen in dem scheinbar immer Gleichen nicht mehr wahrgenommen werden.[105]

Die Neigung dementer Menschen zur Wiederholung betrifft auch das Singen von Liedern (vgl. Kap. 1.1, „Wie Musik Menschen mit Demenz entgegenkommt"). Nach einer schön gesungenen ersten Strophe folgt häufig erneut die schön gesungene erste Strophe. Es gehört zu den typischen Phänomenen der Therapie, dass ein oder wenige Lieder sich wie ein roter Faden durch eine Gruppenstunde ziehen können. Ein immer wiederkehrendes Lied kann geradezu zum „Refrain" einer ganzen Gruppenstunde werden. Der Vorteil an Musik ist, dass Wiederholung genuiner Teil der Kunst ist. Von J. S. Bach ist überliefert, dass er seinen Schülern empfahl, ein Motiv mindestens zweimal zu wiederholen, bevor es variiert wird. Musik lebt von Wiederholungen und ermöglicht so einen Perspektivwechsel auf dieses Phänomen.[106]

Für Menschen mit Demenz bedeutet das Wiederholen vertrauter Strukturen Sicherheit, das Singen eines vertrauten Liedes ist „Sicherheit in drei Strophen". Nach Abwechslung und Vielfalt zu streben, ist ein nachvollziehbarer Wunsch betreuender Personen, entspricht jedoch nicht diesem Grundbedürfnis dementer Menschen.

[105] Vgl. Kap. 6, „Von unvermeidbar bis unnötig: Konfliktherde im Arbeitsalltag".

[106] Vgl. den Abschnitt „Die Vertiefung des Baches" in der Einleitung sowie Kap. 6, „Von unvermeidbar bis unnötig: Konfliktherde im Arbeitsalltag".

Wie wir weiter unten am Problem des Permasingens zeigen werden, bekommt das Wiederholen allerdings eine andere Tönung, wenn es in einem Maße stereotypen Charakter annimmt, das es in die Nähe psychiatrischer Symptome rückt.

Ein Nickerchen zwischendurch: Das Tun lassen

> *Beispiel 59: Mittlerweile ist Frau Fischer, die nach dem Lied die Arbeit an ihrem Joghurtkunstwerk nicht wieder aufgenommen hat, eingenickt. Die Therapeutin erinnert sich daran, dass sie in einer vorangegangenen Sitzung sagte: „Bei Ihnen kann man soooo schön schlummern", und lässt sie schlafen. Auch Frau Springer ist wieder eingenickt, und Frau Reinhardt sitzt unverändert mit geschlossenen Augen da. Die Therapeutin nimmt wahr, dass Frau Urban sich an diesem „unsittlichen" Verhalten stört, und bittet sie, sich nicht über das erhöhte Schlafbedürfnis ihrer Mitbewohnerinnen zu ereifern.*

Auch wenn durch das Singen immer wieder die Energie der Gruppe angehoben und ein Gemeinschaftsgefühl erzeugt wird, nehmen einige die Gruppe mehr wahr als andere. Generell nimmt ab einem bestimmten Grad demenzieller Betroffenheit die Fähigkeit, Gruppenzusammenhänge zu erkennen und in der Gruppe zu interagieren, stark ab, und weit fortgeschrittene Demenz beschränkt die sozialen Kontakte sogar auf dyadische Beziehungen (weshalb wir diesem Phänomen ein eigenes Kapitel gewidmet haben: Kap. 2.2). Das bedeutet jedoch nicht, dass stille, zurückgezogene Bewohner nicht an Gruppen teilnehmen sollten. Sie sind Teil einer heterogenen Gruppe dementer Personen und nehmen Anteil an den Aktivitäten der anderen. Die therapeutische Erfahrung zeigt, dass die Musik sich atmosphärisch mitteilt und ein Gefühl von Halt und Geborgenheit erzeugen kann.[107]

Zu akzeptieren, dass Gruppenteilnehmer schlafen, fällt vielen Therapeuten nicht leicht.[108] Die Therapie im offenen Setting erzeugt häufig Leis-

---

[107] Vgl. Kap. 3.3, „Modus 0".

[108] Im DCM (Dementia Care Mapping) wird heute anerkannt, dass vermehrter Tagesschlaf bei fortgeschrittener Demenz nicht unbedingt negativ zu werten ist und Rückzug oder Stille oft von Personen mit Demenz positiv beurteilt wird. Ebenso erfährt die mit dem Schlafen, Dösen oder Dämmern einhergehende Kontaktlosigkeit im EBQ als Modus 0 im

tungsdruck, verbunden mit der Vorstellung, der Erfolg der Therapie müsse durch einen hohen Aktivitätsgrad der Gruppe ablesbar sein. Dieser Druck wird verstärkt durch die von Organisatoren und Ausübenden der Altenpflege überwiegend vertretenen Auffassung, Musikgruppen dienten allein der Aktivierung oder Beschäftigung.[109]

Aber nicht nur Therapeuten und Altenpfleger stören sich an Rückzugsverhalten und dem Nickerchen zwischendurch. Auch Gruppenteilnehmerinnen wie Frau Urban, die – je höher die Angst vor dem mit Demenz einhergehenden Kontrollverlust, desto mehr – auf die Aufrechterhaltung gesellschaftlicher Normen bedacht sind, halten das schwer aus. Erneut ist hier die Therapeutin in ihrer Vermittlerrolle gefordert.

In der Therapie müssen nicht alle das Gleiche abkriegen, aber jeder soll das bekommen, was er braucht. Und sei es eine Mütze voll Schlaf. Den Tagesschlaf als Teil einer gesunden Lebensführung im Alter anzuerkennen, hilft der Therapeutin, sich von überzogenen therapeutischen Absichten zu lösen und eine angemessene Gelassenheit gegenüber den zumeist hochbetagten Bewohnern zu entwickeln. Es muss nicht immer etwas passieren.[110]

Das Teleobjektiv benutzen: Einzeltherapie in der Gruppe

Beispiel 60: Die Therapeutin nutzt die friedliche Ruhe nach dem Lied, um sich Frau Vinzent zuzuwenden, die bislang keine Notiz vom Gruppengeschehen genommen zu haben scheint und noch immer starr aus dem Fenster blickt. Sie setzt sich behutsam zu ihr und spricht sie einige Male zärtlich mit Vor- und Nachnamen an. Dann, der Blickrichtung Frau Vinzents folgend, erzählt sie, was sie sieht: Den Baum, das Wogen der Äste und Flattern der Blätter im Wind. Sie fragt sich und Frau Vinzent, ob sie die Musik gehört hat, und beobachtet, wie Frau Vinzents Gesichtszüge etwas weicher werden. Minuten verstreichen. Gelegentlich fällt ein Wort, ein Satz. Mit einem Teil ihrer Aufmerksamkeit achtet die Therapeutin darauf, wie sich die Stimmung beim Rest der Gruppe entwickelt, und spürt, dass

---

Hinblick auf ihre atmosphärischen Qualitäten eine Würdigung im therapeutischen Geschehen (Kap. 3). Dehm-Gauwerky (2006) betrachtet das Phänomen des Einschlafens in Einzelmusiktherapien mit dementen Personen aus psychoanalytischer Sicht.

[109] Vgl. Kap. 6 „Sich selbst nicht aus den Augen verlieren: Zur professionellen Selbstpflege“.

[110] Vgl. Kap. 3.3, „Modus 0“.

sie noch bei Frau Vinzent verweilen kann. Niemand wirkt ungeduldig, niemand fordert etwas von ihr. Sie beginnt zu singen: „Auf der Lüneburger Heide", das Lieblingslied von Frau Vinzent, dessen zotigen Refrainzusatz „du hast'n Klapps" sie noch bis vor einigen Wochen mitgesungen hat. Sie singt „Bester Schatz" und betont die Pause, in die der Zusatz fallen würde. In Andeutung eines Lächelns zucken die Mundwinkel der Bewohnerin und ihre Augen lösen sich aus der Starre, indem sie sich in Richtung der Therapeutin bewegen. Frau Vinzent versucht sogar etwas zu sagen.

Einzelkontakte sind in der Gruppenmusiktherapie keine Seltenheit, im Gegenteil: Bestimmte Gruppenkonstellationen entfalten sich als eine Folge von Einzelkontakten zwischen der Therapeutin und den Teilnehmern. Indiziert ist diese Vorgehensweise – wie im hier beschriebenen Fall – bei Zurückgezogenheit, aber auch bei starker Unruhe, Agitation[111] oder Verwirrtheit. Einzelkontakte bieten die Möglichkeit, den Bewohnern sehr individuell zu begegnen und ihnen größtmöglichen Raum zur Selbstbestimmung zu geben.

Die Einzelzuwendung schließt die Gruppe nicht aus. Im Gegenteil wirkt die Gruppe häufig unterstützend: Als Hintergrundchor, als zusprechende „Gemeinde", als Resonanzkörper. Auch spüren die Gruppenteilnehmer die Anwesenheit einer Person, die aufmerksam für individuelle Bedürfnisse und Befindlichkeiten ist, und können sich sicher sein, dass ihnen bei Bedarf diese Aufmerksamkeit ebenfalls zuteil wird. Ferner bietet der Einzelkontakt den Gruppenteilnehmern die Möglichkeit, sich für eine Weile zurückzuziehen, um sich von den Anforderungen der Gruppeninteraktionen zu erholen. Und schließlich kann es auch einfach interessant sein, einem Kinobesucher gleich, die Einzelinteraktion aus der Zuschauerdistanz zu verfolgen.

Bisweilen können Einzelkontakte aber auch zu eifersüchtigem Fordern („Jetzt singen sie doch mal wieder was für uns!") oder zu einem Auseinanderfallen des Gruppengeschehens führen.[112] Mit wachsender Erfahrung weiß die Therapeutin, die Feineinstellungen zwischen persönlicher Einzelzuwendung und Gruppenleitung zu regulieren, vergleichbar mit dem Wechseln eines Kameraobjektivs zwischen Weitwinkel- und Teleeinstellung.

[111] In der Filmszene „Links, links, links" erleben wir Frau Dronski in einem starken Ärgeraffekt, der in Form eines Einzelkontaktes in der Gruppe von der Therapeutin begleitet wird.
[112] Vgl. Kap. 1.2, „Typen, Charaktere und was den Menschen antreibt", Beispiel 27.

Eine andere Möglichkeit in Gruppen individuelle Arbeit mit Musik zu ermöglichen, ist der Einsatz von Kopfhörern. Durch sie können Menschen mit Demenz fokussiert hören, Wahrnehmungs- und Hörbeeinträchtigungen kompensieren sowie ihre individuelle Musik auch im Beisein von Menschen mit gänzlich anderem Musikgeschmack genießen. Allerdings können Kopfhörer auch isolieren, störend wirken und Ablehnung hervorrufen. Und schließlich lädt die Verfügbarkeit von Kopfhörern dazu ein, Beziehungsaspekte des gemeinsamen Musikhörens außer Acht zu lassen – eine einsame Angelegenheit. Der populäre Dokumentarfilm „Alive Inside – Musik gegen Demenz" und das darin behandelte Programm „Music and Memory" („personalisierte" Musiklisten via iPod und Kopfhörer) hat zu einem wachsenden Bewusstsein für die Bedeutung biographischer Musik, gleichzeitig aber auch zu einer unkritischen Befürwortung von Kopfhörereinsatz geführt. Das Video von Henry, einem der im Film portraitierten Heimbewohner, verbreitete sich in Windeseile im Internet und machte das Programm weltbekannt. Man wird sehr berührt von der heftigen emotionalen Reaktion Henrys. Solange dieser Einsatz mit Beziehungsangeboten begleitet wird – und nur diese Szenen werden in dem Film gezeigt – ist das auch sehr überzeugend. Allerdings werden „Risiken und Nebenwirkungen" von über Kopfhörer vermittelter Musik nicht thematisiert. Bis zum „worst case" gedacht: Wenn z. B. ein Patient allein gelassen wird und nicht in der Lage ist, sich den Kopfhörer selbst abzunehmen, artet das in musikalische Folter aus.[113]

Freisingen: Mit der Stimme improvisieren

Beispiel 61: Mittlerweile haben Frau Urban, Herr Klett und andere in den Gesang der Therapeutin eingestimmt und das Energieniveau der Gruppe steigt durch das gemeinsame Singen des Heidelieds wieder an. Die Therapeutin öffnet ihre Aufmerksamkeit wieder mehr für die Gruppe und beendet das Lied, indem sie den letzten Ton lange hält: „Bester Schatz, du weißt es jaaaaaaaaaaaah." Frau Lang hält den Ton ebenfalls, lacht dann hell auf und singt im Quintsprung noch einmal „Ja, jaaaaaaaaaah." Es schließt sich eine lebhafte Stimmimprovisation zwischen der Therapeutin und Frau Lang in der Tonart des zuvor gesungenen Liedes an.

[113] Siehe auch Kap.1.3, „Hören" und Kap. 1.2 „Das Leben in der Geschichte".

Das Einstimmen einiger Gruppenteilnehmer in den Gesang der Therapeutin öffnet das Geschehen wieder. Die Aufmerksamkeit der Therapeutin stellt sich wieder weit, ohne dass sie den Kontakt zu Frau Vinzent abbricht.

Improvisation im engeren, musikalischen Sinne spielt in Bezug auf Alter und Demenz eine untergeordnete Rolle, wie in Kapitel 1.6 „Musiktherapeutische Konzepte: Sich vertrauensvoll in einen Prozess der Improvisation stürzen" bereits diskutiert. Dennoch befreit sich die Musik mitunter aus den durch die Liedform vorgegebenen Strukturen und entwickelt sich für eine Zeitlang tonal improvisatorisch, etwa wie hier durch einen offen gehaltenen Schluss.

Aber auch in umgekehrter Richtung können Improvisationen entstehen: Wenn aus ungeformten Lauten Vokalisationen und vokalisierte Dialoge entstehen. Das improvisierende Aufgreifen stimmlicher Äußerungen durch die Therapeutin führt zu Form bildenden Prozessen und sinnvoll erlebter Beziehungsaufnahme. So können die noch verfügbaren Sprachrudimente musikalischen Charakter annehmen und – wie bei Frau Huber in Bezug auf das Lied „Wenn alle Brünnlein fließen" – mitunter wieder in ein Lied münden.

Improvisation findet schließlich auch und vor allem innerhalb der Lieder statt. Lieder sind Vehikel für affektive Interaktionen, die sich mimisch, gestisch und klanglich entfalten: lachend unterbrochene Liedstrophen, eine mangels Textkenntnis fortgesetzte Melodie auf „La", ein Laut- oder Leisewerden beim Singen. Lieder sind Kommunikation und kein Selbstzweck. Dementsprechend geht es auch nicht um das „korrekte" Vor- oder Absingen von Liedern, sondern um ein Öffnen des Materials in den ästhetisch-kommunikativen Raum. Dementsprechend gering ist die Bedeutung von schriftlichen Textvorgaben in Liederbüchern und -heften.

Anders herum oder in Schnipseln: Der Umgang mit Liederbüchern

Beispiel 62: Mehrere Gruppenteilnehmer äußern nun gleichzeitig die Lust, weitere Lieder zu singen, und wenden sich erwartungsvoll an die Therapeutin. Anstatt einen neuen Liedvorschlag zu machen, zieht diese aus ihrer Tasche ein Liederheft mit bekannten Volksliedern und reicht es Frau Urban. Die Rolle der Leiterin übernehmend, schlägt Frau Urban das Heft auf und findet schnell ein Lied, das ihr gefällt: „Hoch auf dem gelben Wagen." Sie stimmt es an, und die Therapeutin findet schnell eine passende Gitarrenbegleitung dazu. Die meisten Gruppenteilnehmer singen Teile dieses bekannten und beliebten Lieds mit und geraten in eine heitere, ausgelassene Stimmung.

Ein weiteres Medium wird in Form eines Liederbuchs[114] ins Spiel gebracht.

Der Umgang mit Liedtexten bedarf einer Reflexion, da noch immer viele Therapeuten über das sinnvolle Maß hinaus mit Liederbüchern arbeiten.

Tendenziell ruft der Einsatz von Liederbüchern eine Atmosphäre von Leistung hervor, was in Anbetracht der kognitiven Schwächen dementer Menschen problematisch ist. Mittel bis schwer demente Menschen werden durch Liedtexte mit einer Ebene ihres Daseins konfrontiert, die von demenziellen und altersbedingten Einschränkungen stark betroffen ist. Schwachsichtigkeit, mangelnde Konzentration und abnehmende Fähigkeit, die Textzeilen zu verfolgen, führen häufig zu Frustrationen und hemmen die Entfaltung des Singens im Bereich der Emotionen und Stimmungen. Die Konzentration auf das Lesen verhindert zudem die mit dem freien Singen von Liedern einhergehenden Interaktionen, da der Blick auf den Text und nicht auf die Mitsänger gerichtet ist. In vielen Fällen werden die Liederbücher einfach als Spielmaterial betrachtet, mit Eselsohren versehen oder in Schnipsel gerissen.

Was Liederbücher trotz dieser Einwände in der Musiktherapie mit Menschen mit Demenz dennoch ermöglichen können, deutet oben beschriebenes Beispiel an. Frau Urban wird in ihrer noch vorhandenen, allerdings im Alltag des Pflegeheims selten angesprochenen Fähigkeit, Lieder auszuwählen und Texte zu verfolgen, gefordert und gefördert. Das Liederbuch ist ein Mittel, in einer heterogenen Gruppe den unterschiedlichen kognitiven Niveaus gerecht zu werden. Außerdem rückt Frau Urban durch das Liederbuch in die Position der Leiterin und kann dadurch eine soziale Rolle ihres Lebens wieder aktivieren.

Ein weiterer Gewinn im Gebrauch eines Liederbuchs liegt darin, dass auch einmal seltenere Lieder oder mehr als nur die ersten Strophen gesungen werden. Das ermöglicht den Gruppenteilnehmern, im Mitsingen längst vergessen

[114] Für diesen Einsatz empfehlen wir die in Zusammenarbeit mit der Alzheimer Gesellschaft Mittelhessen entstandene Heftreihe des Tageszentrums am Geiersberg in Wetzlar: www.tageszentrum-am-geiersberg.de. Sie beinhaltet eine gute Auswahl bekannter Lieder in großer Schrift und übersichtlichem Layout. Für die Liedrecherche zur Erstellung einer eigenen Liedersammlung eignet sich die Website: www.ingeb.org.

geglaubte Lieder und Strophen zu erinnern, und hat Erfolgserlebnisse und Kompetenzgefühle zur Folge.

Auch wenn Liederhefte und -bücher also in bestimmten Situationen sinnvoll eingesetzt werden können: Zum Handwerkszeug der Therapeutin gehört es, möglichst viele Lieder auswendig zu können. Nur so kann sie die Therapiestunde prozess- und personenorientiert gestalten und Lieder flexibel als Medium der Beziehungsgestaltung verwenden. „To know a song by heart“ weist auf die emotionale Qualität hin, die ein Lied gewinnt, wenn es „im Schlaf“ gekonnt, also auswendig gesungen wird: Es kommt von Herzen. Im Übrigen bringt das Nicht-Kennen oder -Können eines Liedes viele Chancen mit sich, z. B. dass ein Gruppenteilnehmer plötzlich die Gelegenheit erhält, ein Lied ganz allein zu singen, oder dass Lücken entstehen (weil die Therapeutin nicht weiter kann) und plötzlich jemand weitersingt, von dem man das gar nicht vermutet.

Cantorrhoe: Das Problem des Permasingens

Beispiel 63: Frau Springer, die inzwischen wach und aufrecht in ihrem Stuhl sitzt, singt nun ohne Unterbrechung alles, was ihr in den Sinn kommt. Es scheint, als könne sie gar nicht mehr aufhören. Frau Urban stört sich an diesem – jedes musikalische Maß missachtenden – Gesang und beginnt, sich laut zu beklagen. Aus Gesprächen mit Pflegenden weiß die Therapeutin, dass Frau Springer häufig in diesen sich wiederholenden Singsang verfällt. Sie wechselt erneut den Platz und setzt sich zu Frau Springer. Aufmerksam die rudimentären musikalischen Strukturen des Gesangs verfolgend, interveniert sie durch einfache, gesprochene Fragen immer dann, wenn eine Phrase beendet ist. Frau Springer merkt auf, blickt die Therapeutin an, antwortet kurz und ... beginnt erneut zu singen. Einer spontanen Eingebung folgend fragt die Therapeutin: „Haben sie Schmerzen?“ Frau Springer baut das Wort Rücken in ihren Singsang ein. Die Therapeutin streicht ihr über den Rücken und die Qualität des Gesangs verändert sich hörbar: Was zuvor noch einem lauten Klagen ähnelte, wird weicher, leiser und in die Stegreifdichtungen fließen Äußerungen des Wohlbefindens ein.

Perseverationen, Palilalie, Echolalie und andere repetetive Verhaltensweisen treten bei Demenz nicht nur aufgrund hirndegenerativer Prozesse, sondern auch in Folge von Hospitalisierung oder psychischen Veränderungen auf. In Frau Springers Fall sind offenbar unentdeckte Schmerzen die Ursache ihrer stimmlichen Auffälligkeiten, die somit anders zu bewerten sind als die weiter oben beschriebene Lust an der Wiederholung von Altbekanntem.[115]

Bewohner, die ununterbrochen über längere Zeit laut singen, sind eine große Belastung für ihr Umfeld. Sie haben kein Gespür mehr für Pausen, Verläufe und andere zeitliche Strukturen. Dadurch wird ihr Gesang häufig nicht als Musik, sondern als Lärm empfunden. In ihren stereotypen Vokalisationen gefangen, nehmen diese Bewohner oft nicht mehr wahr, dass sie Urheber ihrer stimmlichen Äußerungen sind. Es ist die Aufgabe der Therapeutin, die Wiederholung von Handlungen wie von Liedern aus der Atmosphäre des Stereotypen zu befreien und ihren Sinn und Bedeutung zu verstehen. Über das musikalisch empathische Feedback der Therapeutin können manche Permasänger sich ihrer Selbstwirksamkeit wieder bewusst werden, und sei es nur für eine kurze Zeit.

Nice to have: Ein Instrument taucht auf

Beispiel 64: Die lebhafte und von unterschiedlichen Stimmungen geprägte Grundstimmung der Gruppe aufnehmend, stimmt die Therapeutin ein Wanderlied im Marschtakt an. Motiviert greift Herr Klett in seine Hosentasche und zieht eine Mundharmonika hervor. Kurzes Anpassen der Tonart und weiter geht's: Gitarre, Mundharmonika, Gruppengesang. Anschließend Applaus und lebhaftes Stimmgewirr, in dem Frau Springers Permasingen nicht weiter auffällt. Dass nun selbst Frau Urban ihm Anerkennung zollt, erfüllt Herrn Klett mit Stolz und Freude.

Das wichtigste Instrument in der Gruppentherapie mit dementen Menschen ist die Stimme. Dies noch einmal zu betonen, ist insbesondere deshalb von Bedeutung, da im Zusammenhang mit Musiktherapie häufig an ein großes Arsenal von Musikinstrumenten gedacht wird. Ob mit der Anschaffung einer Klangwiege, eines Dutzend Tamburins oder lateinamerikanischer Trommeln allerdings den Bedürfnissen dementer Menschen entsprochen wird, ist

[115] Zu den Problemen von Sprache und Schmerzen siehe auch Kap. 1.3 „Aktuelle Befindlichkeit".

zweifelhaft. Therapeuten tun gut daran, ihr Streben nach einem aufwendigen Instrumentarium kritisch zu hinterfragen. Häufig dienen Materialbeschaffungen in erster Linie der Sicherung der eigenen Handlungsfähigkeit oder des Status der Musiktherapie in der Einrichtung: Instrumente benötigen Raum und wirken repräsentativ.

Ähnlich wie Liederbücher können Musikinstrumente in bestimmten Situationen eine wertvolle Rolle spielen. In oben beschriebenem Beispiel taucht ein Instrument aus der Lebensgeschichte Herrn Kletts auf: eine Mundharmonika. Im Zusammenspiel mit ihm achtet die Therapeutin darauf, dass Herr Klett sich nicht überfordert, und ergänzt sein Spiel so, dass es im musikalischen Sinne gelingt.[116]

Instrumentale Fähigkeiten leiden häufig stark unter dem Einfluss von Demenzen, da motorische Koordination, Notenlesen oder das Spiel aus dem Gedächtnis hohes kognitives Vermögen voraussetzen. Menschen mit Demenz an „ihr" Instrument zurückzuführen, bedarf eines geschützten therapeutischen Rahmens, da es häufig mit Misserfolgserlebnissen einhergeht: Das musikalische Gehör ist noch vorhanden, die instrumentalen Fähigkeiten jedoch nicht mehr, und so spielen sich die Betroffenen praktisch ihre Defizite vor. Die Mundharmonika als weit verbreitetes Instrument in der heute von Demenz betroffenen Generation bildet da gewissermaßen eine Ausnahme. Viele Menschen mit Demenz, die das Instrument früher gespielt haben, beherrschen häufig noch ein oder zwei einfache Lieder oder können mitspielen, wenn bekannte Volkslieder angestimmt werden.

Eine Kapelle spielt auf: Die Verwendung von kleinen Perkussionsinstrumenten

Beispiel 65: Die Vitalität der Gruppe strebt ihrem Höhepunkt entgegen. Frau Urban schlägt Lieder vor, von denen Herr Klett einige mit der Mundharmonika begleitet. Frau Lang, Frau Huber und auch Frau Braun, die von ihrem Sessel aus zunehmend interessiert zugeschaut hat, klatschen im Takt in die Hände. Beherzt greift Frau Lang eine große rote Rassel,

[116] Ein weiteres Beispiel dafür, wie es einem Musiktherapiepatienten ermöglicht wird, seine verbleibenden instrumentalen Fähigkeiten weiterhin zu nutzen, zeigt die Filmszene „Fliegende Hände". Die von Sacks (2008) in einem sehr lesenswerten Buch beschriebenen Beispiele halten wir allerdings für seltene Sonderbegabungen.

die bislang unbeachtet vor ihr auf dem Tisch lag, und schwingt sie hoch über ihrem Kopf. Es ihr gleichtuend, ergreift Frau Huber eine zweite und schüttelt sie in ihre Richtung. Beide lachen.

Neben dem Einsatz von Instrumenten aus der Lebensgeschichte der Bewohner finden in der Gruppenmusiktherapie einfache Rhythmusinstrumente zur Liedbegleitung Verwendung.[117] Ihr an den Impulsen der Bewohner orientierter Einsatz markiert häufig besondere Momente einer Gruppenstunde. Im Anbieten der Instrumente geht die Therapeutin behutsam vor, indem sie sie zu Beginn der Stunde einfach auf den Tisch legt. Der Tisch steht hier als Spielfläche zur Verfügung und ermöglicht das eigeninitiative Aufnehmen und Ablegen von Instrumenten (und anderen Dingen).[118]

Es geht beim Einsatz von Musikinstrumenten nicht darum, den Beteiligten etwas beizubringen. Um den Anforderungsdruck niedrig zu halten, werden Bewegungsimpulse der Bewohner aufgegriffen und entsprechende Instrumente verfügbar gemacht. So kann eine Dirigierbewegung zum Schwenken einer Rassel oder das Klopfen auf den Stuhl zum Schlagen auf eine Trommel werden. Der Bewegungsimpuls wird durch den Instrumenteneinsatz verstärkt, was häufig zu positiven Erlebnissen führt.[119] Menschen, die ihre Stimme nicht einsetzen können oder wollen (zum Beispiel manche Männer, die Singrunden „weibisch" finden), gibt das Instrumentalspiel die Möglichkeit der Gruppenteilnahme, ohne mitsingen zu müssen oder untätig dabei zu sitzen.

Ähnlich wie beim Freisingen kann es über den Zugang eines Lieds zu freiem rhythmischem Spiel mit den Instrumenten kommen, das sich noch weit über das Liedende hinauszieht. Häufig werden aber die Instrumente nach Gebrauch zur Liedbegleitung auch bald wieder beiseitegelegt. Da die Musikinstrumente alten Menschen häufig fremd sind und Gegenstände häufig nicht

---

[117] Weitere Beispiele für den Einsatz von Instrumenten zur Liedbegleitung sind in den Filmszenen „Der Mai ist gekommen" und „Walli Gerstenkorn" zu sehen.

[118] Vgl. Filmszene „Der Mai ist gekommen".

[119] Eine sensible Wahrnehmung für das, was „werden will", ist Voraussetzung für diese Vorgehensweise. Van der Kooij (2007) hat für den pflegerischen Umgang mit Menschen mit Demenz den Begriff Mäeutik geprägt. Sie verbindet mit diesem Begriff, der in der Antike die Tätigkeit einer Hebamme beschrieb, ein Pflege- und Betreuungsmodell, das darauf abzielt, Verborgenes (Wissen, Fähigkeiten, Gefühle etc.) „auf die Welt" zu bringen.

mehr identifiziert werden können, kommt es auch oft zu Verkennungen: So wird eine Maraca zur Haarbürste und ein Klangholz zur Zigarre.

Musik bewegt: Tanz als Höhepunkt der Stunde

Beispiel 66: Die Stunde wird nun weitestgehend von den Bewohnern selbst gestaltet. Die in rascher Folge erklingenden Lieder sind lebhaft und beschwingt. Frau Fischer, wieder erwacht, lässt sich von der Therapeutin mit einem feuchten Tuch die Hände säubern. Noch einmal nimmt die Gruppe Frau Springers „Es geht alles vorüber" auf. Von ihren Gefühlen bewegt, steht Frau Fischer auf und wird von der Therapeutin spontan zum Walzertanz auffordert. Dadurch öffnet sich die Gruppe, und Frau Braun wird nun Teil der Runde.

Die Therapeutin nimmt in dieser Gruppenphase eine assistierende Rolle ein. Sie stützt die weitgehend selbstläufige Musik, wo immer nötig, und trägt Sorge dafür, dass sich die vitalen Impulse und Bedürfnisse der Bewohner zu gelungenen Handlungen und Kontakten entfalten können. Dabei ist sie keineswegs auf Musikalisches beschränkt, sondern – wie am Beispiel des Händesäuberns gezeigt – assistiert auch in pflegerischen Belangen.

Musik motiviert zum Handeln. Angeregt durch das Aufstehen Frau Fischers, nimmt die Therapeutin die sich steigernde Intensität der Gruppenaktivität in Form eines Tanzes auf. Sie knüpft damit an das bei vielen Menschen mit Demenz bestehende Bewegungsbedürfnis ebenso wie an eine für die betroffene Generation bedeutsame Kulturpraktik an. Seine positiven und ganzheitlichen Wirkungen machen das Tanzen zu einer der effektivsten Interventionen in der Musiktherapie. Häufig bildet das Tanzen den Höhepunkt einer Gruppenstunde, und eine Gruppe dementer Menschen ist dann kaum noch von einer Gruppe geistig gesunder Senioren zu unterscheiden.

Tanz kommt in Literatur und Fortbildung zum Musizieren mit dementen Menschen überwiegend im Zusammenhang mit angeleiteten Übungen als Tanzen im Sitzen oder in Verbindung mit Bewegungsliedern vor. Besonders bei schwerer Demenz sind diese von außen strukturierenden Aktivitäten jedoch häufig zum Scheitern verurteilt, oder sie prägen den Bewohnern eine Struktur auf, der sie sich folgsam beugen. Die künstlerisch orientierte

Therapie stellt die Selbstbestimmung der Menschen in den Mittelpunkt und fokussiert sich auf das behutsame Aufgreifen, Stützen und Verstärken von Impulsen der Personen, seien sie noch so unterschiedlich oder rudimentär. Jede intrinsisch motivierte Handlung ist für eine Person 1000 Mal wertvoller als angeleitete Aktivitäten.[120]

Ein Gast erscheint: Teilnahme von Pflegenden und Angehörigen

> *Beispiel 67: Von der ausgelassenen Stimmung im Raum herbeigelockt, schaut die Pflegerin, die zuvor Frau Eris in ihrem Zimmer versorgt hat, neugierig zur Tür herein. Die Therapeutin winkt sie in den Raum und lädt sie ein, sich am Tanzen zu beteiligen, sodass sie wieder zur Gitarre greifen kann. Geschickt fordert die Pflegerin Herrn Klett zum Tanz mit Frau Fischer auf und wendet sich selbst Frau Lang zu, um sie mitsamt ihres Walkers zur Tanzfläche zu führen.*

In offenen Gruppen sind Gäste willkommen. Sie können einbezogen werden, um einzelne Teilnehmer emotional zu begleiten oder – wie hier beim Tanz – musikalische Aufgaben zu übernehmen.[121] Die Musiktherapeutin bekommt darüber hinaus einen Eindruck davon, wie andere Personen den Kontakt mit den Bewohnern gestalten. So erhält sie weitere Perspektiven auf die Kontaktfähigkeit der Bewohner, die sich, wie bereits oben unter dem Stichwort Daueranamnese, erwähnt, zu unterschiedlichen Personen unterschiedlich verhalten.

In ruhigen Phasen einer Gruppestunde kann die Teilnahme von Pflegenden oder Angehörigen allerdings auch zu einer Herausforderung werden, da sie oft eine andere Auffassung von der Situation haben als die Therapeutin. So kann etwa die therapeutische Atmosphäre empfindlich gestört werden, wenn eine engagierte Angehörige musikalisch das Heft in die Hand nimmt und beginnt, ein Lied nach dem anderen anzustimmen – eine zumeist wohlmeinende freundliche Übernahme, die jedoch die gewährenden therapeutischen

---

[120] In den Filmszenen „Du liegst mir am Herzen“ und „Schneewalzer mit Lissy“ ist zu sehen, wie Tänze zwar von der Therapeutin initiiert werden, jedoch entsprechend den Impulsen der Bewohnerinnen einen ganz eigenen Verlauf nehmen.

[121] Das Hinzugesellen von anderen Menschen kann auch biografische Erfahrungen aktivieren, siehe Kap. 1.2, „Typen, Charaktere und was den Menschen antreibt“, Beispiel 28 und ist eine „Wiederbelebung sozialer Szenen“, vgl. Kap. 4.2.

Prinzipien außer Kraft setzt. Häufig kommt dadurch Leistungsdruck auf, Rollen werden unklar, Konkurrenzgefühle entstehen, die Langsamkeit geht verloren und die Bedürfnisse der Bewohner treten in den Hintergrund. Die Therapeutin ist dann aufgefordert, ihre Rolle und den therapeutischen Spielraum zu schützen, den Gästen eine Rolle zuzuweisen oder sie kurz über die Gepflogenheiten während der Musiktherapie aufzuklären.

Die Wogen glätten: „Einsammeln" von Affekten und Stimmungen

Beispiel 68: Nach zwei weiteren Walzern und einigen Wechseln der Tanzpartner wird bei einigen Bewohnern Erschöpfung spürbar. Die Therapeutin nimmt den Energieabfall wahr und lenkt die Musik behutsam in eine ruhigere Stimmungslage. Die Pflegerin hilft den Tanzenden, ihre Stühle wieder aufzufinden, wischt den Joghurt vom Tisch und verabschiedet sich aus dem Geschehen. Die Therapeutin nimmt Kontakt zu Einzelnen auf und fragt nach dem Befinden. Sie nimmt sich Zeit für kurze Gespräche und kümmert sich darum, dass alle bequem Platz finden. Diejenigen, die eben noch in gehobener Stimmung waren, lassen sich von der abebbenden Aktivität in die Ruhe führen. Frau Urban, Frau Lang und Herr Klett unterhalten sich über Tanzerlebnisse, wobei die Frauen von „alten Zeiten" berichten und Herr Klett – offenbar weit in die Vergangenheit eingetaucht – im Präsens spricht. Frau Huber wirkt ausgeglichen und lauscht dem Gespräch. Frau Vinzent lächelt schweigend und verfolgt mit dem Blick die Bewegungen der Therapeutin. Frau Fischer ordnet sorgfältig die Instrumente auf dem Tisch. Frau Reinhardt hat während der Tanzsequenz die Augen geöffnet und schaut abwesend in die Ferne. Als sie von der Therapeutin angesprochen wird, beginnt sie, leise zu weinen. Wissend, dass Frau Reinhardt nicht mehr spricht, singt die Therapeutin leise: „Ich weiß nicht, was soll es bedeuten, dass ich so traurig bin, ein Märchen aus uralten Zeiten, das kommt mir nicht aus dem Sinn". Frau Reinhardt drückt fest ihre Hand und lässt die Augenlider wieder sinken.

In der letzten Phase der Gruppenstunde sind die Verbundenheit unter den Bewohnern und die Aufmerksamkeit füreinander hoch. Viele zeigen Wohlbefinden, beteiligen sich an selbstläufigen Gesprächen oder nehmen beobachtend daran Anteil. Frau Lang, anfangs stark auf die Therapeutin fixiert, nimmt nun kaum mehr Notiz von ihr, sondern klönt mit Herrn Klett und Frau Urban, die sich regelrecht sympathisch geworden zu sein scheinen.

Es liegt nun in der Verantwortung der Therapeutin, für eine gute Abrundung des Geschehens zu sorgen. Sie nimmt sich viel Zeit, die Bewohner in ihrem gegenwärtigen So-Sein wahrzunehmen. In einer konzentrierten Art wechselt sie zwischen Tele- und Weitwinkeleinstellungen, um Befindlichkeiten einschätzen, das Fortdauern von Kontakten zwischen den Bewohnern zu erleichtern und Gefühle zu validieren. Erlebnisse klingen nach und die Therapeutin achtet darauf, dass die Bewohner zu einer seelisch-emotionalen Ausgeglichenheit finden.

Da Menschen mit Demenz aufgrund ihrer Ich-Schwäche starke Emotionen häufig nicht mehr selbst regulieren können, ist die Stabilisierung am Ende einer therapeutischen Stunde notwendig. Frau Reinhardt, von unbestimmter Trauer bemächtigt, wird von der Therapeutin mit einem ruhigen Lied begleitet, das die im Nebel der Demenz verschwundenen Ursachen ihrer Gefühle widerspiegelt.

Einen Weichen Übergang schaffen: Die Gruppenstunde beenden

Beispiel 69: Aus der Stationsküche ist vermehrt Geschirrklappern zu hören. Die Therapeutin verabschiedet sich sanft von Frau Reinhardt, wendet sich der Gruppe zu und äußert, dass es wohl bald Mittagessen geben wird. Frau Braun schaut irritiert; sie wähnte sich offenbar in einer abendlichen Atmosphäre. Nach und nach stimmt die Therapeutin auf die bevorstehende Mahlzeit ein, erklärt, dass sie nicht daran teilnehmen wird, und verbindet den Abschluss der Stunde mit dem Ausschenken eines Getränks. Während einige Bewohnerinnen Wiedersehenswünsche äußern, fällt es Frau Braun sichtlich schwer, sich aus der therapeutischen Beziehung zu lösen und zur neuen Situation hin zu orientieren. Sie steht auf und hält sich dicht an der Seite der Therapeutin, die ihr anbietet, vor dem Essen noch ein wenig spazieren zu gehen. Während in der Runde das Lied „Auf Wiedersehen" erklingt und die Hauswirtschafterin mit dem Geschirrwagen den Raum betritt, verlassen die beiden Frauen den Raum. Eine gemeinsame Runde über den Wohnbereich versetzt auch Frau Braun schließlich in die

> *Lage, am Mittagessen teilzunehmen. Die Therapeutin berichtet der Hauswirtschafterin und der hinzukommenden Pflegerin kurz von der Gruppe. Dann verabschiedet sie sich, um eine Einzeltherapie bei Frau Eris anzuschließen, bevor diese von der Pflegerin ihr Mittagessen erhält.*

Die Therapeutin geht aktiv in die Rolle der Leiterin und steuert den Übergang, der eine mögliche Quelle der Irritation für demente Menschen darstellt. Sie schafft einen Ausblick auf das Mittagessen als kommendes Ereignis und hilft den Bewohnern, sich zu dieser neuen Situation hin zu orientieren.

Im Gegensatz zum Beginn der Stunde ist nun, da sich die meisten Bewohner als Gemeinschaft erleben, ein Ritual angebracht. Das Abschiedsritual besteht aus dem Ausschenken eines Getränks und dem Singen des Liedes. Abschiedslieder wie „Muss i denn", „Auf Wiedersehen" oder „Ade zur guten Nacht" thematisieren neben der Trennung auch die Aussicht auf ein Wiedersehen, was den auf Begleitung angewiesenen Bewohner den Abschied erleichtert.[122] Da Menschen mit Demenz in der Regel über den Tag nicht genug Flüssigkeit aufnehmen (Kap. 1.3, „Ernährungszustand"), ist das Trinken häufig Teil der Gruppenstunde. In der Abschiedssituation gibt das Glas Bewohnerinnen wie Frau Huber oder Frau Springer, die während der Übergangsphase zum Mittagessen unruhig werden würden, Halt und Beschäftigung.

Während die meisten Therapieteilnehmer sich nun wohl und geborgen in der Gruppe fühlen, benötigt Frau Braun noch emotionale Begleitung in Form eines Einzelkontakts. Die gesellige Runde aus Musik und Tanz hatte sie in eine feierabendliche Stimmung versetzt und der „Einbruch der Realität" durch das Mittagessen löste Angst und Unruhe aus. Eine Gruppentherapie ist erst dann beendet, wenn auch diese Nachwirkungen aufgefangen sind. Eine kurze Übergabe an die Schicht habenden Pflegerinnen, in der die aktuellen Befindlichkeiten der Bewohner berichtet werden, ist ebenfalls Teil des Stundenabschlusses.

Im Anschluss an die Gruppenstunde bereitet sich die Therapeutin auf eine Einzeltherapie mit der bettlägerigen Frau Eris vor. Da die musiktherapeutische Begleitung weit zurückgezogen lebender Menschen mit schwerster Demenz sich grundsätzlich von der Arbeit in offenen Gruppen unterscheidet, widmen wir ihr das nächste Kapitel.

---

122 Weitere Beispiele des Abschiednehmens sind in den Filmszenen „Abschied: Guten Tag", „Abschied vom Rosengarten" und „Abschied von der Gitarre" zu sehen.

2.2 Sich sang- und klanglos entfernen? Einzelmusiktherapie für Menschen mit schwerer Demenz

Das Fortschreiten einer Demenzerkrankung kann bislang zwar mit verschiedenen Mitteln verlangsamt, allerdings nicht grundsätzlich aufgehalten werden. Es ist keineswegs so, dass musiktherapeutische Angebote dann an ihre Grenzen gelangen, wenn ein Mensch mit Demenz sich an einer Gruppentherapie nicht mehr aktiv beteiligen kann. Auch und gerade in der Spätphase der Demenz kann eine Musiktherapie, welche den veränderten Bedingungen Rechnung trägt, Spezifisches und Wesentliches zu einer würdevollen Betreuung beisteuern.

Einfühlsam begleiten statt festhalten und lenken

Die musiktherapeutische Arbeit mit Menschen, die in ihrer Demenzerkrankung schon so weit fortgeschritten sind, dass sie stark in sich gekehrt und „schwer erreichbar" erscheinen – sei es nun aufgrund nicht unterbrechbarer stereotyper Aktivitäten oder aufgrund apathischen Verhaltens –, erfordert im Vergleich zur Musiktherapie mit leicht bis mittelschwer Erkrankten einen abgewandelten Zugang zum Gegenüber.

Dieser verlangt einerseits die Beachtung bestimmter Rahmenbedingungen und ggf. die Anwendung spezifischer Methoden sowie andererseits eine auf diese Form der Begegnung abgestimmte therapeutische Haltung, welche prinzipiell eher durch ein Gewähren des aktuellen Seinszustands des Menschen mit Demenz ausgezeichnet ist. Die Bereitschaft, sich den beobachtbaren Veränderungsprozessen auszusetzen, ohne aufhaltend darauf einwirken zu wollen, macht eine Verankerung des Therapeuten in einer persönlichen Sinngebung erforderlich. Um dem Wegbrechen, Sich-Auflösen und dem Schmerz schwerst demenzkranker Menschen begegnen zu können, um das Unerklärbare, die Fragen und Zweifel ihrer Lebenssituation in einer existenziellen Tiefe ertragen zu können, bedarf es eines eigenen stabilen inneren Halts. Qualitäten der persönlichen Reife wie Achtsamkeit, Gelassenheit und Präsenz werden hierbei besonders hilfreich sein, wie auch ein klare Haltung zu Spiritualität (vgl. Thekaath/Muthesius 2015). Je gefestigter das innere Fundament des Therapeuten, desto authentischer und angstfreier wird er seine Begegnungen mit schwerst demenzkranken Menschen gestalten können.

Besonders herangehen an besondere Bedingungen

Wie im vorangegangenen Kapitel deutlich geworden ist, kann die gruppenmusiktherapeutische Arbeit mit Menschen mit Demenz einen Fächer an Überraschungseffekten, Unvorhersehbarkeiten, an Vitalität, Humor, an Widrigkeiten und erfüllten Momenten für alle Teilnehmer bereithalten. Sie erfordert viel Geschick, Gelassenheit und auch Experimentierfreude seitens des Therapeuten, der sich im Vertrauen auf sein Repertoire und seine Kompetenz in den Prozess der mehrdimensionalen Improvisation stürzt. Was ihm in der Gruppenmusiktherapie zuweilen zu viel erscheinen mag: das kontinuierliche Integrieren verschiedenster Bedürfnisse, das Unterstützen der leisen Wünsche und das Dämpfen mancher lauten im Sinne des gelingenden Miteinanders, das Kanalisieren berstender Lebendigkeit der einen neben höflicher Zurückhaltung der anderen. Worauf er sich dabei in jedem Falle stützen kann, das sind die sichtbaren und hörbaren Aktionen der Gruppenteilnehmer, ihre Artikulationen, ihre greifbaren und oft unmissverständlich deutbaren Reaktionen, ihre Meldungen und Rückmeldungen an ihn: Im gelungenen Umgang mit diesen klaren Zeichen bildet sich das therapeutische Geschick ab.

Häufig, aber durchaus nicht in jedem Fall, geht ein Voranschreiten im Krankheitsverlauf mit einer Abnahme der allgemeinen Vitalität bei Menschen mit Demenz einher. Gruppentherapien mit schwerer erkrankten Personen zeichnen sich im Allgemeinen durch einen reduzierteren Grad an Vitalität aus. Dem Musiktherapeuten fällt es eventuell schwerer, selbstläufige Kommunikationsprozesse unter den Teilnehmern anzuregen, er erfährt sich häufiger in der Rolle des Akteurs und Anleiters als in der des Mediatoren. In solchen Gruppen ist es notwendig, dass der Therapeut den Schärfegrad seiner Beobachtungs- und Wahrnehmungsfähigkeit an die eingeschränkten Ausdrucksmöglichkeiten der Teilnehmer anpasst. Nur so kann er sicherstellen, dass ihm eventuell zaghafte, aber wichtige Expressionen nicht entgehen. Die eingeschränkten Kompetenzen der Gruppenteilnehmer machen es zudem erforderlich, dass der Therapeut seine Zielsetzungen und Erwartungen bezüglich der Wirkung seiner Interventionen realistisch einordnet. Wesentlich ist die Beantwortung der Frage, welche Prozesse, Handlungen und Dynamiken in einer Musiktherapiegruppe mit Menschen mit Demenz im fortgeschrittenen Stadium überhaupt erwartbar sind – vor allem auch im Vergleich mit Verläufen aus Therapiegruppen mit Personen, die sich erst im frühen Demenzstadium befinden. Eine wirklichkeitsnahe Einschätzung der erwartbaren Phänomene bedeutet, dass der Therapeut implizit für sich selbst die Kriterien bestimmt hat, anhand welcher der Erfolg oder Misserfolg eines therapeutischen Prozesses festgemacht werden kann.

So individuell die Krankheitsverläufe verschiedener Personen sein können, so sehr unterscheiden sich auch die therapeutischen Settings, welche je nach Erkrankungsphase eine gelungene Begegnung am ehesten befördern können.[123] Häufig ist jedoch zu beobachten, dass es das Voranschreiten im Krankheitsprozess erfordert, dass Begegnungsräume geschützter und Reizangebote gezielter und reduzierter ausgesucht werden müssen. Das kann bedeuten, dass ein älterer Herr, der sich lange Zeit in großen, geselligen Runden am wohlsten fühlte, im weiteren Verlauf in kleineren, überschaubareren Gruppen am besten aufgehoben ist und schließlich in der Phase der Bettlägerigkeit einzeltherapeutisch betreut wird. Sich vermindernde Fähigkeiten der Menschen mit Demenz, relevante Reize von irrelevanten zu unterscheiden, sich an ein soziales Miteinander anzupassen oder abrupte Impulse zu kontrollieren, lassen häufig ein einzeltherapeutisches Setting ebenso sinnvoll erscheinen wie Immobilität durch Bettlägerigkeit und der vermehrte Konzentrationsbedarf auf Therapeutenseite. Häufig ist es günstig, schon im Vorfeld der Begegnung für eine reizkontrollierte Atmosphäre zu sorgen, um damit eine weitgehende Ungestörtheit zu gewährleisten. Ob dies z. B. direkt im Bewohnerzimmer geschieht oder durch einen gemeinsamen Spaziergang von der geselligen Wohnstube ins ruhige Therapiezimmer, ob ein Transport im Rollstuhl oder auch im Bett sinnvoll erscheint, das muss jeweils individuell entschieden werden.

Menschen, die sich in einem weit fortgeschrittenen Stadium der Demenz befinden, sagt man nach, sie hielten sich zunehmend mehr „in ihrer ganz eigenen Welt“ auf.[124] Diese Beschreibung trägt dem Umstand Rechnung, dass das Verhalten von Menschen mit Demenz in diesem Stadium für Außenstehende

[123] Vgl. Kap. 4.2 „Wiederbelebung sozialer Szenen“.

[124] Vielleicht in einer Traumwelt (Wojnar 2007); vgl. Kap. 1.5 „Phasen der Alzheimer Demenz“.

häufig immer weniger nachvollziehbar, verstehbar und einfühlbar wird. Während der eine Herr mit ungebrochenem Elan Tag für Tag ein und denselben Flurbereich abwandert und kaum zu einer Erholungspause zu bewegen ist, wirkt die andere Dame genauso abgekapselt von ihrer Umwelt, wie sie unbeweglich und teilnahmslos in ihrem Sessel aus dem Fenster zu schauen scheint. So genannte herausfordernde Verhaltensweisen wie aggressive Impulsdurchbrüche, beständiges monotones Lautieren, insistierende Kontaktsuche, unerwartete Kontaktabbrüche oder auch Apathie und Reaktionslosigkeit erschweren das Gelingen einer Begegnung erheblich. Der Wunsch schwer und schwerst dementer Menschen nach Austausch und Abgleich von Affekten mit einem Gegenüber scheint sich zu verringern. Ihre Fähigkeit zur verbalen Kommunikation schwindet zusehends, was ein Umlenken des Fokus auf nicht-verbale Ebenen der Kommunikation (lautsprachliche Äußerungen, Gestik und Mimik, Verhaltensformen) seitens des Begleitenden erforderlich macht.

Von außen betrachtet scheint es nur allzu einleuchtend, dass sich einfach mehr darum bemüht werden müsste, einen demenzkranken Menschen in seinen Äußerungen zu verstehen, je weniger nachvollziehbar diese im Verlauf der Krankheit werden. Wenn formulierte Wünsche uneindeutiger werden, muss logischerweise mehr Interpretationsarbeit geleistet werden. Leider beweisen aber alltägliche Erfahrungen aus der Praxis eher das Gegenteil – die Mühen des Deutens werden eher gescheut. Eventuell führt gerade die Uneindeutigkeit bzw. Mehrdeutigkeit bizarrer Verhaltensweisen dazu, dass Begleitende nicht engagierter nach deren Bedeutung suchen, sondern dazu neigen, sie eher als sinnlos zu titulieren.

Uneindeutig bleibt häufig auch, ob abnehmende Vitalität, Apathie und sich vermehrende Schlafphasen im Stadium der schweren Demenz Folgen beeinflussbarer Umstände sind oder nicht. Psychisches und physisches Unwohlsein können genauso die Ursache für ein Rückzugsverhalten sein wie eine falsche Medikamentendosis, Dehydrierung oder ungünstige Umgebungseinflüsse.[125] Auch sinnliche Über- oder Unterstimulation kann ein Rückzugsverhalten seitens eines Menschen mit Demenz befördern.[126] All diese Aspekte sind durch das Umfeld behebbar und müssen genau genommen im Ausschlussverfahren

---

[125] Vgl. Kap. 1.3 „Aktuelle Befindlichkeit".

[126] Aus diesem Grund sind gute Kenntnisse über physiologische Vorgänge und eine erhöhte Aufmerksamkeit für physiologische Prozesse seitens des Therapeuten vonnöten.

als Ursachen für apathisches Verhalten in Betracht gezogen und beseitigt werden. Sonntag et al. (2008) identifizieren zudem einerseits soziodynamische, andererseits psychodynamische Ursachen für passives Verhalten von Menschen mit Demenz.[127] Immer weniger beeinflussbar wird apathisches Verhalten dann, wenn die hirnorganischen Gründe dafür[128] Überhand gewinnen.

Der Umgang mit apathischem Verhalten bzw. dem Nichtbeachtetwerden durch die Person mit Demenz fordert dem Kontaktanbietenden eine Menge Geduld, Fantasie und Frustrationstoleranz ab. Damit diese Verhaltensweisen nicht fortdauernd als Zurückweisung und Kränkung erlebt werden, bedarf es eines hohen Maßes an kompensatorischer Reflexion darüber. Vor diesem Hintergrund scheint es einerseits nicht verwunderlich, dass schwer dementen Menschen insgesamt weniger soziale Betreuungsangebote anzugedeihen scheinen. Andererseits schmälert dieser Umstand keineswegs den Bedarf an psychosozialer Begleitung gerade dieser Personengruppe.

Im Folgenden werden – analog zum vorangegangenen Kapitel – charakteristische Phänomene und Aspekte aus Einzeltherapien mit schwerst dementen Menschen dargestellt. Die Darstellungsform variiert zu derjenigen in Kapitel 2.1 darin, dass die Erscheinungen nicht anhand einer fortlaufenden Stunde, sondern anhand mehrerer unterschiedlicher Situationen mit verschiedenen Protagonisten beschrieben und kommentiert werden. Sie trägt der Tatsache Rechnung, dass sich anhand einer einzigen Paarbegegnungen nicht alle bedeutsamen Aspekte erklären lassen. Auch diese Aufzählung ist keineswegs erschöpfend, die beschriebenen Interventionen mitnichten alternativlos. Die Therapieausschnitte sind dem Alltag einer stationären Wohngruppe für Menschen im fortgeschrittenen Stadium der Demenz entnommen, in welcher der Musiktherapeut im Angestelltenverhältnis tätig ist.

---

[127] Zeigt ein Mensch mit Demenz passives Verhalten, wird er vom betreuenden Personal scheinbar auch weniger ins Alltagsgeschehen einbezogen, was wiederum in einem Teufelskreis dessen Rückzugstendenzen verstärkt (vgl. Sonntag et al. 2008). Etwas anderes ist es, wenn der Rückzug als Folge eines wertzuschätzenden Bedürfnisses des Menschen mit Demenz zu betrachten ist: Dank psychischer Abwehrmechanismen wie Regression oder Dissoziation kann der Mensch mit Demenz dem Verlust sozialer Kontakte und den mit nachlassenden Ich-Funktionen einhergehenden Überforderungs- und Schamgefühlen selbsterhaltend gegenübertreten. Geht man von einem großen Gewicht dieser Verursachung aus, so ist es ethisch hinterfragbar, inwieweit mit Aktivierungsbemühungen tatsächlich im Sinne des zu betreuenden Menschen gehandelt wird.

[128] Zum Beispiel das schwindende prozedurale Gedächtnis.

Zum Ausfahren der Fühler: Vor dem Eintritt in eine Begegnung

> *Beispiel 70: Im Gespräch mit einer Pflegerin hat der Musiktherapeut gerade erfahren, dass Frau Gebsattel[129] seit mehreren Tagen deutlich unruhiger ist, sich in ihrem Bett viel herumwälzt und mit geschlossenen Augen vor sich hin murmelt. Mit der umgehängten Gitarre und einem Glöckchenstab in der Hosentasche macht er sich auf den Weg zu Zimmer 224, welches Frau Gebsattel bewohnt. Auf dem Weg dorthin lässt der Musiktherapeut eben Erlebtes in Gedanken verblassen und ruft sich hingegen das Bild der unruhigen Dame vor Augen. Er hört den Rhythmus seiner eigenen Schritte, überfliegt die Namensschilder an den Türen, die er passiert, räuspert sich und bleibt kurz vor dem geschlossenen Zimmer 224 stehen. Er atmet tief durch, wird sich seiner selbst gewahr, klopft an und betritt das Zimmer.*

In den Momenten, bevor der Musiktherapeut die Therapie mit Frau Gebsattel beginnt, stellt er seinen Wahrnehmungsmodus gleich einem Kamerazoom auf das nun Kommende ein. Diese Momente sind als wichtige Übergangsphase zu betrachten, in welcher erst die Grundlage für eine empathische, gelungene Begegnungsgestaltung geschaffen wird. Der Musiktherapeut bemüht sich darum, in dieser Übergangsphase eine rezeptive Grundhaltung einzunehmen, die durch Gewahrsein, Gespür und Einfühlung charakterisiert ist. Mehr als Theorie und Vorannahme wird gleich eine sinnlich orientierte Beurteilung der Atmosphäre sein therapeutisches Handeln einleiten. Den räumlich-atmosphärischen Bedingungen besondere Aufmerksamkeit zu schenken, kann zu einem ambientalen Wahrnehmungs- und Handlungsmodus führen (vgl. Sonntag 2005). In ihm nimmt der Musiktherapeut die Umwelt eines Menschen sehr sensibel wahr und berücksichtigt bewusst die Dynamik zwischen der ihn umgebenden Atmosphäre und seiner aktuellen Lebenssituation. Ambiental wahrnehmend stellt der Musiktherapeut aktiv Sinnzusammenhänge her und lauscht darauf, was aus dem Verhalten und den Äußerungen eines Menschen entstehen möchte.

---

[129] Die Namen aller Personen in den Fallbeispielen dieses Kapitels sind frei erfunden, vgl. Beginn der Einleitung.

Eintauchen in die Welt des Gegenübers: Der Wille zum Verstehen

Beispiel 71: Frau Meyerinck reagiert nicht darauf, dass sich der Musiktherapeut zu ihr ans Fenster gestellt hat. Der Blick über die herbstlichgrünen Felder lädt dazu ein, die Augen in die Weite schweifen zu lassen, doch das scheint Frau Meyerinck gerade nicht zu fesseln. Mit leicht zusammengekniffenen Augen streicht sie mit ihrem Zeigefinger die Fuge zwischen Rahmen und Scheibe entlang, scheint deren Beschaffenheit zu prüfen. Der Musiktherapeut lässt sich Zeit, diese Handlung zu beobachten, lässt die Szene auf sich wirken. Dann geht er um Frau Meyerinck herum, schiebt einen Blumentopf etwas zur Seite, zieht den Vorhang ein wenig zurück. Ein paar Handgriffe nur, dann wendet er sich der alten Dame wieder zu, lädt sie mit geneigtem Kopf und einem Lächeln zum Blickkontakt ein. Da Frau Meyerinck das Angebot nicht erwidert, beginnt der Therapeut nun seinerseits, eine Fuge des Fensters mit einem Finger zu inspizieren. Nach dem ersten Strich kommentiert er seine Handlung kopfschüttelnd mit einem klanglichen „Ts, ts, ts, ts, ts" und pustet sich hörbar den Staub von der Fingerspitze. Wenige Momente später äußert sich Frau Meyerinck mit einem kritischen „Hm, hm".

Der Musiktherapeut möchte bei Frau Meyerinck nicht den Eindruck entstehen lassen, dass er von ihr auf jeden Fall eine – möglicherweise schwer erfüllbare – Kontaktaufnahme erwartet. So stellt er sich wie beiläufig neben sie, lässt die Person auf sich wirken. Noch erschließt sich ihm der Sinn ihres Verhaltens nicht, aber er erkennt Frau Meyerincks Konzentriertheit. Er bemerkt, dass die alte Dame vertieft ist in das Prüfen der Fensterfuge, so sehr, dass sie die prachtvolle Aussicht aus dem Fenster völlig außer Acht lässt. Der Therapeut möchte vielmehr zunächst verstehen, was Frau Meyerinck in diesem Moment beschäftigt, wie sie möglicherweise empfindet, als dass er einen Kontaktmoment forciert. Jede Aktion und jeden Ausdruck der Dame wertet er als schöpferisch. Mit fürsorglichen Handlungen stützt und schützt er wertschätzend Frau Meyerincks Verhalten.[130] Darüber, dass er die Umgebung mitgestaltet, nähert er sich ihr vorsichtig an.

[130] Dem gleichen Prinzip folgt die Therapeutin in der Filmszene „Abschied 1: Guten Tag".

Dass auf seinen Kontaktversuch hin keine sichtbare Reaktion seitens Frau Meyerincks erfolgt, führt ihn nicht dazu, diesen direkt zu verstärken, eventuell eine Aufforderung daraus werden zu lassen. Er entscheidet sich hingegen in diesem Moment dafür, weiter in das Verstehen-Wollen der Situation zu investieren, und ahmt aus diesem Grund Frau Meyerincks Verhalten nach, lässt sich Zeit. Deren vorherige Reaktionslosigkeit deutet der Musiktherapeut implizit als Anregung um, kreativ einen weiteren Zugangsweg zu entwickeln. Anstatt das Kontaktproblem allein den Defiziten der betagten Dame anzulasten, erkennt er, dass dieses auch aufgrund einer zu reduzierten und fantasiearmen persönlichen Vorstellung von Kontaktanbahnung zustande gekommen sein kann. Beim Imitieren der Handlung formt sich in dem Musiktherapeuten innerlich eine kritische Bewertung über die Sauberkeit des Fensters, welcher er eine deutlich vernehmbare klangliche Gestalt verleiht. Er interpretiert das Gesehene akustisch, reichert die Atmosphäre damit an und macht der alten Dame damit erneut ein Kontaktangebot auf einer weiteren Ebene.

Menschen mit Demenz in ihrem Verhalten zu imitieren, stellt eine Möglichkeit dar, sich ihrer Erlebenswelt anzunähern. Sie ggf. auch mimisch nachzuahmen bietet dem Begleitenden die Chance, sich auch in die darin verkörperte Gestimmtheit des Gegenübers einzufühlen. Viel bedeutsamer ist jedoch der Effekt, dass damit dem Menschen mit Demenz die Kontrolle über die Situation zuerkannt wird – potenziell könnte er vorgeben, was der andere tun soll. Auf diese Weise wird ein fruchtbarer Boden für eine mögliche Kontaktaufnahme bereitet.

Zwischen Anklopfen und Umhüllen: Anpassen des Kontaktangebots

Beispiel 72: Herr Saling ist in seinem Bett auf eine Körperseite gelagert. Seine Hände hält er zu Fäusten verkrampft, wie nutzlose Werkzeuge unter seinem Kinn. Seine Augen und sein Mund sind geöffnet; wach ist er, jedoch blickt er bloß auf die kahle Wand, von der sein Bett nur einen Meter entfernt steht. Die Szenerie wirkt still und trist auf den eingetretenen Musiktherapeuten, der sich mit einem Stuhl nun in Herrn Salings unmittelbares Blickfeld gesetzt hat. Der Blick des betagten Herrn fixiert ihn nicht, er wirkt unbeeindruckt von der Veränderung in seinem Umfeld. Der Therapeut lässt zunächst seinen Ausdruck auf sich wirken und registriert seinen

Rhythmus des Ein- und Ausatmens. Mit ein paar dezenten, aber klaren Arpeggios auf der Gitarre gibt er der wahrgenommenen Atmosphäre eine erste klangliche Gestalt. Er lässt sich selbst hineingleiten in das Erspüren der Atmosphäre und in die erzeugten Klänge, lässt seinen Blick über Herrn Salings Bett hinwegschweifen, fokussiert den bettlägerigen Herrn jedoch in kurzen Abständen immer mal wieder, um nach Veränderungen in Ausdruck oder Verhalten zu schauen. Ohne eine offensichtliche Reaktion Herrn Salings registriert zu haben, lässt der Therapeut die Töne verklingen und stellt seine Gitarre zunächst zur Seite. Er rückt seinen Stuhl weiter an das Bett heran, nähert sich dem Gesicht des Herrn ein wenig mehr, berührt dessen rechte Hand und begrüßt ihn in freundlichem Stimmklang mit „Guten Tag, Herr Saling". Unvermittelt wendet ihm der betagte Herr seinen Blick zu.

Wenn der Musiktherapeut die wahrgenommene Atmosphäre vertont, bevor ein erster klarer Kontakt mit dem Gegenüber stattgefunden hat, führt er zunächst einen neuen Reiz in die Situation ein, auf den sich sowohl seine eigene Aufmerksamkeit als auch potenziell die des Menschen mit Demenz richten kann. Nicht in jedem Fall ist ein solches Vorgehen angebracht. Sicher aber dann, wenn dem Therapeuten bekannt ist, dass Kontaktmomente mit einem Menschen ohnehin langer Vorbereitungszeit bedürfen bzw. selten sind, oder weil bekannt ist, dass eine zu große Direktheit sie im Keim ersticken würde. Über die Vertonung der Atmosphäre hält er die Situation zunächst frei von Aufforderungsdruck und gewährt sich selbst und dem Gegenüber eine Zeit des Lauschens. Über die einende Kraft von etwas Drittem, dem gemeinsame Aufmerksamkeit geschenkt werden kann, wird der Boden für die potenzielle gegenseitige Annäherung bereitet. Klanggestalten und Lieder wirken umhüllend und haben Resonanz schaffenden Charakter, indem sie in Übereinstimmung mit dem Zustand des Menschen mit Demenz und der Raumstimmung ausgesucht werden. Sie werden eingesetzt in ihrer Funktion als Gefäß und Rahmen für die aktuelle Szenerie.[131]

Ankerpunkte der Improvisation des Musiktherapeuten sind Herrn Salings Ausdruck, sein Atemrhythmus und die momentane Entscheidung, die wahrgenommene Stimmung in der Vertonung zunächst zu verstärken. Die Idee, sich

[131] Vgl. Kap. 3.3, „Modus 0".

bei der Liedauswahl bzw. während der Improvisation an den verbliebenen Ausdrucksmöglichkeiten des wenig reagiblen Gegenübers zu orientieren,[132] basiert auf der Annahme, dass das Erleben von Synchronisation die Entstehung von zwischenmenschlichem Kontakt befördern kann. Festzustellen, dass verschiedene Reize miteinander korrespondieren, fördert nach Stern (2007) das Empfinden für das auftauchende Selbst und das Empfinden des auftauchenden Anderen.[133] Unterschiedliche Ereignisse werden miteinander in Verbindung gebracht und begründen so Momente des Auftauchens des Selbst- und Beziehungsgefühls. Da von Seiten des schwer erkrankten Menschen nur wenige bzw. häufig uneindeutige Signale ausgesendet werden, ist der Musiktherapeut in seinem Vorgehen auf das Arbeiten mit seinen subjektiven Wahrnehmungen, Vermutungen, Erinnerungen und seinem intuitivem Gespür angewiesen.[134] Oft entsteht die Notwendigkeit, dass der Therapeut intuitiv interpretieren muss, was seinem Gegenüber in dieser Situation gut tun könnte. In manchen Situationen wird es das Gewähren, Umhüllen, Annehmen des Ist-Zustands sein, für welches er sich auch in der entsprechenden Auswahl seiner Musik entscheidet. In anderen Momenten wiederum wird er sich gezielt dafür entscheiden, der aktuellen Stimmung etwas entgegenzusetzen, das Gegenüber herauszufordern und so auf eine Veränderung bzw. Reaktion hinzuarbeiten. Musik als Medium eignet sich hervorragend für das flexible, nuancenreiche Changieren zwischen Gewähren und Fordern, zwischen Anklopfen und Umhüllen, welches bei Kontaktangeboten für schwer demenzkranken Menschen erforderlich ist. Das eigene Handeln wird dabei kontinuierlich mit den Reaktionen des Gegenübers abgeglichen und gegebenenfalls neu an diese angepasst. Jede Äußerung ist wertvoll und kann musikalisch beantwortet, moderiert und eingeordnet werden.

Auch wenn das Gegenüber nicht erkennbar reagiert, akzeptiert der Therapeut im aufforderungsarmen Spiel zunächst grundsätzlich dessen So-Sein. Diese Haltung ist auch in solchen Phasen angemessen, in denen der Mensch mit Demenz einen kurzzeitigen Rückzug benötigt. So wird ihm die Möglichkeit eingeräumt, ganz bei sich und trotzdem nicht allein zu sein.

---

[132] Zum Beispiel an Frequenz und Charakter des Atemrhythmus, gezielten und unwillkürlichen Bewegungen, Äußerungen und Lauten

[133] Vgl. Kap. 3.2 „Das Evaluierungsinstrument zur Einschätzung der Beziehungsqualität (EBQ)".

[134] Anschaulich wird dieses Vorgehen in der Filmszene „Ja, das weiß ich" dargestellt.

Für den Therapeuten ist es mitunter nicht einfach, in diesem Kontaktmodus (Modus 0)[135] therapeutische Präsenz aufrechtzuerhalten – ein Grund dafür, bei der musikalischen Gestaltung auch auf ganz eigene Impulse zu achten und auch bewusst die eigene Musik zu entwickeln. Je weiter die Demenzerkrankung fortschreitet, desto häufiger wird dieser Modus im therapeutischen Angebot überwiegen.

In der obigen Szene entscheidet sich der Musiktherapeut schließlich dafür, etwas stärkere Reize zu setzen, um einen Kontaktmoment zu befördern. Er fordert Herrn Saling gezielter zu einer Reaktion heraus, indem er ihn in drei Sinnesmodalitäten zur gleichen Zeit anspricht. Sich visuell mehr in Szene setzend und Herrn Saling gleichzeitig berührend spricht er ihn mit dessen Namen an.

Ursprüngliches wieder entdecken: Unterwegs zu elementaren Formen von Musik

Beispiel 73: Die ungewöhnlichen Laute sind schon von Weitem hörbar. Frau Röhl ist mit ihrem Rollstuhl an einem Tisch am hinteren Ende des Tagesraums geschoben worden. Für sie ist dieser Platz ungewohnt; auch ihr Gegenüber an diesem Tisch, den stämmigen Herrn Bukowski, hat sie bislang noch nicht kennen gelernt. Ihre lautsprachlichen Äußerungen klingen hörbar erregt. Wenn sie sich auch nicht mit Worten verständlich machen kann, so ist ihr Ausdruck der Verärgerung doch unmissverständlich. Der Musiktherapeut entschärft die Situation zunächst dadurch, dass er Frau Röhl nach eingeholter Erlaubnis aus dem Tagesraum hinausbringt und an einen ruhigen Tisch in einem lichtdurchfluteten Erker geleitet. Kaum dort angekommen, vertont der Musiktherapeut die angenommene Beruhigung und Erleichterung von Frau Röhl mit mehreren tiefen, lang gezogenen Seufzern. Sofort antwortet die alte Dame engagiert mit klangvollen Wortfetzen und Silbenbruchstücken. Sie scheint ihr vorheriges Verhalten rechtfertigen zu wollen und gestikuliert erklärend zu ihrer Rede dazu. In ähnlichem Singsang gibt sich der Musiktherapeut mal bestätigend, mal fragend und so enstpannt sich für mehrere Minuten ein

[135] Vgl. Kap. 3.2 „Das Evaluierungsinstrument zur Einschätzung der Beziehungsqualität (EBQ)".

melodiöser Dialog zwischen den beiden. Nachdem alles Wichtige gesagt scheint, beginnt der Therapeut das Lied „Kein schöner Land" zu summen, in welches Frau Röhl lächelnd einstimmt.

Die Fähigkeit zur Wahrnehmung von Musik ist selbst im fortgeschrittenen Stadium der Demenz zu großen Teilen erhalten. Es ist der verarbeitbare Komplexitätsgrad musikalischer Strukturen, welcher sich im Verlauf der Erkrankung reduziert, wie Miltner (1998) feststellt. Wenn die verbale Vermittlung von Inhalten einem Menschen mit Demenz immer weniger gelingt, wird er zusehends mehr auf nonverbale, prosodische und damit musikalische Aspekte von Kommunikation rekurrieren, um sich verständlich zu machen. Das Vorgehen, die semantisch verworrenen Äußerungen eines Menschen mit Demenz musikalisch zu verstehen und auch auf diese Weise zu beantworten, ähnelt dem frühen Dialog, den eine Mutter mit ihrem Kind führt. Wie eine Mutter intuitiv die kommunikativen Kompetenzen ihres Säuglings aufgreift, pointiert und so dessen Sprachentwicklung fördert (vgl. Papoušek 1994), so stützt der Musiktherapeut Frau Röhls verbliebene Mitteilungsfähigkeit auf ähnliche Weise durch seine Art der musikalischen, lautmalerischen Beantwortung der entsprechenden Äußerungen. Im späten Stadium der Demenz benutzen die betroffenen Personen für die Verständigung zunehmend zusammenhanglose Silben und Laute, schließlich elementare Ausdrucksformen wie Summen, Brummen, Rufen, Brabbeln und Lallen. Expressionen wie diese stellen gleichermaßen die ursprünglichen Vorläufer der Sprache wie der Musik dar. Um dem Menschen mit Demenz möglichst auf Augenhöhe zu begegnen, wird ein Musiktherapeut auch hauptsächlich seine eigene Stimme zum Einsatz bringen, vokalisieren und lautmalerische Dialoge in Gang bringen, je weiter der Mensch mit Demenz in elementare Daseinsformen zurück- bzw. vorangleitet. Die Stimme ist das unmittelbarste, direkteste, ursprünglichste Instrument des Menschen und steht ihm jederzeit zur Verfügung. Intensiver als bei der Verwendung anderer Instrumente wird sie die persönliche Zuwendung des Therapeuten zu seinem Gegenüber vermitteln, aber auch ein authentischer Spiegel seiner eigenen Gestimmtheit in Relation zu dem Menschen mit Demenz sein.

Klangvolle Begleiter: Musikinstrumente im Einsatz

Beispiel 74: Herr Brulow ist unruhig. Soweit es ihm möglich ist, bewegt er sich in seinem Rollstuhl fort, indem er sich mit seinen Füßen vom Fußboden nach hinten abstößt – bis er wieder ein Hindernis erreicht. Nicht immer kann sofort eine helfende Hand kommen, die seinen Rollstuhl wieder in eine Richtung dreht, in der er sich wieder ungehindert bewegen kann. Der Zeigefinger seiner rechten Hand schlägt unentwegt auf den Daumen, als ob er auf dem an seinem Gefährt befestigten Tischchen eine Zigarette an einem Aschenbecher abklopfte. Der Musiktherapeut setzt sich auf einem fahrbaren Bürostuhl, seitlich gegenüber Herrn Brulow positioniert, und begleitet ihn so auf dessen kurzen Wegen. Er steckt in Herrn Brulows rechte Hand achtsam einen Trommelstock. Herr Brulow greift sofort zu und schlägt nun – sich weiter fortbewegend – rhythmisch mit dem Stock auf seinen Tisch, bis er in seiner Bewegung wieder von einem Hindernis gebremst wird. Die entstandene Irritation nutzend, bringt der Therapeut eine Marschtrommel in einem solchen Winkel vor den Herrn, dass dieser mit dem Trommelstock direkt das Fell des Instruments trifft. Das plötzlich veränderte Geräusch überrascht Herrn Brulow. Verwundert hebt er den Blick und schaut kurz fragend in Richtung des Musiktherapeuten. Durch dessen freundliches Nicken ermuntert, setzt er nun – scheinbar deutlich bewusster – sein Spiel fort. Sofort unterstützt der Musiktherapeut das Selbsterleben, indem er spontan das Lied „Hoch auf dem gelben Wagen" anstimmt.

Musikinstrumente eignen sich wunderbar dazu, Personen im fortgeschrittenen Demenzstadium die Erfahrung von Selbstwirksamkeit und Urheberschaft zu ermöglichen.[136] Durch den übergreifenden Fähigkeitsverlust werden ich-stabilisierende Erlebnisse im Verlauf der Erkrankung allgemein immer rarer. Damit verschärft sich die Spirale der Entmächtigung von Menschen mit Demenz in diesem Stadium; das Fortschreiten der Krankheit wird begünstigt. Die selbsterzeugten Klangereignisse jedoch scheinen bei Herrn Brulow ein

[136] Dieser Aspekt wird anschaulich verdeutlicht in den Filmszenen „Musik Fernost" und „Der Mai ist gekommen".

kurzes Aufblitzen von Eigenmächtigkeit zu bewirken.[137] Die funktionalisierte Marschtrommel wird als Geräuschquelle identifiziert und wird Objekt intentionaler Bewegungen.[138]

Ab einem gewissen Punkt ist es dem Menschen mit Demenz nicht mehr möglich, einen absichtsvollen Bezug zu einem Musikinstrument herzustellen, es zu funktionalisieren, zu erkennen und als solches zu benutzen. Dann können einige Instrumente aber eingesetzt werden, um angenehme taktile Reize auf den Körper des Menschen mit Demenz zu übertragen. Es eignen sich dafür solche Musikinstrumente, die eine besonders fühlbare Vibration erzeugen wie z. B. eine Kantele, eine Klangschale, eine Körpertambura oder natürlich die menschliche Stimme. Ob es angemessen ist, das Instrument direkt auf den Körper des zu behandelnden Menschen aufzulegen oder ob es besser etwas entfernter vom Körper gespielt wird, ist von Situation zu Situation und von Therapeut zu Therapeut differenziert zu entscheiden. Werden Instrumente direkt aufgelegt und gespielt, so geht der Musiktherapeut das Risiko ein, eine übergriffige Situation zu erzeugen. Die häufig unklaren Reaktionen seitens des Menschen mit Demenz lassen eher für einen zurückhaltenden Gebrauch dieser Methode plädieren. Demgegenüber vermögen vom Körper entfernter gespielte Instrumente eventuell kaum taktile Reize zu erzeugen.

Beschränkt sich der Musiktherapeut ausschließlich auf das Singen und Summen ohne weitere instrumentale Unterstützung, so kann er parallel dazu Berührungen anbieten, die synchron zum einhüllenden Klang Wärme und beruhigende Nähe vermitteln. Er ermöglicht dem Menschen mit Demenz ein coenästhetisches Wahrnehmungserleben, welches im Idealfall mit tiefem Geborgenheitsempfinden einhergeht. Mit Streichen und Klopfen kann er dem Gegenüber den Rhythmus des Gesungenen spürbar machen und damit die Wahrscheinlichkeit einer Synchronizitätswahrnehmung erhöhen. Ohnehin gewinnt der Einsatz von Körperkontakt mit Menschen in fortgeschrittenem Demenzstadium ungleich an Bedeutung. Die Notwendigkeit, in der therapeutischen Arbeit mit diesen Menschen möglichst alle deren verbliebenen Wahrnehmungskanäle zu nutzen, lässt die Grenzen zwischen Methoden

---

[137] Beziehungsfähigkeit im Modus 3: Kontakt zu sich selbst/Selbsterleben, vgl. Kap. 3.3 „Die Kontakt- und Beziehungsmodi: Merkmalslisten".

[138] Derselbe Aspekt findet sich auch in der Filmsequenz „Der Mai ist gekommen" wieder: Frau Bockje exploriert den Schellenring (Modus 3).

und auch den Professionen der Betreuenden verschwimmen. Das heißt, dass musikalisches Handeln in diesem Sinne sehr wohldosiert eingesetzt wird. Manches Mal ist der Mensch mit Demenz über einen anderen Kanal viel besser erreichbar, und manches Mal kommt die Musik deswegen auch gar nicht zum Einsatz.

Bei dieser sehr basalen und intensiven Art von therapeutischer Arbeit kann es dem Musiktherapeuten ungewohnt anstrengend erscheinen, ausschließlich mit seiner Stimme einen Klang zu erzeugen, der so authentisch und gleichzeitig zerbrechlich die Begegnung gestaltet (vgl. von Hodenberg 2013). Er mag es als angenehmer erleben, die zarte akustische Gestalt evtl. durch monochrome Klänge z. B. von einer Körpertambura oder einem Monochord zu unterstützen. Einerseits vermag diese Füll- und Stützfunktion von Musikinstrumenten die Begegnung zu bereichern und abzurunden. Andererseits können Instrumente auch eine fühl-, sicht- und hörbare Barriere zwischen dem Therapeuten und dem Menschen mit Demenz darstellen, welche einen noch intimeren Kontakt vereitelt. Insbesondere größere Instrumente wie z. B. eine Gitarre, welche vor dem Körper des Therapeuten gehalten wird und ihm nicht ermöglicht, den Menschen mit Demenz zeitgleich mit einer Hand zu berühren, bringen diesen Aspekt mit sich. Der Einsatz eines Musikinstruments zur Nähe-Distanz-Regulierung kann sowohl im Sinne des Menschen mit Demenz als auch des Therapeuten geschehen. Sofern eine von beiden Personen Gefahr läuft, von der Intensität an zwischenmenschlicher Nähe überrollt, bedrängt oder überfordert zu werden, macht der bewusste Einsatz eines abgrenzenden Objekts Sinn. Nicht ein möglichst intimes Erleben soll das Ziel der therapeutischen Begegnung sein. Die in diesem Moment angemessene Distanz zwischen den Beteiligten ist bei jedem Mal neu zu erspüren und anzupassen.

Sich bemühen oder sich empfehlen: Wenn das Gegenüber vor sich hin dämmert

Beispiel 75: Läuft der Therapeut an Frau Prillers Sitzplatz im belebten Flur vorbei, so kann er davon ausgehen, dass sie versucht, in ihren Möglichkeiten mit ihm einen Kontakt aufzubauen. Mit tendenziell weinerlichem Stimmklang gibt Frau Priller unmissverständlich auffordernde Summlaute von sich. Der Einladung gerne folgend setzt sich der Musiktherapeut neben

Frau Priller an den Tisch, begrüßt sie mit ein paar Worten und bietet dann vorsichtig ein paar variierende Summphrasen an. Nach wenigen Momenten schließt Frau Priller die Augen und verstummt schließlich. Der Therapeut begleitet diesen Rückzug zunächst durch einfühlsame Zurückhaltung in seinen Angeboten. Schließlich macht er einen Anlauf, Frau Priller wieder zu „wecken", indem er ihr neue, anregende Impulse liefert. Doch selbst die Kombination mit einer deutlichen Berührung lockt Frau Priller heute nicht aus ihrer Apathie. Gelassen singt der Musiktherapeut daraufhin ein ruhiges Volkslied, selbst zurückgelehnt aus dem Fenster blickend. Nach einem weiteren prüfenden Blick auf Frau Priller verabschiedet er sich schließlich höflich und schiebt seinen Stuhl an den Tisch zurück.

Nicht selten geschieht es, dass eine Person im fortgeschrittenen Stadium der Demenz unvermittelt einen bestehenden Kontakt abbricht bzw. sich gar nicht erst aus ihrem Schlaf- oder Dämmerzustand herauslocken lässt. Letzteres ist auch keineswegs als ultimatives Ziel therapeutischer Bemühungen zu betrachten.[139] Wir gehen davon aus, dass jeder Mensch, insbesondere in seiner letzten Lebensphase, auch ein Recht auf Apathie hat, auf einen Existenzmodus, der von außen nur wenig einfühlbar, mitunter schwer tolerierbar ist, jedoch für die Person mit Demenz keineswegs eine verminderte Lebensqualität bedeuten muss.[140] Es wird vielleicht nur selten deutlich werden, inwieweit ein Mensch mit Demenz in seinem Dämmerzustand von einem musiktherapeutischen Angebot profitiert. Allerdings resultiert die Frage „Was kommt überhaupt beim Anderen an?" hauptsächlich aus dem Bedürfnis der Betreuenden, die Effizienz ihres Handelns beurteilen zu können. Schließlich ist das – mitnichten nur passive – Zuhören und Zuschauen der Menschen mit Demenz in diesem Krankheitsstadium als durchaus stimmige Form der Teilhabe am sozialen Geschehen zu verstehen. Eigenaktivität und autonome Impulse treten gegenüber einer zurückhaltenden Partizipation am sozialen Miteinander immer mehr in den Hintergrund.

Die Frage danach, ob es angemessen ist, das Gegenüber schlafen, dämmern oder dösen zu lassen, ist nur im Einzelfall zu beantworten. Hilfreich bei

[139] Vgl. Kap. 2.1, „Ein Nickerchen zwischendurch: Das Tun lassen".

[140] Denn während Apathie im leichten Demenzstadium eher mit schlechtem Wohlbefinden einhergeht, kann sie im fortgeschrittenen Stadium der Demenz zu positiver Lebenszufriedenheit führen und protektive Funktionen erfüllen (vgl. Müller-Hergl 2008).

der Beantwortung sind folgende Überlegungen bzw. genaue Beobachtungen: Kann man die Ursache für die Apathie eruieren? Liegt ihr z. B. eine körperliche Schwäche aufgrund einer Erkältung zu Grunde oder handelt es sich dabei vielleicht um ein gewohntes Päuschen zu dieser Tageszeit etc.? Benötigt das Gegenüber eine Phase des Rückzugs? Wie reagiert der Mensch mit Demenz auf behutsame Aufweckversuche? Welche Erwartungen haben Außenstehende an die musiktherapeutische Arbeit? Erwarten z. B. Angehörige, dass der Mensch mit Demenz in den musiktherapeutischen Kontakten auf jeden Fall aktiviert wird, das „etwas passiert"? Welche Gegenübertragungsphänomene zeigen sich beim Therapeuten? Gegebenenfalls akkumulieren sich so Hinweise darauf, inwieweit ein Aufbau und Aufrechterhalten eines Kontakts in dem aktuellen Moment angemessen ist. Zum inneren Arbeitsmodell des Therapeuten zählt in jedem Fall, dass auch fortdauernde Kontaktlosigkeit für ihn in Ordnung bleibt. Er hat hierfür angemessene (z. B. Atmosphäre gestaltende) Interventionen parat und könnte aber ebenso das Beenden seiner Bemühungen begründen.

Ein Dritter im Bunde: Angehörige am Geschehen teilhaben lassen

> *Beispiel 76: Tag für Tag besucht Frau Segebrecht ihren Vater im Seniorencentrum. Er ist seit über neun Jahren an Demenz erkrankt, muss seit zwei Jahren im Bett liegen und scheint dies meiste Zeit des Tages vor sich hin zu dämmern. Die töchterliche Zuneigung zeigt sich in der Kontinuität der Besuche, in den täglichen Mitbringseln und in Frau Segebrechts ungebrochener Sorge um ihren Vater. Jedoch verlässt sie dessen Zimmer tagtäglich sehr schnell wieder, kaum dass sie ein paar Minuten mit ihrem Vater verbracht hat. Schließlich lädt der Musiktherapeut Frau Segebrecht eines Tages ein, ihn bei einem seiner Besuche bei Herrn Segebrecht sen. zu begleiten. Bereitwillig lässt er die Tochter an der musiktherapeutischen Gestaltung der Begegnung teilhaben, überlässt ihr zuweilen das Impulsgeben und federt bei Bedarf ihre Hilflosigkeit ab. Die Begegnung zu dritt wird zu einer mit ungekannter Aufrichtigkeit, Zerbrechlichkeit und Intimität aufgeladenen Situation.*

Die Einzigartigkeit des Kontakts mit vertrauten Familienmitgliedern kann keine noch so kompetente psychosoziale Begleitung, Therapie oder Bezugspflegeperson ersetzen. Die ehrliche, liebevolle Zuwendung durch verwandte Personen ist ein hohes zu pflegendes Gut und kann einen großen Gewinn an Lebensqualität für die Menschen mit Demenz bedeuten. Tatsache ist jedoch, dass einige Angehörige eine solche Zuneigung nicht mehr so einfach gewähren können, je weiter die Erkrankung fortschreitet. Viele unter ihnen haben Bedarf an emotionaler Unterstützung. Denn jede Krankheitsphase fordert ihnen neue Anpassungsleistungen ab, die nicht jeder Angehörige erbringen kann oder möchte. Besonders, wenn ein Mensch in seiner Demenzerkrankung schon sehr weit fortgeschritten und eine Kontaktaufnahme mit ihm entsprechend erschwert ist, mögen empfängliche Angehörige von einer professionellen Hilfestellung bei der Gestaltung einer Begegnung profitieren.

Natürlich gehört dies nicht zu den näheren Aufgaben eines Musiktherapeuten – er kann sich aber ggf. ihrer annehmen und damit im Idealfall unmittelbar und mittelbar für das Wohl eines Menschen mit Demenz sorgen. Er übernimmt in solchen Situationen eine Mediatorenrolle[141] und vermittelt den Kontakt zwischen den beiden Familienmitgliedern, indem er als Modell für einen gelingenden Dialog fungiert, Äußerungen beider Seiten im Bedarfsfall „übersetzt" sowie das Tempo des Dialogs und die Informationsmenge den Wahrnehmungsmöglichkeiten des Menschen mit Demenz anpasst. Er zeigt auf, welche kommunikativen Ebenen die Angehörigen in einer Begegnung beschreiten können und kann diese ggf. auch dazu ermutigen, selbst musikalisch aktiv zu werden, z. B. (auch ohne sein Beisein) bei dem Menschen mit Demenz zu singen oder einfache Instrumente anzuspielen. Damit leistet er zum einen Hilfestellung für den Fortbestand einer gelingenden Beziehung zwischen den beiden Familienmitgliedern, zum anderen fördert er auf diese Weise auch die Kontinuität in der psychosozialen Begleitung für den Menschen mit Demenz. Er selbst kann sich außerdem von den Impulsen der Angehörigen anregen lassen und profitiert von deren Erfahrung im Umgang mit dem erkrankten Gegenüber.

[141] Vgl. 2.1, „Ein Gast erscheint: Teilnahme von Pflegenden und Angehörigen".

Das letzte Stück Weg: Einen sterbenden Menschen begleiten

Beispiel 77: Frau Gropius wird es – so heißt es in der Übergabe – „bald geschafft haben". Seit 4 Tagen ist sie nun ganz ans Bett gefesselt und laboriert an einer Erkältung, der die 96-Jährige trotz Antibiotikagabe inzwischen kaum mehr etwas entgegensetzen kann. Seit dem Vorabend hat sich ein brodelndes Atemgeräusch bei Frau Gropius eingestellt, ein potenzielles Zeichen für eine beginnende Lungenentzündung. Der Musiktherapeut betritt das Zimmer der alten Dame in dem Bewusstsein, möglicherweise eine der letzten Begegnungen mit Frau Gropius vor sich zu haben. Warmherzig zugewandt tritt er an das Bett der alten Dame und beobachtet diese eine Weile. Frau Gropius' Gesicht ist verkrampft, sie schlägt den Kopf häufig von einer Seite zur anderen und murmelt Unverständliches vor sich hin. Beherzt greift der Musiktherapeut eine Hand der alten Dame und lenkt damit sofort deren ganze Aufmerksamkeit auf sich. Der leidende, verzweifelte Blick von Frau Gropius trifft auf den weichen, umfangenden, bejahenden Ausdruck des Musiktherapeuten. Dieser summt einen Moment lang improvisierend und hebt dann klar und vernehmbar an, das Abendlied „Guten Abend, gut' Nacht" zu singen. Frau Gropius lauscht aufmerksam während des Liedes. In der Stille danach zieht sie den Therapeuten hastig näher an sich heran und äußert angestrengt den Namen „Rudolf, Rudolf".

Wenn abzusehen ist, dass ein Mensch mit Demenz bald sterben wird, so verdichten sich die Begegnungen zwischen ihm und dem Therapeuten um eine weitere „Umdrehung". Das Erreichen bestimmter funktionaler Ziele tritt nun gegenüber der Gestaltung der puren gemeinsamen Präsenz völlig in den Hintergrund. Einerseits ermöglicht die erhöhte Aufmerksamkeit für Atmosphärisches eine Annäherung an die Erlebenswelt Sterbender, andererseits auch der veränderte Wachbewusstseinszustand (vgl. Hess/Rittner 1996), in den sich der Therapeut in diesen Situationen zuweilen begibt. Er ist angeregt, nach Bedingungen zu suchen, die eine Begegnung befördern können – vor allem dann, wenn sich die sterbende Person in einem apathischen, unklaren Bewusstseinszustand befindet. So nähert er sich mit einer konzentrierten, einfühlsamen, offenen Haltung dem sterbenden Menschen. Synchronisationsvorgänge zwischen den Beteiligten können sich auf diese Weise nicht nur auf körperlicher, sondern auch auf Bewusstseinsebene entwickeln. Möglicherweise wird sich der Therapeut in solchen Momenten auf einer existenziellen Ebene mit seinem Gegenüber verbunden fühlen, möglicherweise werden Sinnfragen und spirituelle Bedürfnisse auch für ihn persönlich an Bedeutung gewinnen.

Manch eine Person vermag es, in der Musik eine spirituelle Kraft wahrzunehmen, eine „höhere Ordnung", in der er sich aufgehoben spürt. Musik scheint etwas anzudeuten bzw. zu verkörpern, das über das Fassbare, Bekannte und Erklärbare hinausreicht. Die Möglichkeit des Erahnens von Numinosem, des Erlebens von Transzendenz spielt in der Sterbesituation eine besondere Rolle. Schließlich lässt sich das Sterben als Vollenden der momentanen Daseinsform verstehen und ein Überschreiten dieser Form in Richtung von etwas gänzlich Unbekanntem. Diesen Übergang betrachten wir einerseits als ein Vorgang des Sich-Öffnens und Über-sich-Hinaustretens des Sterbenden, andererseits aber auch als Prozess des Loslassens und der Entfremdung dessen von der Welt. Der Musiktherapeut mag sich dieser Erlebensdimensionen in der Begegnung mit Frau Gropius bewusst sein und versuchen, ihnen klangliche Gestalt zu verleihen. Bei der alten Dame hingegen kann nicht sicher von einem Bewusstsein für das Geschehen ausgegangen werden, denn objektiv lässt sich nur eine überdeutliche Angst und Kontaktsuche beobachten – möglicherweise Ausdruck eines unklaren, aber unmissverständlichen Spürens von Veränderung. Wohlwollend, tröstend und beruhigend beantwortet der Therapeut Frau Gropius' Bedürfnisse.

In der klanglichen Gestaltung der Situation greift er hier zurück auf Liedmaterial, welches thematisch das Beenden des Tages und damit die metaphorisch die Sterbesituation behandelt. Je nach Moment können auch geistliche Lieder angemessen sein, Altbekanntes und natürlich spontane Improvisationen. Lieder, welche inhaltlich das Abschiednehmen oder Getröstetsein als Thematik haben, werden in den meisten Fällen eine „Krücke" für den Therapeuten darstellen, denn für Menschen im schwersten Stadium wird die kognitive Verarbeitung des Textes keine Rolle spielen. Vielmehr wird das atmosphärisch Begleitende, Ruhige von Bedeutung sein, Klänge, welche einhüllen und Entgrenzungserfahrungen ermöglichen. Nur selten mögen sich Situationen einstellen wie diejenige mit Frau Gropius, in welcher der Mensch mit Demenz noch etwas Signifikantes mitteilen zu wollen scheint. Außenstehende neigen möglicherweise dazu, die „Rudolf"-Äußerungen zu überinterpretieren, z. B. die Sehnsucht nach einem vermissten Sohn dort hinein zu lesen oder Ähnliches. Allerdings reflektieren solche Interpretationsversuche in erster Linie die Sinnsuche der Begleitenden im Angesicht einer existenziellen Situation. Bei solchen Deutungen ist Vorsicht geboten. Ihr Wahrheitsgehalt lässt sich zwar nicht ausschließen, aber auch nur in den seltensten Fällen bestätigen.

Es einfach nicht genau wissen können: Der Umgang mit der Uneindeutigkeit

Beispiel 78: Mit Herrn Filipovicz, einem 88-jährigen gebürtigen Polen, konnte man noch vor wenigen Monaten auf dem Wohnbereich einiges erleben: Mit Eifer rollte der erfahrene Landwirt einen großen Kürbis aus der jahreszeitlichen Dekoration über den Flur, barsch drückte er einer Pflegehelferin eine Milchkanne in die Hand und schickte sie zum Milch holen, oder er saß laut singend neben „seiner Ehefrau". In diesen Situationen, in denen er gerade vom Arbeiten pausierte, ließ er sich gerne beim Singen begleiten. Doch teilte er dann keine gesellige Freude, sondern einen tiefen Schmerz bei dem immer gleichen polnischen Kriegslied, welches der Therapeut über Monate hinweg erst in Melodie, dann in Wortfetzen von ihm lernte. Seit drei Wochen ist Herr Filipovicz nun nicht mehr aus dem Bett aufgestanden, für das Essen und Trinken benötigt er sehr viel Zeit, er atmet schwer. Er scheint abwesend in seinem an die Decke gehefteten Blick, völlig eingenommen von der anstrengenden Atemarbeit. Täglich besucht ihn der Therapeut an seinem Bett, teilt seine Zeit, fasst seine Hand nicht an – das hatte er von dem jungen Mann stets abgelehnt. Aber er singt für ihn – kein Frühlingslied, kein vitales Volkslied, sondern „sein" trauriges, erinnerungsträchtiges Stück über die marschierenden Soldaten. Langsam, in dem Gesangsduktus, den er von seinem Ausdruck erinnert. Herr Filipovicz lässt ihn, er schaut nicht herüber, singt nicht mit. Der Therapeut zweifelt ob der „Richtigkeit" seiner Handlungen, sucht kurz Blickkontakt, den Herr Filipovicz nicht erwidert, verabschiedet sich – und kommt am nächsten Tag wieder.

In der Arbeit mit schwer dementen Menschen ist der Therapeut der Uneindeutigkeit vieler Situationen ausgesetzt. Häufig bleibt unklar, was einen Menschen mit Demenz gerade umtreibt, was er gerade gesagt und gemeint haben könnte, und häufig auch, ob ihm überhaupt gerade der Sinn nach Begegnung und Musik steht. Es zeichnet die Arbeit eines Musiktherapeuten in diesem Feld aus, den beschriebenen Schwebezustand bzw. die Ambivalenz aushalten zu können. Um angesichts der entstehenden Verunsicherung Haltung bewahren zu können, wird er sich gemäß einem klaren inneren Arbeitsmodell verhalten müssen. Der Musiktherapeut setzt sich bewusst und wiederholt den auftauchenden Irritationen und Zweifeln aus, da er sie als charakteristisch für die Arbeit mit schwerst dementen Menschen erkannt hat. Menschen mit Demenz dürfen den sie Begleitenden immer rätselhafter werden. Und Menschen mit Demenz dürfen sich auch sang- und klanglos entfernen.

3 Musiktherapeutische Interventionen anhand der Bestimmung von Kontakt- und Beziehungsfähigkeit

Musiktherapeutisches Handeln für Menschen mit Demenz beruht auf vielen Erfahrungen und einem großen Wissensfundus des Therapeuten. Im Kapitel 1 machen wir auf theoretische Grundlagen und verbreitete Konzepte aufmerksam, in Kapitel 2 schildern wir die Phänomene und Prinzipien des therapeutischen Handelns im Kontext einer konkreten Therapiestunde in einer konkreten Versorgungseinrichtung. Im folgenden Kapitel abstrahieren wir von dem Kontext einer Therapie in einer Institution und von dem Kontext eines „Fallverlaufs" und nehmen Mikroanalysen therapeutischer Situationen vor. Therapeutische Situationen wurden videografiert und werden einer Detailanalyse unterzogen.

Die Frage, die an die therapeutischen Situationen herangetragen wird, heißt: Auf welcher Grundlage entscheidet sich der Therapeut für welche Intervention? Zu den bereits bis hierher beschriebenen Grundlagen kommt die Frage, wie sie in Kapitel 1.3, „Psychosoziale Dynamik" und in Kapitel 1.6 „Musiktherapeutische Konzepte: Sich vertrauensvoll in einen Prozess der Improvisation stürzen" aufgeworfen wurde: Wie können wir die aktuelle Fähigkeit unseres Gegenübers einschätzen, überhaupt mit dem Therapeuten Kontakt aufzunehmen oder gar in Beziehung zu treten?

Für diese Frage sollen zunächst der Begriff „Intervention" geklärt und anschließend das von Schumacher und Calvet entwickelte Evaluierungsinstrument EBQ (Schumacher et al., 2013; zuerst Schumacher 1999) vorgestellt werden.

3.1 Interventionen bei der Suche nach Beziehung

Der Interventionsbegriff kann übersetzt werden als vermittelnde, steuernde Einflussnahme in einem interaktiven Prozess. Innerhalb der Psychotherapie handelt es sich um ein funktionales Merkmal der Therapie neben anderen.

Therapeutische Interventionen stehen im Kontext mit

— der Dynamik der therapeutischen Situation,

— dem therapeutischen Prozess,

— der Übertragungssituation.

Sie entfalten ihre Wirksamkeit in der Beziehung Therapeut/Klient. Interventionen sind immer an die Überlegungen gebunden: Warum interveniere ich? Was soll erreicht werden? Welche Mittel setze ich ein? Aus der Pflegepraxis in Klinik und Heim kommen oft die Wünsche nach Aktivierung, nach Unterstützung, um mit herausfordernden Verhaltensweisen besser umzugehen, also „Beruhigung" oder Entspannung – seltener nach Begleitung. Mit dem Medium Musik erweisen wir Musiktherapeuten uns aber gerade als in der Begleitung Erfahrene aus. Wir setzen unser musikalisches Gespür, unsere Sensibilität, unser Wissen über individuelle Fähigkeiten und Bedürfnisse der Klienten bezüglich der Beziehungsgestaltung ein, um zu begleiten, um als Partner verlässlich da zu sein.

Die Entwicklung von Feinfühligkeit und Aufmerksamkeit für spezifische Bedürfnisse von Menschen mit Demenz steht im Vordergrund. Natürlich gibt es auch Grenzen unseres Tuns, etwa wenn ein Mensch mit Korsakow-Demenz Emotionalität abwehrt (wobei unserem Medium Musik gerade dies, die Emotionalität, so immanent ist). Oder wenn es sehr lange braucht, um eine therapeutische Beziehung zu etablieren, unsere Geduld fast aufgebraucht ist und sie eines Tages vielleicht doch mit Zugewandtheit gekrönt wird, weil wir genug projiziert haben und der Andere jetzt so sein darf, wie er ist. Ein kleines Motiv, ein Klang, ein Rhythmus, eine Melodie, ein Lied kann zum Schlüssel werden.

Auf der Suche nach Beziehung spannt sich der Bogen weit, vom Rückzug mit Beziehungsvermeidung, auch im Sinne von Beziehungspause, über flüchtige Kontakte bis hin zu großer, verlässlicher und langfristiger Nähe. In diesem Sinne ist Beziehungsgestaltung ein Ausbalancieren von Nähe und Distanz und dient immer der Selbstregulation.

Wenn einem Menschen mit Demenz die Möglichkeit eröffnet wird, Isolation aufzugeben, so steht dabei immer auch die Frage im Raum, ob ein Beziehungsangebot ihn nicht auch erdrücken kann. Dies wird unweigerlich die Kontaktaufnahme erschweren. Ein Kontaktangebot, also eine Intervention, muss immer den So-Zustand respektieren, einschließlich der individuellen Entscheidung des Menschen mit Demenz, in seiner Isolation zu verharren.

Musiktherapeutische Interventionen sind in allen Kontakt- und Beziehungsmodi, wie sie im Folgenden vorgestellt werden, sinnvoll und möglich – um Kontaktlosigkeit zu akzeptieren und zu gestalten bis hin zur freudigen Beziehung.

3.2 Das Evaluierungsinstrument zur Einschätzung der Beziehungsqualität (EBQ)

Das EBQ-Instrument ist ein Evaluierungsinstrument zur Einschätzung der Beziehungsqualität. Es wurde von Schumacher und Calvet 2007 (zuerst Schumacher 1999) in ihrer musiktherapeutischen und entwicklungspsychologischen Tätigkeit mit Kindern mit tiefgreifender Entwicklungsstörung entwickelt. Im einzeltherapeutischen Setting entstanden die zentralen Fragestellungen: Unter welchen Bedingungen entwickelt sich die Fähigkeit zu zwischenmenschlicher Beziehungsfähigkeit, entwickelt sich die Sprache als Kommunikationsform und welche Interventionstechniken unterstützen diesen Prozess?

Erkenntnisse der Bindungsforschung, der Säuglingsforschung und das Selbstentwicklungskonzept Daniel Sterns sind für die Entwicklung des EBQ-Instruments von Bedeutung. Besonders sei auf das Konzept der Entwicklung des Selbst von Stern (2007) hingewiesen. Hier geht es um die Beschreibung des Selbsterlebens und des Erlebens der Dynamik in der Beziehung mit dem Anderen. Diese Dynamik ist mit Affekten verbunden, die große Bedeutung haben bei der Organisation von Erleben und Beziehungsfähigkeit. Vom Selbsterleben als invariantes Gewahrseinsmuster, dem auftauchenden Selbst bis hin zum narrativen Selbst spannt sich ein Bogen, welcher kurz skizziert werden soll. Das invariante Gewahrseinsmuster ist das präverbale existenzielle Pendant zum objektivierbaren, selbstreflexiven, verbalisierenden und narrativen Selbst (Stern 2007, S. 20). Die eingeschlossenen Entwicklungsschichten werden nicht als einander ablösend, sondern als zeitgleich bestehend verstanden. Sie behalten lebenslange Präsenz und Bedeutung.

Am Beginn der Entwicklung jedes Menschen steht primäre Intersubjektivität mit dem Empfinden des auftauchenden Selbst, dem Empfinden eines Kern Selbst, implizierend die Erfahrung von Urheberschaft, Kohärenz und

Kontinuität des Selbst, und dem Empfinden des Kern Selbst in Gemeinschaft mit dem Anderen. Diese Wahrnehmungen sind Voraussetzung für jegliche Entwicklung (Stern 2007, S. XX).

Stern geht davon aus, dass „sämtliche mentalen Akte (Wahrnehmung, Empfinden, Kognition, Erinnern) mit einem körperlichen Input einhergehen" (Stern 2007, S. IX) und dies mit entsprechenden Empfindungen verbunden ist. Diese Vitalitätsaffekte sind dynamische Kategorien, die körperliche und seelische Aktivität kennzeichnen. „Der Körper tut niemals nichts." (Stern 2007, S. IX).

Die Wahrnehmung korrespondierender Vitalitätsaffekte fördert die Kontakt- und Beziehungsfähigkeit – bei Stern das Empfinden für das auftauchende Selbst und das Empfinden des auftauchenden Anderen. Dabei werden Affekte zu Entwicklungsmotoren,[142] welche die Integration von Reizen befördern. Verschiedene Ereignisse werden zueinander in Beziehung gesetzt und konstituieren Auftaucherlebnisse.

Kennzeichnend für das Subjektive Selbst ist die Entwicklung der Erfahrung, Gefühle und Gedanken mit dem Anderen zu teilen, beim Anderen dem eigenen Ähnliches wahrzunehmen.

Dadurch wird Intersubjektivität möglich. Eine neue Erfahrung ist die Inter-Attentionalität, die gemeinsame Ausrichtung der Aufmerksamkeit auf ein Drittes, und die Inter-Intentionalität, das Verständnis für die Absichten des Anderen, sowie die Inter-Affektivität: Das eigene Gefühl wird mit dem Gefühl des Anderen in Beziehung gesetzt und eine Entsprechung hergestellt. Eine feinfühlige Affektabstimmung kann in diesem Sinne einer Gemeinsamkeit des inneren Erlebens Ausdruck verleihen und in intermodalen Reaktionen ausgedrückt werden. Gerade die Musik scheint dafür prädestiniert zu sein.

Nun zurück zum EBQ-Instrument. Hier werden wir dem Entwicklungsmodell des Selbst wieder begegnen. Die Skalen zur Einschätzung der Beziehungsqualität basieren auf den eben skizzierten entwicklungspsychologischen Erkenntnissen und sind in sieben Stufen, genannt „Modi", unterteilt. Die Skalen dienen diagnostischen, methodischen und Forschungszwecken. Sind sie für Forschungszwecke noch in umfangreichere Settings einzubetten,

---

142 Dass Affekte Entwicklungsmotoren sind, auch für kognitive Prozesse, davon gehen inzwischen auch Neurologen aus, wie bzgl. Musik in Kapitel 1.1 beschrieben.

so können sie bei methodischen Fragen bzw. der Reflexion des eigenen therapeutischen Handelns unmittelbar hilfreich sein.

Das EBQ-Instrument wurde auf seine Reliabilität hin überprüft (Schumacher et al. 2006) und dieser Test ergab eine hohe Übereinstimmung bei der Einschätzung durch geschulte Rater. Dies bedeutet auch, dass die Modi durch differenzierte Merkmale sehr trennscharf voneinander abzugrenzen sind. Damit wurde auch in gewissem Maße die Validität des Instruments belegt. Unterdessen wird dieses Forschungsinstrument in verschiedenen musiktherapeutischen Anwendungsgebieten erprobt (Psychosomatik: Körber 2007, Demenz: Warme 2005).

Es gibt vier Skalen, die durch ihre Orientierung am Selbstentwicklungskonzept Sterns alle den gleichen Aufbau der Modi haben. Während die grundlegenden Ausprägungen der Modi quasi generalisierend sind, also vom angebotenen Kontaktmedium abstrahieren (und so auch für Einschätzung von Kontakt mit Hilfe bildender Kunst, Drama usw. nutzbar sind), wird in jeder Skala ein spezifisches Medium fokussiert. Ein Musiktherapeut, der nur auf instrumentales Musizieren schaut, wird so die Skala zur Einschätzung des instrumentalen Ausdrucks anwenden, er kann damit jedoch nicht die Kontaktfähigkeit eines Klienten einschätzen, der nur vokalen Ausdruck nutzt (bzw. umgekehrt). Aus diesem Grunde werden die instrumentale und die vokale Skala getrennt aufgeführt. Zudem kann es sein, dass ein Klient sich gar nicht musikalisch ausdrückt – aus diesem Grunde gibt es die Skala des körperlich-emotionalen Ausdrucks. Die vierte Skala dient der Einschätzung des Therapeuten selbst. Sie steht für die Identifikation des Gegenübertragungserlebens und die Einschätzung der therapeutischen Interventionen.

Die Merkmalskalen tragen also folgende Bezeichnungen:

— Instrumentaler Ausdruck (IBQ)
— Vokaler Ausdruck (VBQ)
— Körperlich-emotionaler Ausdruck (KEBQ)
— Therapeutische Interventionen (TBQ).

Die Beziehungsqualität wird in jeder Merkmalskala in folgenden sieben Modi beschrieben:

Modus 0: Kontaktlosigkeit/-abwehr
Modus 1: Sensorischer Kontakt/Kontakt-Reaktion
Modus 2: Funktionalisierender Kontakt
Modus 3: Kontakt zu sich selbst/Selbsterleben

Modus 4: Kontakt zum Anderen/Intersubjektivität
Modus 5: Beziehung zum Anderen/Interaktivität
Modus 6: Begegnung/Interaffektivität

Erfahrungen in der Anwendung des EBQ aus der therapeutischen Arbeit mit Menschen mit Demenz

Kinder mit tiefgreifender Entwicklungsstörung, für die das EBQ entwickelt wurde, können durch musiktherapeutische Unterstützung in den zwischenmenschlichen Kontakt treten und Beziehungsfähigkeit erlangen – Musik wirkt hier als Entwicklungsmotor. Anders bei Menschen mit Demenz: Sie verfügen über diese Ressourcen, hatten bereits alle Kontakt- und Beziehungsebenen entwickelt, haben aber durch die Erkrankung teilweise oder zeitweise keinen Zugang mehr dazu. Die Musik wirkt als ein Medium, hier wieder Zugang zu schaffen, in Schwingung zu geraten, Affekte zu gestalten, angerührt zu werden und Gemeinschaft zu erleben. Mit fortschreitender Demenz gehen Beziehungsqualitäten jedoch verloren und führen in die Einsamkeit am Lebensende. Mit Blick auf das EBQ-Instrument kann hier also eine Entwicklung von noch erhaltener Beziehungsfähigkeit bis hin zur Kontaktlosigkeit stattfinden. Dennoch beobachten wir in der Musiktherapie, dass Entwicklung niemals linear verläuft und sich kleine Kontaktwunder ereignen, wo sie nicht erwartet werden. Hier sei noch einmal auf Stern verwiesen, der die Präsenz der Organisationsformen Invariantes Gewahrseinsmuster und Subjektives Selbst als Pendant versteht, also Organisationsformen, welche schon allein in ihrer Präsenz Bedeutung haben. Das bereits von vielen beschriebene Phänomen,[143] dass Menschen, die nicht mehr sagen können, welcher Tag denn sei oder gar den eigenen Namen nicht mehr aussprechen können, dennoch Lieder mit vielen Strophen singen oder die schönsten Geschichten erzählen und anrührend ausschmücken können, verweist darauf: Der Mensch findet immer einen Weg, Anteil an seinem Erleben zu gegen. Dabei taucht er emotional tief in eine Beziehung zu sich selbst ein, mit der Option der Erfahrung von Urheberschaft im Modus 3 bis hin zur Inter-Affektivität im Modus 6.

[143] Siehe auch Kapitel 1.1 „Neurologische Grundlagen: Wie Musik den Nerv trifft".

Sollen Kontakt- und Beziehungsangebote wahrgenommen werden, bedeutet das für den Therapeuten, Menschen mit Demenz dort zu begegnen, wo sie begegnungsbereit sind.

Das EBQ-Instrument wurde zudem für ein einzeltherapeutisches Setting entwickelt. Warme untersuchte 2005 die Anwendung des EBQ in der Gruppensituation mit folgenden Ergebnissen:

Durch die Anwendung des EBQ-Instrumentes in der Gruppenmusiktherapie mit Demenzerkrankten wurden alle Beziehungsqualitäten nachgewiesen. Als wesentliches Ergebnis zählt der Nachweis der schnellen Wechsel der Beziehungsmodi im Vergleich zu Einzelsituationen (und auch im Vergleich zu Kindern mit tiefgreifenden Entwicklungsstörungen). Auch findet sich häufig eine Gleichzeitigkeit unterschiedlicher Modi der verschiedenen Gruppenteilnehmer. Beidem, dem schnellen Wechsel und der Gleichzeitigkeit, können musiktherapeutische Interventionen gerecht werden.

Hervorzuheben ist in allen Modi die Nähe zum Sprachraum, der als Ressource gern und nach Möglichkeit oft genutzt wird. So fand der Übergang in den Sprachraum aus allen Modi heraus statt (besonders auffällig im Vergleich zu Kindern mit tiefgreifenden Entwicklungsstörungen, die ja u. U. noch auf dem Wege zu Spracherwerb sind).

Ein weiteres Ergebnis: Dialogische Kompetenzen in den Modi 5 und 6 längerfristig auszuleben, gelingt im fortschreitenden Krankheitsverlauf immer weniger (Warme 2005, S. 77; Warme 2007, S. 331).

3.3 Die Kontakt- und Beziehungsmodi: Merkmallisten der Modi

Im Folgenden werden die Modi anhand ihrer Merkmale gekennzeichnet. Für jeden Modus folgt eine Beschreibung von typischen instrumentalen, vokalen und körperlich-emotionalen Ausdrucksformen. Darauf folgen der für diesen Modus typische affektive Zustand des Therapeuten sowie adäquate Interventionsformen. Diese beziehen sich für vorliegendes Buch bereits gezielt auf die Arbeit mit Menschen mit Demenz (sind also z. T. von Schumacher et al., 2013, abweichend).

Modus 0: Kontaktlosigkeit/-abwehr

Instrumentaler Ausdruck, IBQ: Musikinstrumente, welche sich in greif- und sichtbarer Nähe befinden, werden scheinbar nicht wahrgenommen. Sie haben keinen Aufforderungscharakter. Wenn der Therapeut die Instrumente anspielt, führt das zu keiner sichtbaren kontakt- und beziehungfördernden Reaktion.

Vokaler Ausdruck, VBQ: Der Patient zeigt keine stimmlichen Äußerungen. Stimmliche Angebote des Therapeuten führen zu keiner hörbaren Reaktion.

Körperlich emotionaler Ausdruck, KEBQ: Hauptmerkmal ist die Beeinträchtigung der sozialen Interaktion. Es entsteht kein Blickkontakt. Der Patient wird in schlafähnlichem Zustand bis hin zu schwer deutbarer affektiver und körperlicher Unruhe wahrgenommen. Körperkontakt wird abgewehrt.

Verharrend und ganz in sich zurückgezogen, ein verschlossenes System – so begegnen uns Menschen mit schwerer Demenz häufig.

Therapeutenskala, TBQ: Der Therapeut fühlt sich nicht wahrgenommen, zeigt aber in seiner Mimik, Körperhaltung und seinem musikalischen Ausdruck eine akzeptierende Haltung.

Therapeutische Interventionen: Musik wird im Sinne einer Atmosphäre, die Beziehung potenziell ermöglicht, aber keinen direkten Kontakt forciert, angeboten. Mitunter wird in diesem Modus lange verweilt. In diesem Kontaktmodus therapeutische Präsenz zu halten, bedeutet für den Therapeuten auch, für sich selbst zu sorgen, seine eigene Musik zu entwickeln – allerdings ohne jegliche Intention zur Selbstdarstellung – und nach Resonanz schaffender Musik zu suchen, die mit dem Zustand des Patienten und der Raumstimmung korrespondiert.

Lang klingend haben Instrumente und Stimme Resonanz schaffenden Charakter. Die Melodie eines gesungenen Lieds ist ruhig fließend ohne exponierte Intervalle. Die rhythmische Struktur ist einfach. Vordergründig ist es der Klang, der einhüllt. Die dynamische Gestaltung ist konstant ruhig. Die Liedauswahl orientiert sich an der Stimmung. Die Textgestaltung zielt nicht auf die Vermittlung von Inhalten ab. Es dominiert der vokale Klang, sodass auch vokalisierend gesungen werden kann. Es entsteht eine Stimmung im Raum, welche die Haltung des Therapeuten verdeutlicht, den So-Zustand des Patienten zu akzeptieren und ihn musikalisch einzuhüllen.

Musik wird in ihrer Funktion als Gefäß, Hülle und Rahmen eingesetzt. Dem Patienten wird Zeit gegeben, ganz bei sich zu sein und dennoch nicht allein.

Diese Interventionen sind mitunter zu Therapiebeginn angezeigt: Der Patient nimmt die Anwesenheit des Therapeuten nicht wahr und der Therapeut nähert sich ihm behutsam.[144] Sie sind zudem dann angemessen, wenn der Patient Zeiten für einen Rückzug benötigt, kleine oder größere Pausen zur Erholung oder Verarbeitung braucht.[145] Im weiteren Fortschreiten der Erkrankung wird Kontakt vor allem in diesem Modus möglich und kann als Sterbebegleitung aufgefasst werden.[146]

Veranschaulicht wird dieser Modus z. B. in den Filmszenen „Erst müssen welche sterben" und „Abschied 1: Guten Tag".

Modus 1: Sensorischer Kontakt/Kontakt-Reaktion

Instrumentaler Ausdruck, IBQ: Instrumente werden oft wie zufällig berührt oder auch sensorisch gehandhabt (beleckt, berochen, ...). Die Funktion der Klangerzeugung wird nicht erkannt, jedoch kann ein Klang zufällig entstehen. Es erfolgt ein Gewahrwerden des Instrumentes.

Vokaler Ausdruck, VBQ: Stimmliche Äußerungen, so genannte Vitalitätsaffekte, z. B. Freudevokalisationen, Räuspern, tiefe geräuschhafte Atembewegungen, Seufzer werden hörbar. Sprache bzw. Stimme sind nahe an ihrem musikalischen Ursprung. Die meist auch durch Körperbewegungen stimulierten Äußerungen sind das Ergebnis innerer Bewegung und damit emotionale Äußerungen. Es entsteht eine Beziehung zwischen Stimme und Körper.

Körperlich-emotionaler Ausdruck, KEBQ: Hauptmerkmal ist die kurze Wahrnehmung des Therapeuten, noch schwer lesbar mit kurzem Blick und einem kurzem Sich-Zuwenden, Räkeln, Verändern der Körperpositionen.

Innere Bewegungen dringen geräuschhaft und sichtbar nach außen. Die Blickrichtung verändert sich, der Kopf wird gehoben, gewendet, die Atmung vertieft sich, die Hände tasten sich voran. Kurze Vitalitätsaffekte sind an Körperlageveränderungen erkennbar.

---

[144] Vgl. Kap. 2.1, „In welcher Welt bist Du gerade?: Begrüßung ohne Gruppenzwang".

[145] Vgl. Kap. 2.1, „Ein Nickerchen zwischendurch".

[146] Vgl. Kap. 2.2 „Sich sang- und klanglos entfernen? Musiktherapie für Menschen mit schwerer Demenz".

Therapeutenskala, TBQ: Der Therapeut fühlt sich kurzzeitig bemerkt und in seiner Affektlage mobilisiert.

Therapeutische Interventionen: In diesem Modus kommt es zu kurzzeitigen Begegnungen zwischen dem Therapeuten und dem Patienten. Reaktionen des Patienten mobilisieren die Zugewandtheit des Therapeuten und stehen im Mittelpunkt seiner Wahrnehmung.

Der Therapeut bietet dem Patienten Angebote, welche die sinngebende Verknüpfung von Sinneseindrücken ermöglichen. Zu Hörendes, zu Spürendes, zu Sehendes wird in Übereinstimmung gebracht.[147] Rhythmische Übereinstimmung ist der entscheidende musikalische Parameter, um Synchronizität zu erleben. In diesem Modus kommt es zu kurzzeitigen Reaktionen des Patienten, die die Zugewandtheit des Therapeuten mobilisieren.

Interventionen, die die kurzfristigen Reaktionen oder Äußerungen eines Patienten aufgreifen, zielen auf ein Bewusstmachen im Sinne des Selbsterlebens (Modus 3). So kann der Therapeut akustisch wahrnehmbare Äußerungen, wie das Rutschen auf dem Stuhl, das Hüsteln, das Niesen, das Schmatzen, das Erklingen beim Berühren der Instrumente, aufnehmen und es in seine Liedgestaltung einbeziehen. Damit signalisiert er: „Ich nehme dich wahr“ und stellt den Raum zur Verfügung, eine Beziehung fortzuführen. Jedoch erst im Modus 3 wird intensiveres Kontakterleben möglich. Auch mit sich zuwendender Körperhaltung signalisiert der Therapeut: „Ich nehme dich wahr.“ Die Singstimme des Therapeuten verändert sich ausgehend von den Reaktionen der Patienten. Das Timbre und die Tonhöhe passen sich den Patienten an. Unterbrechungen und Pausen der Patienten werden mit vollzogen.

Haltgebend ist der Therapeut auch in diesem Modus der Initiativträger. Ohne seine Liedvorgabe wäre keine Wahrnehmung und spontane Reaktion möglich. In der Unfähigkeit, eigene Bedürfnisse wahrzunehmen und zu stillen, braucht es den Impuls des Therapeuten. Es ist ein Aufblitzen von Selbstgewahrwerden, ein Lied zu erkennen und das Erkennen durch Liedeinwürfe zu bezeugen.

Veranschaulicht wird dieser Modus z. B. in der Filmszene „Der Mai ist gekommen“.

---

147 Siehe auch Kap. 1.3, „Sinnesintegration und Apraxien“.

Modus 2: Funktionalisierender Kontakt

Instrumentaler Ausdruck, IBQ: Das Instrument wird funktionalisiert und für eigene affektive Bedürfnisse verwendet. Es droht destruktiv beschädigt zu werden oder es wird wiederholt stereotyp hantiert.

Das Musikinstrument und alles, was dazu werden kann: Tische, Stühle, Essbesteck, Trinkgefäße etc., werden als Teil des Selbst bewegt, aber nicht zur Klangerzeugung genutzt, sondern unter hohem Affekt gehandhabt. Das Instrument kann nur unter dem momentanen Affekt zum Klingen gebracht werden. Klingt der Affekt ab, so verklingt auch das Spiel.

Vokaler Ausdruck, VBQ: Stimmliche Äußerungen sind Ausdruck innerer Spannungen. Die Stimme wird funktional zum Ausdruck eigener Bedürfnisse genutzt. Die intrapersonelle (Stimme und Körper haben eine deutliche Beziehung) und eine funktionalisiert interpersonelle Beziehung sind nachweisbar. Der Ausdruck der Stimme ist an den hohen Affekt gebunden.

Körperlich-emotionaler Ausdruck, KEBQ: Hauptmerkmal ist eine hohe innere Spannung. Der Körper des Patienten drückt hohe Anspannung und Unruhe aus. Die Stimmungslage ist angespannt. Der Blickkontakt hat herausfordernde und kontrollierende Qualität.

In einer sich entwickelnden therapeutischen Beziehung kann negativer Affekt gezeigt werden.

Auto- und Fremdaggressionen sind möglich. Bei Fremdaggressionen kann der Blick klebend kontrollierend auf den Therapeuten gerichtet sein.

Innere Anspannung schießt in die Extremitäten, ausladende, aber gleichzeitig verkrampfte, festklammernde große Bewegungen deuten auf eine hohe Affektlage.

Therapeutenskala, TBQ: Der Therapeut fühlt sich funktionalisiert in angespannter und konzentrierter Affektlage.

Therapeutische Interventionen: In diesem Beziehungsmodus stehen hohe Affekte im Mittelpunkt. Dem Ausdrucksverlangen der Patienten stellt sich der Therapeut funktionalisiert zur Verfügung. Haltend und stützend begleitet der Therapeut Affektzustände, reguliert sie und ermöglicht ihre Verarbeitung. Affektzustände erscheinen primärprozesshaft (Verdichtung und Verschiebung der Denkinhalte, Zeitlosigkeit, Fortfall der wachen Logik und korrigierender Realität) gesteuert und mächtig. In der Verantwortung des Therapeuten liegt es, Grenzen zu ziehen, um zerstörerische Angriffe auf Gegenstände und Personen zu verhindern. Grenzen ziehen meint nicht, Verbote auszusprechen, sondern das Verhalten mitvollziehende Interventionen feinfühlig einzusetzen und in Mimik und Gestik Verständnis zu zeigen, musikalisch und verbal zu begleiten.

Der Therapeut muss sich in den Affekt hinein begeben, um authentisch in Kontakt zu bleiben. Beschwichtigungen bewirken eher eine Affektverstärkung, weil der Patient sich dann nicht ernst genommen fühlt. Gerade in der Not massiver Affekte gilt es, auf infantilisierende Beziehungsmuster zu verzichten.

Der Therapeut stellt sich als Person ganz in den Dienst der Problematik. Er übernimmt damit Hilfs-Ich-Funktionen für den Patienten. Er bietet eine Projektionsfläche und Gestaltungsräume für übermächtige Affekte. Er darf dem Affekt nicht hinterherlaufen oder ihn einfach nur spiegeln, sondern er ist einen Schritt voraus, indem er Gestaltungsformen anbietet.

Der Therapeut kann ein Lied anbieten, meist werden dies Situationslieder sein, welche die Äußerungen der Patienten aufnehmen und in eine Form bringen. Formen sind musikalisch gestaltete Abläufe, die einen Prozess- und Entwicklungsgedanken einschließen und somit einen Ausblick weisen, dass auch der Affekt, wenn er gestaltet wird, eine Entwicklung nimmt. Auch eine kräftige freie Improvisation, welche der Therapeut formend begleitet, kann Entlastung ermöglichen durch das gemeinsame Teilen des Affektes und seiner „künstlerisch-musikalischen" Gestaltung.

Der musikalische Parameter Dynamik[148] ist in diesem Modus das Hauptgestaltungsmittel des Therapeuten. Das dynamische Spektrum der Stimme und der eingesetzten Instrumente muss es ermöglichen, den Affekt zu begleiten und zu regulieren. Dynamik ist stark an das Erleben gebunden und Dynamik vermag Gefühlsqualitäten in eine Gestalt einzubinden.

Die rhythmisch genaue Abstimmung auf affektive Äußerungen kann Orientierungslosigkeit und Ängste aufheben. Rhythmus wirkt hier als Organisator und Koordinator intra- und interpersoneller Prozesse.

In der Affektgestaltung sind Therapeut und Patient miteinander verstrickt und gänzlich voneinander abhängig und aufeinander bezogen. Dies kann in der

[148] Wie auch in Hegis Konzept der Komponenten gemeint, siehe Kap. 1.6 „Musiktherapeutische Konzepte: Sich vertrauensvoll in einen Prozess der Improvisation stürzen".

Gruppensituation bedeuten, den jeweils massivsten Affekt in den Mittelpunkt der therapeutischen Interventionen zu stellen und damit dann andere Gruppenteilnehmer zu schützen. Die Affektregulierung weist dann sinnstiftend Wege für Interaktionen innerhalb der Gruppe, die als ein lebendiges Aufeinander-Bezugnehmen interpretierbar sind. Moderierend kann der Therapeut diese Interaktionen begleiten und den gegenseitigen Austausch der Gruppenmitglieder fördern. Solcherart Interventionen gehen dann rasch in den Sprachraum über.

Die Affekte müssen keineswegs immer in Richtung Aggression, Wut oder Ähnlichem gehen. Sie können auch unregulierbare Trauer oder Euphorie sein.

Besonders am Modus 2 macht sich zudem bemerkbar, dass die Ausarbeitung der Modi für die Therapie von Menschen mit Demenz noch nicht vollständig ist. Hohe Affekte haben bei diesem Krankheitsbild viele unterschiedliche Ursachen. Sie können aufgrund mangelnder Kontrollmöglichkeiten, aufgrund von Reizüberflutung oder aufgrund von falscher Medikation entstehen ebenso wie aufgrund ungünstiger psychodynamischer Bedingungen. Sie können phasenweise oder über den gesamten Verlauf der Erkrankung vorkommen. Manchmal kann man den Auslöser erkennen, oft bleiben die Zustände unerklärlich. Manchmal kann man ausschließlich den Moment gestalten, manchmal grundsätzliche Entspannung herbeiführen. Eine interessante, sehr detaillierte Fall-Beschreibung einer Patientin im Zustand des „arousel“ bei Ridder (2011a) kommt auf sehr ähnliche Interventionen: mit in den Affekt des Patienten hineingehen, andere Reize mindern, Struktur geben …

Eine Veranschaulichung des Modus 2 im ausgeprägten Sinne findet in den Filmszenen nicht statt – und dies aus ethischen Gründen. Sie käme tendenziell einer Bloßstellung gleich. Entsprechend würde eine Zustimmung für die Darstellung anhaltender unregulierter Affekte kaum zu geben sein.

In den Szenen „Links, links, links“, „Erst müssen welche sterben“ und „Im Rosengarten“ werden allerdings heftige Affekte deutlich, die den Therapeuten zu unmittelbarem Handeln zwingen. Nur durch die sofortige Reaktion auf solche starken Affekte bleiben diese regulierbar.

Modus 3: Kontakt zu sich selbst/Selbsterleben

Instrumentaler Ausdruck, IBQ: Durch die explorierende Handhabung der Instrumente wird ein Spielraum für Selbsterleben und Urheberschaft erkundet. Das Instrument wird als Musikinstrument erkannt und bespielt. Es wird in seiner Funktion als Resonanz und Klang gebendes Objekt erkannt. Das zu Hörende wird mit der eigenen Aktivität in Zusammenhang gebracht. Rhythmische und melodische Motive werden hörbar.

Vokaler Ausdruck, VBQ: Die eigene Stimme wird als Ausdrucksmedium genutzt und Urheberschaft emotional erlebbar. Das Hören des eigenen Tones und Gesanges wirkt Selbstwert fördernd im Spektrum von verblüfftem Staunen, was mir da gelingt, bis zu beglücktem Lächeln.

Körperlich-emotionaler Ausdruck, KEBQ: Hauptmerkmal in diesem Modus ist die Wahrnehmung des eigenen Körpers als Ausgangspunkt für eine Handlung (Selbstkohärenz). Die Affektlage ist aufmerksam und ruhig.

Mit zielgerichteten Bewegungen wird das Selbst und das Umfeld erkundet. Alle Bewegung zielt auf ein sich selbst Gewahrwerden.

Therapeutenskala, TBQ: Der Therapeut erlebt sich als Unterstützer mit aufmerksamer Anteilnahme.

Therapeutische Interventionen: Im Modus 3 zielen die Interventionen des Musiktherapeuten auf die Erfahrung von Urheberschaft und Selbstwirksamkeit. Hier findet die Belebung von in der Biografie verankerten Erfahrungen statt und gleichzeitig ist hier ein Raum vorhanden, neue Erfahrungen zu machen. Explorationshandlungen des Patienten werden unterstützt, begleitet, umspielt, verstärkt. Dabei bleibt der Therapeut möglichst unaufdringlich auf die Äußerungen des Patienten konzentriert.

Die Resonanz gebende Begleitung des Therapeuten ist zeitlich ausgedehnter als unter Modus 1 beschrieben. Musikalisch bedeutet dies, dass der Therapeut seine Stimmlage und den Stimmklang den Äußerungen der Patienten angleicht und neue Räume für Selbstwirksamkeitserleben öffnet.

Dies wird beispielsweise möglich, wenn der Therapeut ein Lied singt, in welches eingestimmt wird, sodass der Therapeut dann die Lautstärke seines Gesangs verringert, auf vokalisierende Begleitung übergeht und instrumental stützend den Fortlauf des Singens oder der instrumentalen Exploration befördert. Eine vergleichbare musikalische Form wäre das begleitete Sololied. Die

Begleitfunktion ist aber vornehmlich auf den Fortgang der Exploration ausgerichtet. Dies betrifft Strophenlieder, in denen der Therapeut nicht nach der ersten Strophe endet (z. B. weil er nur eine Strophe kennt! Er muss sich die anderen auch aneignen oder die erste so lange wie nötig wiederholen[149]), sondern die Initiative auf den Fortgang richtet durch Übergangsgestaltungen. Damit belebt er ein reiches Ressourcenpotenzial an Liedtexten, welches Menschen mit Demenz singend abrufen. Diese Ressource angesprochen und aktiviert stärkt das Selbstwerterleben.

Spontanen instrumentalen Äußerungen verleiht der Therapeut durch sein Interesse Bedeutung. Nicht selten werden instrumentale Ressourcen wiederentdeckt. Dies wird manches Mal ersichtlich an der Handhabung der Instrumente, langzeitgespeicherten Bewegungsabläufen, die darauf schließen lassen, dass sie durch eine musikalische Ausbildung erworben wurden.

Klangähnlichkeiten, rhythmische und dynamische Übereinstimmungen befördern Explorationen und damit das Selbstwerterleben, welches gern mit Blick stolz rückversichert (siehe Modus 4) wird.

Veranschaulicht wird dieser Modus z. B. in den Filmszenen „Der Mai ist gekommen“ und „Musik Fernost“.

Modus 4: Kontakt zum Anderen/Intersubjektivität

Instrumentaler Ausdruck, IBQ: Das Musikinstrument wird bewusst angespielt. Der intentionale Charakter wird deutlich und führt durch die Rückversicherung zur Inter-Intentionalität. Dies führt zu einer gemeinsamen Aufmerksamkeit auf einen Spielraum. Der Andere wird in das eigene Spiel hineingelassen. Klassische Rückversicherung ist der Blickkontakt und Hörkontakt. Gegenseitige klangliche, tonale Abstimmungen sowie rhythmische Einschwingvorgänge sind hörbar. Durch die positive Bestätigung des Therapeuten wird das Spiel des Patienten aktiviert und gewinnt an Ausdruck.

Vokaler Ausdruck, VBQ: Hier besteht das Bedürfnis, die eigenen stimmlichen Äußerungen rückzuversichern.

Gestik und Mimik unterstützen die Inter-Intentionalität. Synchrone Momente beim gemeinsamen Singen werden längerfristig möglich. In jedem Falle ist die positive Bestätigung des Therapeuten aktivierend.

---

[149] Siehe auch Kap. 2.1, „Anders herum oder in Schnipseln: Der Umgang mit Liederbüchern“.

Körperlich-emotionaler Ausdruck, KEBQ: Hauptmerkmal des Modus 4 ist die Triangulierung (der rückversichernde Bezug zur Außenwelt, gerichtet auf ein Drittes) mit Inter-Attentionalität. Der Patient zeigt Interesse am Therapeuten und am gemeinsamen Tun. Das eigene Empfinden wird rückversichert. Die therapeutische Beziehung ist gefestigt. Eigene Wünsche werden gezeigt und mit dem Anderen in Beziehung gesetzt.

Die Intentionalität, also Gerichtetheit von Bewegungen, zielt auf ein gemeinsames Drittes, welches mit dem Anderen erkundet wird, und kann daher als beabsichtigte Zielorientiertheit bezeichnet werden.

Therapeutenskala, TBQ: Der aktiv in das Geschehen eingebundene Therapeut fühlt sich als Person wahrgenommen. Dies kommt zum Ausdruck im gemeinschaftlich ausgerichteten Interesse auf eine Handlung, die er bestätigend rückversichert. Seine Affektlage ist freudig.

Therapeutische Interventionen: Im Modus 4 gehen die musiktherapeutischen Interventionen über das Bewusstmachen von Handlungen hinaus.

Das gemeinsame Singen und Musizieren ist von einem gemeinsamen Spielimpuls getragen, der mit Blickkontakt immer wieder rückversichert wird. Auch der Therapeut versichert sich der gemeinsamen Spielidee, der wohlwollenden Übereinkunft, den Anderen in das eigene Spiel hineinzulassen.

Der Therapeut kann erstmals eigene Ideen in die Handlung einbringen, ohne allerdings schon auf einen Dialog hin abzuzielen. Dabei respektiert der Therapeut den Wunsch nach Pausen. Pausen dienen der Verinnerlichung und verhelfen zu einer selbstbestimmten Wiederaufnahme des gemeinsamen Tuns.[150] Die Bandbreite der musikalischen Parameter wird von dem Patienten bestimmt. Dabei weiß er sich in seinen Motiven und Ideen vom Therapeuten getragen. Die grundlegend neue Qualität der Beziehung ist erlebbar im Interesse, das der Patient den Handlungen des Therapeuten entgegenbringt.

Der singende Therapeut wird angeschaut. Über visuellen, aber auch akustischen Kontakt findet eine Feinabstimmung aufeinander statt.

Das instrumentale Spiel des Therapeuten wird verfolgt mit Blickkontakt zum Instrument und zum Therapeuten (Triangulierung). Den Patienten gelingt die Verknüpfung: Ich sehe, was ich höre, und daran habe ich auch Interesse. Der Therapeut bietet Spielpausen an, bietet Räume oder Lücken, um eigeninitiative Handlungen zu ermöglichen.

[150] Vgl. Modus 0.

Die körperliche Nähe des Therapeuten wirkt in diesem Modus fördernd. So kann auch gemeinsam ein Instrument bespielt werden, auf dem jeder seine eigenen Ideen zum Klingen bringt.

Die Stimme des Therapeuten und seine Instrumentenwahl können sich deutlich von jener des Patienten unterscheiden, ohne dass die Beziehung dadurch gefährdet wäre.

Die Pausen sind im Sinne von Stabilisierung des Selbst nach intensivem Kontakterleben interpretierbar. Aufgrund des intensiven Kontakterlebens im Modus 4 wird Sprache mobilisiert. Das Gesungene wird mit Erinnerungen verknüpft und diese werden sofort mitgeteilt. Der Therapeut befördert dies durch Anteil nehmendes Interesse.

Der Therapeut wird je nach Situation abwägen, die musikalische Form zu beenden oder abzubrechen, um verbale Reflexionen über Liedinhalte, Kontextbezüge, biografisch relevante Ereignisse zu ermöglichen.

Veranschaulicht wird dieser Modus z. B. in der Filmszene „Walli Gerstenkorn".

Modus 5: Beziehung zum Anderen/Interaktivität

Instrumentaler Ausdruck, IBQ: Das eigene Spiel wird mit dem Spiel des Anderen in Zusammenhang gebracht. Gegenseitige Abstimmungen und Austausch von Motiven sind hörbar. Durch die positive Bestätigung des Therapeuten gewinnt das Spiel an Ausdruckskraft.

Vokaler Ausdruck, VBQ: Stimmliche Äußerungen, vornehmlich das Singen, haben dialogischen Charakter. Im Sinne eines Frage-Antwortspiels ist ein Miteinander über einen längeren Zeitraum möglich. Die innere Motivation zielt deutlich auf Dialog. Klang, Rhythmus und Dynamik vokaler Äußerungen werden wechselseitig initiiert, später imitiert und gegenseitig ergänzt. Im Frage-Antwortspiel ergibt sich eine musikalische Form.

In diesem Spielraum steht den Patienten eine bedeutende Ressource zur Verfügung. Sinnverkehrende Veränderungen an Liedtexten und situationsbeschreibende Umdichtungen bereiten einen heiteren Spielraum, den besonders Menschen mit Demenz gern betreten und durch eigene Ideen phantasievoll erfindend und repetierend bereichern.

Körperlich-emotionaler Ausdruck, KEBQ: Hauptmerkmal in diesem Modus ist der von beiden gewünschte Kontakt. Körperberührungen werden genossen. Die Begegnung ist entspannt und von einem positiven Affekt begleitet. Die länger andauernde Inter-Attentionalität führt zur Verdichtung der Beziehung. Dadurch etabliert sich die Beziehung.

Bewegungen sind zeitlich ausgedehnter, entspannter, unterstützen Liedinhalte. Klatsch- und Stampfspiele sind dialogisch möglich.

Therapeutenskala, TBQ: Der Therapeut erlebt sich als positiv involvierter Dialogpartner.

Therapeutische Interventionen: Die Beziehung im Modus 5 ist etabliert. Die Beziehungsqualität wird wechselseitig gestaltet, was darin zum Ausdruck kommt, dass der Patient eine Beziehung von sich aus initiieren kann. Er nimmt die Erwartungshaltung des Therapeuten wahr und kann ihr mit eigenen Impulsen begegnen. In dem Wunsch nach Austausch äußert sich das Bedürfnis nach zwischenmenschlicher Nähe, die sich im Dialog, also im Fragen und Antworten ereignet.

Der musikalische Dialog ist gekennzeichnet von sich gegenseitig übernehmenden Motiven, Rhythmen, Nonsensversen und -silben oder einzelnen Tönen. Diese Ausdrucksphänomene können imitierend und variierend gestaltet sein, als Lücke- und Imitationsspiele sowie Ergänzungsreihen.

Wenn Selbsterleben und Wahrnehmung des Anderen gewährleistet sind, so findet in diesem Modus Begegnung zirkulierend und interaktiv nicht nur in der Zweierbeziehung, sondern auch im Gruppenprozess statt. Im gemeinsamen Spielraum wird kommuniziert. Solche Begegnungen ereignen sich in der Gruppenmusiktherapie mit Menschen mit Demenz eher selten.

Es entscheidet die individuelle Persönlichkeitsstruktur, die Einstellung zu lustvollem Spiel über die Anteilnahme an solcherart Interaktionen. Internalisierte Normen, aber auch physische Kraftlosigkeit im fortschreitenden Demenzprozess verhindern spielerische instrumentale Interaktionen.

Veranschaulicht wird dieser Modus z. B. in der Filmszene „Walli Gerstenkorn“.

Modus 6: Begegnung/Interaffektivität

Instrumentaler Ausdruck, IBQ: Das Instrument wird in einer stimmigen Affektlage meist lustvoll gespielt und kann Assoziationen/Erinnerungen auslösen sowie dem Ausdruck von Vorstellungsinhalten dienen.

In freier und flexibler Dynamik gestaltet sich dabei eine Form.

Vokaler Ausdruck, VBQ: Die Stimme wird im gemeinsamen Tun bedeutungsvoller Ausdrucksträger. Emotionalität und Persönlichkeit vermitteln sich über die Stimme. Das dynamische Spektrum ihres Einsatzes zeigt Ressourcen auf, desgleichen das singende Erinnern selbst von langen Strophenliedern.

Körperlich-emotionaler Ausdruck, KEBQ: Freude ist das Hauptmerkmal in diesem Modus. Die Beziehung ist sicher etabliert. Nähe und Distanz sind gut ausbalanciert.

Durch das aktive Singen mit Themen- und Kontextbezug stellt sich Bewegung in einen ganzheitlichen Zusammenhang. Jetzt ist Bewegung nicht nur losgelöste Aktivität des Sprechapparats, sondern vereint motorische und psychomotorische Leistungen. Selbst komplexe Bewegungsabläufe, wie ein Paartanz mit standardisierten Schrittfolgen und Rhythmen, können durch Tanzlieder initiiert werden. Dafür sind natürlich Tanzerfahrungen in der Biografie notwendig, die wiederbelebt werden.

Tanzschulerfahrungen berichten nahezu alle Menschen mit Demenz der heutigen Generation. Die Beziehung zum Therapeuten ist so sicher etabliert, dass im Tanz verschiedene Rollen eingenommen werden und eine gelöste, freudvolle Stimmung herrscht. In die Spielform fließen ein: die Aufforderung zum Tanz, das Werben um den Tanzpartner, der Tanz, Dank und Abschied oder erneutes Verhandeln um einen weiteren Tanz.

Therapeutenskala, TBQ: Der Therapeut fühlt sich als freudiger, engagierter und humorvoller Spielpartner.

Beziehung in diesem Modus bedeutet, in einem Spielraum lustvoll gemeinsam Kontakt zu gestalten. Gekoppelt an die freudige Affektlage stabilisiert sich die Beziehung längerfristig.

Therapeutische Interventionen: Die Interventionen richten sich auf aufkommende Phantasien und Spielideen, die einen Fortgang des Spiels, des Tanzes oder der Szene ermöglichen. Die Spielbewegung ist eine zirkuläre, wobei der Initiator oft schwer auszumachen ist.

Gemeinsam werden Affekte mit entsprechenden rhythmischen und melodischen Motiven gestaltet. Über die Liedauswahl stellt sich eine Verbindung her zwischen musikalisch-spielerischem Erleben und eigener Gefühlswelt. Dieses Gefühlsleben ist mit Erinnerungen verknüpft, die in der Biografie verortet sind und im Hier und Jetzt eine Belebung erfahren. Individuell bedeutsame Themen finden hier eine Bühne. Im Spiel, im Tanz oder in der Szene werden Gefühlsqualitäten mit dem Therapeuten geteilt und ausgetauscht.

Um Beziehung in diesem Modus zu gestalten, ist ein großes Maß an Orientierung und Sicherheit Voraussetzung, sowie die Präsenz aller vorigen Beziehungsqualitäten. Vornehmlich im 1:1-Kontakt, durch die exklusive Zuwendung des Therapeuten, wird Beziehung in diesem Modus möglich. Unter dem Nachahmungsaspekt und dem Bedürfnis nach Kontakt, in welchem sich emotionale Erfahrungen teilen lassen, kann ein 1:1-Kontakt ansteckend wirken und die Gestaltung erweiterter Spielformen innerhalb einer Gruppe initiieren. Dies erfordert eine Orientierung auf ein für alle bedeutsames Thema. Tanzerfahrungen, ob im Ballhaus oder auf der Kirmes, gehören zu den biografisch relevanten Erfahrungen der heutigen Menschen mit Demenz. Themen wie Partnerwahl, Geselligkeit und Erlangen von Selbständigkeit sind im Tanz repräsentiert.

Der Therapeut interveniert mit einem signifikant bekannten Liedrepertoire, welches mit allen musikalischen Parametern gestaltet wird. Mehrstimmigkeit und Arrangements sind möglich.

Die Spielraum gestaltenden Interventionen reichen vom Lied über den Paartanz, der von den Nichtbeteiligten freundlich beklatscht oder gramgebeugt, missmutig verfolgt wird, über Schunkel-, Klatsch- und Stampfrunden, an denen alle beteiligt sind, bis hin zu Szenengestaltungen, in welchen frühere Interaktionserfahrungen spielerisch dargestellt oder verwandelt werden. Hier werden künstlich Räume, Bühnenräume, kreativ geschaffen, Rollen eingenommen und körperlich ausgefüllt.

Beziehungsgestaltung in diesem Modus ist an Vertrautheit gebunden, die in jeder Therapiestunde neu erarbeitet werden muss.

Veranschaulicht wird dieser Modus z. B. in den Filmszenen „Schneewalzer mit Lissy“, „Du liegst mir am Herzen“, „Heimat“.

3.4 Exkurs Videografie: Methodisches – Ethisches

Während der Entstehung des Buches führten wir eine ausführliche kritisch-ethische Diskussion zur Videografie insbesondere hinsichtlich der Anwendung bei nichteinwilligungsfähigen Patienten, die wir hier wiedergeben wollen.

Die Nutzung von videografierten Szenen musiktherapeutischer Arbeit bringt so viele Vorteile mit sich, dass wir uns entschieden haben, darauf zurückzugreifen. Die Darstellung im Film erweitert die Möglichkeiten der Sprache und ergänzt die das gesamte Buch durchziehenden Fallvignetten.

Die Sprache hat für bestimmte Facetten der Darstellung ihre Grenzen: Musikalische Ereignisse per se sperren sich einem verbalen, narrativen Zugriff. Bereits ohne therapeutischen Kontext sind sie nicht in Worte zu fassen,[151] was sich – gewendet – unter der Metapher „Musik fängt da an, wo Worte aufhören" zuspitzen lässt.

Auch die Beschreibung von interpersonellen Kontakten in therapeutischen Zusammenhängen fordert hohe sprachliche Kompetenz. Mit den Fallvignetten haben wir unsere narrativen Fähigkeiten herausgefordert, um dem Leser eine Möglichkeit zu geben, quasi durch die Pforte unserer Beschreibungen in die Wirklichkeit der Musiktherapie mit Menschen mit Demenz einzusteigen. Die schriftliche Veranschaulichung therapeutischer Prozesse ist eine wert- und fantasievolle sowie die Fantasie des Lesers anregende Darstellungsform. Dem Sartre'schen Wort „Lesen ist gelenktes Schaffen" folgend, schenkt die schriftliche Darstellung dem Leser die Möglichkeit, Wirklichkeit zu erzeugen, die seiner Struktur und Verfasstheit entspricht.

Eine Alternative zu Videografie und schriftlichen Beschreibungen ist die Audiografie, die für das Sujet Musiktherapie von hoher Relevanz ist.[152] Wenn es sich aber um sprachlich weitestgehend eingeschränkte Patienten handelt,

---

[151] Anders gesagt: Musikalischer Ausdruck ist eine „Kunstform"; soll musikalischer Ausdruck in Sprache gefasst werden, müsste der „Sprecher" über mindestens so hohe künstlerische Fähigkeiten verfügen wie der Musiker bzw. er müsste über noch höhere Fähigkeiten verfügen, weil er eine Kunstform in eine andere transformieren muss. Literaten gelingt dies zuweilen, z. B. Tolstoi in „Die Kreutzersonate" oder Erich Loest in „Es geht seinen Gang. Mühen in unserer Ebene".

[152] Die Verbindung von Tonaufnahmen und deren verbaler Beschreibung bildet die Grundlage des Verfahrens „Beschreibung und Rekonstruktion" (Weymann 2009b), neben dem EBQ eine weitere anerkannte und verbreitete Methode qualitativer Musiktherapieforschung.

ist die Beobachtung der körperlich-sinnlichen Verhaltensweisen, die sich akustisch ja nicht unbedingt bemerkbar machen, von entscheidender Bedeutung. In Videomaterial lassen sich das Akustische und das Visuelle gleichzeitig wahrnehmen und analysieren.

Schumacher (1999) reflektiert die Videografie vor allem zunächst als Mittel der Selbstbeobachtung für die Weiterentwicklung der eigenen therapeutischen Fähigkeiten. „Beim schriftlichen Protokoll, [...] gehen ja gerade die so wichtigen Übergänge, das Entstehen der Thematik, die dann als Inhalt in Erinnerung geblieben sind, verloren. Ein Vergleich des Videodokuments mit dem schriftlichen Protokoll zeigt dort Lücken auf, wo unbewusste Prozesse und Intuition eine Rolle spielen. Gegenübertragungsphänomene und Hypothesenbildungen, aus denen Spielideen geboren werden, können hier ins Bewusstsein gehoben werden ..." (Schumacher 1999, S. 108). Durch beliebig häufiges Wiederholen ebenso wie durch Zeitlupe oder Einzelbilder können Details ausgemacht werden, die der Erinnerung verloren gehen. Das Videografierte erklärt nicht das Warum des Handelns, weil es nicht die Empfindungen und die Phantasien der Handelnden dokumentiert, aber es zeigt das Wie.

Videografie hat einen hohen Grad an „Objektivität" (ohne tatsächlich objektiv zu sein). Der Zuschauer ist nicht mehr darauf angewiesen, den Perspektiven und Interpretationen eines Anderen (meist des Therapeuten) anhand von Erzählungen – also Fallbeschreibungen – zu glauben, sondern kann sich selbst ein „Bild" machen. Die unterschiedlichen Perspektiven mehrerer Zuschauer können zudem weitere Details und Erkenntnisse zutage bringen.

Nicht zuletzt kann Videografie große Bereiche des Hospitierens ersetzen und somit Hospitanten aber auch Patienten einige Mühen ersparen.

Für Mikroanalysen, wie sie anhand von Schumachers EBQ im Kapitel 3.5 weiterverfolgt werden, sind Videoaufnahmen zwingend. Darüber hinaus werden im Film und im folgenden Kapitel die meisten Szenen ohne Mikroanalyse aber mit einer kurzen Kommentierung gezeigt. Diese Form lässt dem Betrachter die Wahl, sich einfach in einen sinnlichen Genuss der direkten Beobachtung gelungener Kontakte (quasi wie im Kino) zu begeben oder durch mehrfach wiederholtes Anschauen selbst in einen Analyseprozess einzusteigen.

Demgegenüber stehen sowohl methodische als vor allem auch ethische Probleme:

Videografie verführt dazu, Objektivität anzunehmen. Allein von den Sinnesebenen zeigt sie aber nur zwei, die akustische und visuelle. Sie kann auch weder die Komplexität eines „Falles“ noch die Komplexität der Handlungshintergründe des Therapeuten sichtbar machen. Sie zeigt nur einen Ausschnitt der „Wirklichkeit“: Steht die Kamera fest auf einem Stativ, dann zeigt sie den immer gleichen Ausschnitt. Wird sie geführt, so zeigt sie die Perspektive des Kameramannes.

Videografie und deren Auswertung schafft – zur Reflexion wichtige – Distanziertheit, wie sie im Kapitel 6 „Sich selbst nicht aus den Augen verlieren: Zur professionellen Selbstpflege“ noch thematisiert wird. Diese Distanziertheit darf aber nicht mit in die Therapie genommen werden.

Die Tatsache, gefilmt zu werden, schafft Therapeuten wie Patienten Stress, eröffnet eine „Bühne“, wo tendenziell Intimität herrscht. Schumacher (1999) beschreibt viele Details, die zur Stressminderung beitragen können: Der Kameramann sollte Therapeut wie Patient vertraut sein; kontinuierliche Wiederholung zur Gewöhnung; Pausen ermöglichen; Verzicht bei dem kleinsten Hinweis, dass die therapeutische Beziehung gestört wird.

Die ethischen Probleme behalten Dilemmatorisches. Auch wenn sicher ist, dass der gefilmte Patient in der therapeutischen Situation keinem Stress ausgesetzt war, er sogar vielleicht eindeutig positiv darauf reagiert hat, wird eine Frage immer offen bleiben: Würde er einer Veröffentlichung (auch nur für eine Supervision) zustimmen? Es ist davon auszugehen, dass ein Mensch mit Demenz die Konsequenzen einer etwaigen Zustimmung nicht abschätzen kann, weil seine prospektiven Fähigkeiten verloren gegangen sind.

Bei der Auswahl von Szenen für eine Veröffentlichung können wir selbst, Angehörige und andere Fachleute, einschätzen, ob der Patient in seiner Würde beeinträchtigt gezeigt wird oder nicht. Aber entspricht das auch seiner Selbsteinschätzung? Beispielsweise zeigt er sich vielleicht zutiefst gerührt von einem (musikalisch-therapeutischen) Kontakt und rührt den Zuschauer damit – aber möchte er, dass seine Rührung gesehen wird? Ganz abgesehen von psychosozial riskanteren Befindlichkeiten wie Aggression oder Apathie. Ohne Demenz hat der Mensch seine Gefühle unter größerer Kontrolle. Wir arbeiten mit diesem Kontrollverlust und nehmen an, dass die Erfüllung der wachsenden emotionalen Bedürfnisse für den Menschen mit Demenz in der therapeutischen Situation angenehm ist. Allein – es bleibt immer noch eine Frage offen: Wäre er, wenn er noch nicht an Demenz erkrankt wäre, einverstanden?

Ohne Möglichkeit zur Klärung dieser tatsächlich dilemmatorischen Frage hoffen wir darauf, dass uns die Menschen mit Demenz nachsehen, dass wir nicht besser können.

Um dem anderen Aspekt dieser Frage nachzugehen, der direkten Möglichkeit der Zustimmung, haben wir einige Szenen den „Mitspielern" gezeigt – mit dem Bewusstsein für das Risiko der Verwirrung, Irritation oder gar des Entsetzens, das ein Mensch mit Demenz haben kann, wenn er sich selbst sieht (wie das auch schon beim Blick in den Spiegel geschehen kann).

Zwei ganz unterschiedliche Erfahrungen können wir hier beschreiben:

Szene „Schneewalzer mit Lissy"

Alle sechs Wochen trifft sich ein professionelles Team, die Mitarbeiter der Wohngemeinschaft im Jochen-Klepper-Haus im evangelischen Johannisstift in Berlin-Spandau. Dieser Teamnachmittag beansprucht mindestens vier Stunden. Alle Belange der Bewohner werden erörtert, Teamorganisatorisches wird besprochen und die Supervision dient der Selbstfürsorge und Teamentwicklung. Hier wurde auch das Videografie-Projekt geplant und diskutiert. Nun, nachdem die Szenen für unseren Film ausgewählt sind, wurden sie gemeinsam angeschaut. Die Mitarbeiter verstanden dies auch als eine Weiterbildung, eine Fallsupervision, denn sie erkannten ihre Bewohner in allen ihren typischen Verhaltensweisen und erlebten Zugangswege aus einer anderen Perspektive. Wir beratschlagten, in welcher Atmosphäre wir die Szenen den Dargestellten am besten zeigen können. Schnell waren sich alle einig, dies in der gemütlichen Veranda stattfinden zu lassen. Dann wurden Aufgaben verteilt, eine Mitarbeiterin und die Musiktherapeutin standen Frau Röhrig ganz nah zur Seite und schauten mit ihr gemeinsam auf dem Laptop „fern". Auf eine Übertragung auf die Leinwand haben wir bewusst verzichtet, um eine Überwältigung zu vermeiden. Die anderen Mitarbeiter beobachteten Frau Röhrigs Reaktionen.

Im Anschluss an den Film erzählte die Musiktherapeutin von dem Vorhaben, diesen Film zu veröffentlichen, andere Menschen daran teilhaben zu lassen, wie ein beliebtes Lied einen Tanz initiiert. Die erklärenden Worte wurden so gewählt, dass Frau Röhrig sie verstehen konnte. Die anderen Mitarbeiter supervidierten dieses Gespräch.

Frau Röhrig erkannte sich schon im Standbild! Beim Anschauen blickte sie auch in die Runde, in der Art fragend: Was sagt ihr denn dazu? Sie erhielt ermunternde Hinweise, wie schön dies anzuschauen sei. Ihr körperlich emotionaler Ausdruck war interessiert, bescheiden, ein wenig schamvoll und durch die Zustimmung der ihr Vertrauten dann auch stolz. So war sie sogar geneigt, ihre Zustimmung mit ihrer Unterschrift zu dokumentieren. Dazu kam es nicht. Sie wirkte überwältigt und das Schriftstück stellte ihr nicht den Raum zur Verfügung, den sie gebraucht hätte. Die Zeilen waren viel zu eng gesetzt. Auch geriet sie unter Stress, als ihr die Buchstaben nicht geraten wollten, sodass wir das Stück Papier in großer Geste für vollkommen überflüssig erklärten und uns noch einmal am Standbild „Lissy“ erfreuten.

Szenen „Links, links, links“ und „Nur eines, mein Lied“

Für das gemeinsame Anschauen der Szenen mit Frau Dronski veränderten wir das Setting aufgrund der Erfahrung mit Frau Röhrig. Die anschauende Gruppe, Dargestellte und Mitarbeiter, wurde reduziert.

Beim Anschauen der Szene „Links, links, links“ vergewisserte sich Frau Dronski, die sich auch sofort im Standbild erkannte und sehr kritisch anschaute, ob das denn so in Ordnung sei, und fand dann sichtliches Vergnügen, sich mit der Therapeutin im rhythmischen „Clinch“ zu erleben. Nahe beieinander sitzend erlebten wir die Szene vergnüglich nach.

Von der zweiten Szene, „Nur eines, mein Lied“, war Frau Dronski sehr gerührt. Beim Anschauen dieser Szene wurde sie weich, ließ Gefühle der Empathie zu, welche sie sonst sehr vermeidet, die den Mitarbeitern und ihrer Therapeutin jedoch nur zu gut vertraut sind. Auf ihre Zustimmung zur Veröffentlichung angesprochen, meinte sie in ihrer typischen Art, es sei ihr egal.

Im Nachhinein entwickelte sich eine längere Diskussion mit den Pflegenden und der Therapeutin. Alle waren sich einig, dass dieses „Ist mir egal“ die maximale Zustimmung bedeutet.

Im Team versuchten wir zwei Imaginationen:

Erstens: Würde ich einer Veröffentlichung zustimmen, wenn ich jene Frau Dronski im Film wäre? Zwei Kollegen hatten deutliche Vorbehalte und verneinten, die anderen blieben in Diskussion.

Zweitens: Beim nochmaligen Anschauen der Szene (ohne Frau Dronski) wollten wir unseren Empfindungen nachspüren, die wir beim Anschauen haben. Hier war wieder vollständige Übereinstimmung, dass in dieser Szene besonders die Lebendigkeit des Kontaktes anrührt. Die eigenständige Konfliktlösung durch Frau Dronski, ihre Ressourcen zur Spannungsregulation beeindruckten alle gleichermaßen.

Unsere konstruktive Diskussion beendeten wir mit der Entscheidung zur Veröffentlichung.

Nicht für alle Protagonisten des Films haben wir dieses Verfahren gewählt, allein deshalb, weil einige bereits verstorben sind. Für die anderen Szenen liegt die Zustimmung der Angehörigen oder Betreuer vor – für die wir an dieser Stelle noch einmal danken wollen. Allein für die Szene „Alte Kameraden" gab es leider von einer Angehörigen keine Zustimmung, allerdings auch keine Ablehnung. Aus diesem Grunde wurde hier mit Retouchierung und Standbildern gearbeitet.

Wir haben in Kapitel 3.5 (und natürlich auch im Film) die tatsächlichen Namen der Protagonisten des Films genutzt. Da sie im therapeutischen Prozess ständig fallen, wäre eine Anonymisierung quasi unmöglich gewesen. Dies ist allen Zustimmenden auch bewusst gewesen.

3.5 Der Film

Im Film werden typische musiktherapeutische Situationen veranschaulicht. Die Szenen zeigen musiktherapeutische Interventionen in verschiedenen Kontaktmodi. Beispielhaft werden zwei der insgesamt 21 Szenen (Szene 1 und 7) Schritt für Schritt analysiert. Die anderen Szenen werden in kürzerer Form auf charakteristische therapeutische Situationen hin zusammenfassend beschrieben. Die beispielhafte detaillierte Analyse der zwei Szenen umfasst

- eine (so weit wie möglich) interpretationsfreie Beschreibung des beobachtbaren Geschehens,
- die Identifizierung der Modi in Abschnitten der Szene,
- die Diskussion der Interventionen,
- die zusammenfassende Interpretation.

Nr.	Titel	Setting	
1	Der Mai ist gekommen	Gruppentherapie	EBQ-Analyse
2	Erst müssen welche sterben	Gruppentherapie	
3	Links, links, links	Gruppentherapie	
4	Nur eines, mein Lied	Gruppentherapie	
5	Fliegende Hände	Einzeltherapie	
6	Musik Fernost	Einzeltherapie	
7	Ja, das weiß ich!	Einzeltherapie	EBQ-Analyse
8	Walli Gerstenkorn	Einzeltherapie	
9	Du liegst mir am Herzen	Gruppentherapie	
10	Schneewalzer mit Lissy	Gruppentherapie	
11	Mäuseschneiderbeat	Gruppentherapie	
12	Jetzt kommt der August dran!	Gruppentherapie	
13	Alte Kameraden	Gruppentherapie	
14	Gemein is so was	Gruppentherapie	
15	Abschied 1: Guten Tag	Gruppentherapie	
16	Abschied 2: Vom Rosengarten	Gruppentherapie	
17	Abschied 3: Von der Gitarre	Gruppentherapie	
18	Heimat	Einzeltherapie	
19	Walzer und Polka	Einzeltherapie	
20	Ferien in Franken	Paartherapie	
21	Schnupfen	Paartherapie	

Tabelle 8: Übersicht Filmszenen

Szene 1: Der Mai ist gekommen

Abschnitt 1

Im Szenenbild: Frau Schwietzer[153] (rechts) und Frau Heise (links). Die Therapeutin fragt einen Liedvorschlag nach, der kurz zuvor von Frau Schwietzer unterbreitet wurde. Frau Schwietzer bestätigt ihn: „Der Mai ist gekommen."

[153] Die Namen der Gefilmten sind nicht anonymisiert. Da in den Szenen die Namen immer genannt werden und eine Retouchierung viele Informationen weggenommen hätte, hielten wir es für sinnvoll, sie auch im Text im Original zu benennen. Für alle Gefilmten liegen Genehmigungen vor, vgl. Ende Kap. 3.4.

Von Frau Heise kommt keine verbale Reaktion. Sie verfolgt das Gespräch ohne erkennbare Regung und lehnt sich dann zurück. Frau Schwietzer wendet ihren Blick zu Frau Heise, vielleicht um deren Einverständnis zu suchen.

Abschnitt 2
Der Einstimmungsakkord auf der Gitarre und die kräftige Auftaktquarte führen in ein gemeinsames Singen mit Frau Schwietzer.

Die Therapeutin singt pathetisch-elegisch den ihr bekannten Duktus von Frau Heise quasi vorab aufnehmend.

Nach einer kleinen Verzögerung auf der folgenden Atempause (auf dem letzten Ton der ersten Liedzeile) stimmt Frau Heise ein. Beide Sängerinnen singen den vollständigen Text der ersten Strophe. Die Kamera fokussiert Frau Heise, die mit Inbrunst, kräftig atmend, singt. (Frau Heises auffällig aktive Zunge kann auf Medikationsprobleme, aber auch auf besonderes seelisches Engagement hinweisen.)

Abschnitt 3
Am Ende der ersten Strophe geht die Kamera nach links und bringt Frau Bockje ins Bild. Während der letzten Zeilen des Lieds hört man bereits Klappergeräusche, die von Frau Bockjes Suche in den vor ihr liegenden Instrumenten stammen.

Die Therapeutin singt und spielt akzentuierter (was vermutlich eine Reaktion auf Frau Bockjes instrumentale Aktivitäten ist). Diese neue Situation scheint die Kameraführung zu veranlassen, auf Frau Bockje zu schwenken.

Frau Bockje singt nicht (man hört sie auch vorher nicht singen). Sie sucht sich das Schellenarmband aus dem Instrumentenangebot aus. Sie schaut es an, bewegt es in ihren Händen. Diese Exploration steht in noch keiner Verbindung zum gesungenen Lied der anderen, scheint aber eine Suche nach einem Ausdrucksmedium zu sein.

Abschnitt 4
Die Therapeutin wendet sich Frau Bockje auch körperlich zu und beginnt die zweite Strophe. Frau Schwietzer singt weiterhin mit, in der unteren Terz. Frau Heise singt die erste Zeile nicht mit – nur die letzte Silbe: „hüt'“ (was zeigt, dass sie den Text der zweiten Strophe beherrscht).

Frau Bockje spielt mit dem Schellenarmband nun auf der vor ihr liegenden Lyra und beginnt, rhythmisch zu klopfen und dann über die Saiten zu streichen. Dieses Streichen geht einher mit kurzfristig lyrischerem Ausdruck der Therapeutin. Frau Bockje scheint etwas überrascht über ihre eigenen Klänge, schaut zu Frau Heise, schaut zur Therapeutin, wendet dann den Blick zur Kamera.

Abschnitt 5
Die Therapeutin geht in der Gitarrenbegleitung auf Achtel über, auf deren Geschwindigkeit Frau Bockje sofort einsteigt, bis beide in rhythmischer Übereinstimmung sind. In die Kamera blickend, singt Frau Bockje das letzte Wort der zweiten Zeile – „blüht".

Sie spielt von nun an hoch konzentriert und engagiert ihren percussiven Part der Lied-Strophe, der in gemeinsamen Schlussschlägen (zwei Viertelschläge) bekräftigt wird. Dann schaut sie wieder in die Runde.

Frau Heise verstummt mit ihrem Gesang nach ihrem „hüt'". Bis dahin bleibt sie angelehnt sitzen. Danach richtet sie sich auf, schaut sich um, scheint sich von dieser neuen musikalischen Gestaltungsvariante zu distanzieren. Nach den eindeutigen, Struktur vermittelnden Schlusstönen äußert sie dann einen anscheinend positiven Kommentar.

Identifizierung der Modi in Szene 1: Der Mai ist gekommen

Abschnitt 1
Instrumentale Beziehungsqualität (IBQ): entfällt, weil zu diesem Zeitpunkt keine instrumentalen Äußerungen stattfinden

Körperlich-emotionale Beziehungsqualität (KEBQ): Frau Heise erscheint ruhig, entspannt und selbstkohärent, Modus 3. Frau Schwietzer schaut längerfristig entspannt mit Blickkontakt in die Runde, Modus 5.

Therapeutische Beziehungsqualität (TBQ): Therapeut steht als Gesprächspartner zur Verfügung, ist ernsthaft interessiert an sprachlichen Äußerungen, stellt abstimmende, reflektierende Fragen.

Diskussion: Die Interventionen der Therapeutin sind drauf gerichtet, die Teilnehmerinnen im Gespräch zu halten. Die abstimmenden Fragen zeigen Interesse, schaffen aber auch den Raum für diejenigen Gruppenteilnehmer, die zunächst nicht am Gespräch beteiligt sind, dem Gespräch zu folgen, sich auf das vorgeschlagene Lied einzustimmen.

Abschnitt 2
Instrumentale Beziehungsqualität (IBQ): entfällt, da die Gruppenteilnehmer keine Instrumente nutzen.

Vokale Beziehungsqualität (VBQ): Frau Heise steigt erst in der zweiten Zeile ein, Modus 4. Kraftvoll scheint sie sich ihrer Urheberschaft und Initiative sicher zu sein. Frau Schwietzer singt etwas weniger laut, so kann sie sich abstimmen. Sie ist gut hörbar, Modus 4.

Körperlich-emotionale Beziehungsqualität (KEBQ): Zu Beginn des Liedes nickt Frau Heise erkennend zum Gesang der anderen. Als sie selbst mitsingt, erscheint sie körperlich sehr engagiert. Ihr Brustkorb hebt und senkt sich. Die Atmung intensiviert sich. Dabei bleibt sie ganz bei sich. Sie scheint mit sich selbst gut verbunden, Modus 3. Ihr Blick ist in die Ferne gerichtet. Frau Schwietzer scheint sich des Singens mit Blicken in die Runde rückzuversichern, Modus 4.

Therapeutische Beziehungsqualität (TBQ): Die Therapeutin singt mit kräftiger, pathetischer Stimme stützend (Modus 3) und den Musizierduktus von Frau Heise aufnehmend, die Gitarrenbegleitung ist ruhig fließend, umspielend, Modus 3. Phrasierung, Pausen und Auftakt-Fermate sammeln die Gruppe.

Diskussion: Der Gesang der Therapeutin gibt den Gruppenteilnehmerinnen Sicherheit und Orientierung. Er gibt formend eine Struktur, die die Sängerinnen für sich nutzen.

Der spätere Liedeinsatz von Frau Heise lässt sich so interpretieren, dass sie ein Mehr an Zeit braucht für die Einstimmung und Orientierung, um die Wahrnehmungsbereiche zu verknüpfen (ich höre ein Lied, das Lied kommt mir bekannt vor, da kann ich mitsingen) und sich abzustimmen.[154] Dieses Phänomen wird beim Singen mit Demenzerkrankten oft beobachtet und steht sinnbildlich für das Mehr an Zeit, das Alternden gegeben werden muss, wenn Kontakt ermöglicht werden soll.

[154] Vgl. Kap. 1.3, „Sinnesintegration und Apraxien“.

Abschnitt 3

Instrumentale Beziehungsqualität (IBQ): Frau Bockje wählt sich die Glöckchen, welche sie in ihren Händen hin und her bewegt, und auf ihre Möglichkeiten hin untersucht, Modus 3. Dabei nimmt sie das Klingen wahr.

Vokale Beziehungsqualität (VBQ): Frau Bockje singt nicht. Die beiden anderen singen weiter im Modus 4.

Körperlich-emotionale Beziehungsqualität (KEBQ): Frau Bockje schaut interessiert auf das Schellenband in ihrer Hand. Ihr Blick ist aufmerksam und der Affekt ruhig. Sie wirkt konzentriert, Modus 3.

Therapeutische Beziehungsqualität (TBQ): Die Therapeutin reagiert auf dieses Explorieren mit einer neuen musikalischen Gestaltung ihres Gesanges und der Begleitung. Sie wird rhythmisch akzentuierter, Modus 3.

Diskussion: Die Therapeutin nimmt die suchenden Bewegungen von Frau Bockje wahr. Sie wendet sich ihr körperlich zu, öffnet für sie den Raum, in das Lied einzustimmen.

Frau Bockjes Ausdrucksmedium sind dafür eher die rhythmischen Instrumente als die Stimme. Dies ist der Therapeutin aus der längerfristig bestehenden Beziehung zu Frau Bockje bekannt. So wird die Therapeutin rhythmisch akzentuierter, um die Ressourcen von Frau Bockje zum Klingen zu bringen und ihr eine Teilhabe am gemeinsamen musikalischen Tun zu ermöglichen.

Abschnitt 4

Instrumentale Beziehungsqualität (IBQ): Auf das Staccatospiel der Therapeutin reagiert Frau Bockje mit Klopfen des Glöckchenbandes auf die vor ihr liegende Lyra. Sie exploriert die Instrumente als Musikinstrumente, Modus 3. Dem weicher werdenden Gesang der Therapeutin folgt Frau Bockje mit Streichbewegungen. Durch das Streichen über die Lyra mit Glöckchen an den Händen kommt es zu dissonanten Klängen, welche Frau Bockje wahrnimmt und rückversichert, Modus 4. Sie hält kurz inne, um in diesem Modus das Erlebte zu verarbeiten.

Vokale Beziehungsqualität (VBQ): Frau Schwietzer singt weiter die zweite Strophe, Modus 4. Wir hören sie in der Unterterz. Sie ist nicht mehr im Bild. Frau Heise singt den Beginn der zweiten Strophe nicht mit. Erst beim letzten Wort der ersten Zeile stimmt sie kurz ein, Modus 4, um sofort wieder zu verstummen. Sie geht in den Rückzug, Modus 0.

Körperlich-emotionale Beziehungsqualität (KEBQ): Frau Heise verharrt in ihren Bewegungen, sie geht in den Rückzug, Modus 0. Frau Schwietzer ist nicht im Bild. Frau Bockje erscheint selbstkohärent. Ihr Blick ist aufmerksam auf die Instrumente gerichtet, Modus 3. Ruhig und ausgeglichen sucht sie Kontakt zum Gesang. Mit dem weicher werdenden Gesang der Therapeutin sucht sie eine neue musikalische Gestaltung. Die erklingenden Dissonanzen nimmt sie wahr, rückversichert ihre Wahrnehmung und hält kurz inne, Modus 4.

Therapeutische Beziehungsqualität (TBQ): Die Therapeutin bleibt in ihrer Singstimme kräftig. Sie phrasiert kurze Melodiesegmente, akzentuiert mit begleitenden Zupfbewegungen auf der Gitarre, Modus 3. Sie unterstützt und nimmt Anteil an den musikalischen Äußerungen von Frau Bockje.

Diskussion: Die musikalische Einbeziehung von Frau Bockje steht ganz im Zentrum der Interventionen der Therapeutin. Die Folge davon ist das Verstummen von Frau Heise. Dies ist eine typische Situation, in die der Therapeut in der Gruppenarbeit immer wieder kommt: Die Entscheidung, welches Gruppenmitglied im Fokus der Interventionen steht, wenn mehrere Angebote zur Verfügung stehen.[155] Bisher lag der Fokus auf Frau Heise, was daran deutlich wird, dass die Therapeutin „Der Mai ist gekommen" vorausgreifend in einem ungewöhnlich pathetischen Duktus anstimmt, der aber offensichtlich besonders Frau Heise entgegenkommt.

Frau Heise war sich also der Unterstützung der Therapeutin gewiss. Mit dieser neuen Liedgestaltung kann sie sich nicht verbinden. Sie geht in den Rückzug. Diese Anmutung von Chaos gibt ihr vermutlich nicht den Halt, den sie für sich braucht.

Aber auch Frau Bockje verstummt kurz im Sinne einer Pause bei der Anmutung von Dissonanz, denn diese sucht auch Frau Bockje nicht. Vielmehr sind es rhythmische Reize, die Frau Bockje mobilisieren.

Abschnitt 5

Instrumentale Beziehungsqualität (IBQ): Frau Bockje spielt nun hochkonzentriert und engagiert synchron mit der Therapeutin eine rasche Achtelbewegung mit gemeinsamer Schlussbildung, Modus 4.

[155] Solche Entscheidungssituationen finden sich auch in Kap. 2.1, „Manche sind gleicher: Eine musikalische Darbietung".

Vokale Beziehungsqualität (VBQ): Dem gemeinsamen Liedfluss folgend, singt Frau Bockje die letzten Worte der zweiten Liedzeile, Modus 4. Frau Heise singt nicht mehr, Modus 0. Frau Schwietzer singt leise, sich abstimmend, mit, Modus 4.

Körperlich-emotionale Beziehungsqualität (KEBQ): Frau Bockje spielt engagiert und wirkt freudig entspannt. Sie rückversichert am Ende des Liedes mit Blickkontakt zur Gruppe ihr Tun, Modus 4. Frau Heise distanziert sich mit Zurücklehnen und kurzen Blicken in die Runde von der musikalischen Gestaltung. Ihr Blick wirkt kontrollierend, Modus 2, löst sich aber, als das gemeinsame Lied Sicherheit und Struktur bietet. Frau Schwietzer ist nicht im Bild.

Therapeutische Beziehungsqualität (TBQ): Die Therapeutin bietet jetzt eine rasche Achtelbewegung als Begleitung an. Dieser Rückgriff auf eine stark akzentuierte Gestaltung ist Frau Bockje aus ihrer vorigen Exploration vertraut und gibt ihr damit die Möglichkeit den abgebrochenen Kontakt neu zu beleben, Modus 3. Die längerfristige gemeinsame musikalische Aktivität ermöglicht der Therapeutin eigene musikalische Ideen einzubringen, hier ein Schlussritardando. Gemeinsam vollziehen alle die Schlussbildung mit, Modus 4.

Diskussion: Mit der erneuten sehr rhythmischen Gestaltung kann die Therapeutin die Gruppe vereinen. Frau Bockje beginnt wieder zu spielen. Frau Heise entspannt sich. Beide finden aus der kurzen dissonanten Desorientiertheit wieder eine gemeinsame Erlebnisebene, die Sicherheit und Struktur als Voraussetzungen braucht, hier erlebbar im gemeinsamen Lied.

Zusammenfassung

In dieser Szenenanalyse werden die raschen Wechsel der Modi deutlich. Sie sind Ausdruck für Spannungsregulation und Abstimmungsprozesse, die den Gruppenteilnehmerinnen zur Verfügung stehen. Auch wird die Bedeutung rhythmischer Übereinstimmungen für die Gemeinschaftsbildung erkennbar. Besonders schön sind die individuellen Gestaltungsmöglichkeiten der Gruppenteilnehmerinnen erlebbar. Frau Bockje, Frau Heise und Frau Schwietzer zeigen auf ganz unterschiedliche Weise ihre Ressourcen für Beziehungsgestaltung.

Interventionen der Therapeutin richten sich jeweils auf einzelne Gruppenteilnehmerinnen, wobei eigeninitiative Aktivitäten Vorrang genießen. Die Interventionen richten sich zudem auf den Fortgang der musikalischen Aktivität, die Erfahrung von Urheberschaft und Selbstwirksamkeit. Durch die Anwendung des EBQ-Instrumentes wurden Beziehungsqualitäten in den Modi 0, 3 und 4 nachgewiesen. Interventionen der Therapeutin sind erfolgreich im Hinblick auf die Beziehungsgestaltung, wenn sie die Gruppenteilnehmerinnen im ihnen möglichen und angebotenen Beziehungsmodus ansprechen.

Szene 2: Erst müssen welche sterben

Frau Bockje initiiert das Thema, indem sie im Duktus des letzten Lieds („Weißt Du wie viel Sternlein stehen") Worte vom Sterben in die Melodie bzw. in deren Rhythmus dichtet. Mehrfache Nachfragen der Therapeutin (zunächst in das Lied eingebaut: „Weißt Du wie viel Leute sterben?", dann rein verbal) werden bekräftigt. Frau Bockje und Frau Heise geht es ums Sterben. Während Frau Heise – hier die Übersetzung ihrer schwer verständlichen Aussprache – auf keinen Fall hier sterben möchte, hier in diesem Heim, damit auch von einem tröstenden Pfarrer unterstützt wurde und es damit auch noch Zeit habe, ist sich Frau Bockje sicher: „Hier sterben alle ab!" Zu diesem Zeitpunkt, fast synchron, antwortet die Therapeutin auf Frau Heises Äußerungen: „Also gut, nicht sterben." Frau Bockje insistiert: „Es sterben alle ab!" Die Therapeutin reagiert burschikos, spitzt das Thema wie bei einem Stammtischgespräch zu: „Und wer stirbt zuerst?" und verbleibt damit auf einer eher spielerisch leichten Interaktionsebene, zudem auf der verbalen Ebene, die Tiefe des Themas nicht erfassen kann. Erst als sich daraufhin ein tiefes Schweigen einstellt, wird der Ernst des Themas auch der Therapeutin deutlich. In das Schweigen hinein singt die Therapeutin: „In einem kühlen Grunde." Es ist ein hüllender Raum. Sie singt mit warmer, ruhiger Stimme in moderatem Tempo. Dabei wendet sie sich den Frauen zu, ohne sie jedoch aufzufordern, mitzusingen. Sie stellt sich und das Lied zur Verfügung. Sie bildet ein Gefäß.

Diese Szene ist ein Beispiel für die Tragweite eines Themas, welchem wir uns im Alltag gern verschließen, eines Tabu-Themas. Berührend ist die Hartnäckigkeit von Frau Bockje, ihr Thema ernst genommen zu wissen. Die folgende nonverbale Kommunikation hat hohen emotionalen Gehalt. Selbst die vorsichtigen Versuche des Mitsingens sind als Innenschau zu verstehen. Die letzten Wörter der letzten Zeile der letzten Strophe singt Frau Bockje mit: „(Ich möcht' am liebsten sterben, dann wär's auf) … *einmal still*!" – und damit hat sie im wahrsten Sinne des Wortes das letzte Wort gehabt.

Szene 3: Links, links, links

Eine WG-Bewohnerin musste die Therapie verlassen. Frau Dronski wirft ihr viel Groll hinterher, meint, sie könne sie nicht leiden.

Therapeutin: „Warum sind Sie denn so aufgeregt, Frau Dronski?“

Frau Dronski: „Ich kann die nicht leiden. Die kriegt eine geklebt!“

Therapeutin: „Dann gibt es ja Mord und Totschlag, Hilfe!“

Frau Dronski: „Ja.“

Therapeutin: „Wie klingt denn so etwas?“

Sie geht zum Klavier, um eine musikalische Gestaltung anzubieten. Dabei rückt sie Frau Dronski näher an sich und das Klavier heran.

Die Therapeutin wiederholt: „Mord und Totschlag – halleluja …!“

Frau Dronski mit ausholenden Armgesten: „Der haun wir ene rechts und ene links.“

Die Therapeutin dies mit ebensolchen Gesten aufgreifend: „Rechts und links und rechts und links.“

Frau Dronski ist sich der Therapeutin sicher und steigt auf die interaktive Szene ein, lächelt die Therapeutin zustimmend an.

Parallel erklingt ein kräftiger Akkord auf dem Klavier.

Nach einer kurzen Pause klopft die Therapeutin rhythmisch auf ihre Oberschenkel, ist jetzt affektiv deutlich engagierter als Frau Dronski, die kurz innehält und ihrer Erregung nachspürt.

In das Klatschen der Therapeutin klatscht eine Gruppenteilnehmerin hinein. Sie ist nicht im Bild. Auch Frau Dronski schaut zu der Klatschenden und scheint sich bestätigt zu fühlen. Das entlastet.

Die Therapeutin verbalisiert: „Da schlägt ’s drein … dreizehn.“

In die Spannung hinein vermittelt die Therapeutin Frau Dronski ihre Anteilnahme, nimmt sie sanft am Arm. Frau Dronski schüttelt verärgert den Kopf. Der Affekt brodelt noch. Frau Dronski brummt vor sich hin.

Die Therapeutin in die Runde blickend: „Rechts und links und rechts und links.“

Frau Dronski greift den Affekt auf, bringt einen brodelnden gutturalen Ton und Worte, die sich auf die Gegangene beziehen, mit erneuten rudernden Armgesten hervor.

Die Therapeutin findet einen Vers, der den Affekt symbolisiert und die Aggression in einer Gestaltung von der gemeinten Person abzieht:

„Links, links, links, um der Ecke stinkt's."

Bei letzterem Wort schaut Frau Dronski die Therapeutin verwundert an. Diese nimmt schamvoll die Hände vor den Mund, darf so etwas sein?

Frau Dronski: „Ja."

Der Vers geht weiter, aber wegen seiner Anstößigkeit flüstert die Therapeutin ihn Frau Dronski leise zu. Diese klebt an ihren Lippen. Es ist davon auszugehen, dass Frau Dronski diesen Vers kennt und nachvollzieht.

Es folgt eine Wiederholung des „Links, links, links" durch die Therapeutin. Dabei lässt sie Pausen für einen Einstig von Frau Dronski.

Frau Dronski wiederholt die Textzeile: „Links, links, links."

Die Therapeutin vollendet den Vers.

Frau Dronski denkt wieder an die „olle Ziege, die sie nicht interessiert".

Die Therapeutin: „Oh ja."

Für ihren Ärger ist die Therapeutin Frau Dronski eine Verbündete. Als jedoch eine Allianz gegen die Gegangene geschmiedet werden soll, zeigt die Therapeutin durch ihre Körperhaltung auch klare Distanz.

In dieser Therapieszene steht die Emotion Ärger im Mittelpunkt. Der Szene voraus geht eine herzliche Verabschiedung einer Gruppenteilnehmerin in sehr individuellem Einzelkontakt. Diese Verabschiedung erlebt Frau Dronski als für sie bedrohlich, denn sie entbehrt in diesem Augenblick die Aufmerksamkeit der Therapeutin.[156] Ihr körperlich-emotionaler Ausdruck ist wütend, verkrampft und in hoher Spannung. Die Bewegungen sind ausladend.

Sie projiziert ihre Wut auf eine Mitbewohnerin. Ihre Stimme klingt laut, grollend mit hohem Affekt. Die Therapeutin hebt den Objektbezug der Wut auf, indem sie eine Gestaltungsmöglichkeit anbietet, in der Aggressionen Ausdruck finden können. Während dieser Improvisation kann sich Frau Dronski selbst regulieren, ja es blitzt sogar Spiellust aus ihren Augen. Nicht der Affekt hat sie überwältigt, sondern sie spielt mit dem Affekt. Die Konkurrenzsituation ist entlastet.

---

[156] Zum Problem der Konkurrenzsituationen zwischen Gruppenmitgliedern vergleiche auch Kapitel 2.1, „Das Teleobjektiv benutzen: Einzeltherapie in der Gruppe" sowie Beispiel 27 in Kap. 1.2, „Typen, Charaktere und was den Menschen antreibt".

Szene 4: Nur eines, mein Lied

Die Therapeutin fasst nach einer neuerlichen Bekundung von Unbehagen zusammen, heute seien wir wohl alle schlecht, keiner und keine könne Frau Dronski für sich gewinnen. Die Situation scheint zerfahren. Ein ungelöster Konflikt um Zuwendung, Anerkennung und Liebe liegt wie ein Band um die Herzen geschnürt. Die Therapeutin richtet die Frage an Frau Dronski, wen sie denn noch leiden könne. Dies wird fast verzweifelt, gequält gefragt.

Darauf antwortet Frau Dronski: „Nur eines, mein Lied."

Die Therapeutin: „Das haben Sie gerne?" Sofort hellt sich die Stimmung auf. Die Stimme der Therapeutin wird heller, weicher, gelöster. Spannung fällt ab. Projektionen lösen sich auf.

Frau Dronski: „Ja."

Die Therapeutin verbindend: „Ich weiß, welches Sie meinen."

Die Lösung des Konkurrenzkonfliktes um Zuwendung und Liebe aus der vorhergehenden Szene gelingt Frau Dronski in diesem Augenblick wiederum selbständig. Sie gewinnt ihr Gleichgewicht, ihre Mitte wieder, wird wieder Herr im eigenen Hause. Dies erfüllt sie mit Stolz. In gespannter Vorfreude schaut Frau Dronski zur Therapeutin.

Herr Wartenberg wird als Pianist wertgeschätzt, denn bisweilen lockt er einzelne Töne aus dem Klavier. Nun wolle die Therapeutin einmal Pianistin sein. Jetzt werde es ein Lieblingslied geben. Diese Worte sind als Einstimmung an alle gerichtet. Allein Herr Wartenberg kann sie nicht hören, nimmt aber wohl das Performative der Situation wahr: Die Therapeutin setzt sich in Pianisten-Positur ans Klavier, gibt damit dem Liedwunsch Bedeutung. Ein längeres verträumtes Vorspiel mit perlenden Arpeggios stimmt alle ein.

Herr Wartenberg schaut entspannt zur Therapeutin und auf ihre Hände am Klavier. Die Arpeggios bewegen sich wie eine Welle zu ihm und von ihm weg. Er scheint ihr Tun mit inneren Bildern und Vorstellungen zu verknüpfen und redet bestätigend zu ihr.

Dann singt die Therapeutin, Frau Dronski direkt ansprechend, sich ihr auch zuneigend: „Ich hab geträumt von Dir, die ganze Nacht von Dir und das war wunderschön. Ich hab geträumt von Dir, die ganze Nacht von Dir und das war wunderschön."

Frau Dronski hält ihre rechte Hand locker stützend am Mund. Mit der anderen Hand umfasst sie ihre Teddys. Sie lauscht und schaut träumend nach innen. Selbst die Registerwechsel der Singstimme der Therapeutin stören ihre Andacht nicht. Zum Ende des Liedes senkt sie entspannt die Augenlieder. Als das Lied verklungen ist, sucht sie den Blickkontakt zur Therapeutin.

Im Hintergrund summt leise Frau Zuhse.

Die Therapeutin spricht Frau Dronski an: „Von wem haben Sie geträumt?"

Frau Dronski: „Von einem Bekannten."

Diese Szene lebt von dem überraschenden Liedvorschlag durch Frau Dronski. Sie ist mit der Therapeutin im Austausch. Sie bestätigen sich gegenseitig des Verstehens und stimmen sich auf das gewünschte Lied ein.

Frau Dronski stabilisiert sich beim Anhören des Liedes. Sie erscheint innehaltend und rückbesinnend.

So wie Frau Dronski trägt jeder Melodien in sich. Wenn für diese Melodien keine Worte mehr gefunden werden, erweist sich die Musik als eine gut nutzbare Ressource. Herr Surmeli findet gemeinsam mit seiner Therapeutin Ausdrucksmöglichkeiten für seine Stimmungen. Die musikalische Ressource, Jazz-Musik ein Leben lang als Hobby gepflegt zu haben, gibt ihm jetzt unter den Bedingungen der Demenz Selbstvertrauen und Lebensfreude.

Szene 5: Fliegende Hände

In der Musiktherapie mit Herrn Surmeli stehen im Mittelpunkt seine musikalischen Ressourcen, welche ihm Teilhabe am Leben ermöglichen und seinen Selbstwert stärken. Hier findet er Zugang zu lustvoller Hingabe an spielerische Situationen, dialogischem Austausch jenseits der Worte, narzisstische Stabilisierung. Herr Surmeli ist hier eher als Improvisationspartner zu erleben, denn als Demenzerkrankter. Abwechselnd entwickeln Herr Surmeli und seine Therapeutin neue Gestaltungsideen. Sein Ein-Ton-Spiel ist im Jazz ein bewusstes Stilelement. Bedeutung wird herausgestellt durch Reduktion von Gestaltungselementen. Der Wechsel der Anschlagtechnik bringt neue Klangfarben in das Spiel. Die beschleunigende Schlussbildung gilt als Stilelement insbesondere auch in der russischen Volksmusik.

Im musikalischen Gestaltungsprozess verdichten sich seine Formen zu hoher Expressivität und verweisen auf den zweiten Schwerpunkt innerhalb des therapeutischen Prozesses. Seine unendlichen Melodien, die unvermittelt abbrechen, stocken, seine Grundtonsuche, seine starren, sich wiederholenden Akkorde künden von innerseelischen Prozessen der Verarbeitung seiner demenziellen Erkrankung. Wut, Verzweiflung und Trauer werden musikalisch gestaltet. Diese Gefühle und Affekte werden von ihm und seiner Therapeutin gemeinsam „durchkomponiert", gestaltet und damit verarbeitet.

Während Herr Surmeli im Ensemblespiel seine musikalischen Ressourcen, das Wissen um Form, Verlauf und Struktur in der Jazzimprovisation für sich wiederentdeckt und nutzt, sehen wir in der nächsten Szene Frau Hoss. Sie hat einen anderen Zugang zum Klavier. Das Melodiespiel mit der rechten Hand kennt sie von ihrem Instrument, dem Akkordeon, hier der diatonischen Liedtradition ihrer Generation verbunden.

Die Klaviatur in der Horizontalen entdeckt sie spielerisch für sich. Ihre Melodieentwicklungen kennzeichnen fehlende Schlussbildungen und tonartfremde Töne. Dies führt zu einem atonalen Eindruck. Davon scheint sie unbeeindruckt, was allein zählt: Ich spiele Klavier mit meiner Partnerin an meiner Seite. Zu keiner Zeit besteht der Eindruck von Versagenserleben. Die Therapeutin bietet die verlorene diatonische Struktur vorsichtig an.

Szene 6: Musik Fernost

In dieser Filmsequenz sehen wir Frau Hoss mit ihrer Therapeutin am Klavier. Von Frau Hoss wissen wir, dass sie Akkordeon gespielt hat. Insbesondere fällt ihre gute Läufigkeit der rechten Hand auf. Akkordeonspieler führen die Melodie in der rechten Hand.

Frau Hoss geht zum Klavier, setzt sich und fängt gleich an zu spielen. Sie nutzt zunächst die schwarzen Tasten. Die Therapeutin folgt ihr zart und gibt weiterführende Impulse, indem sie die Melodien von Frau Hoss weiterentwickelt. Insgesamt überwiegt ein atonaler, filigraner Eindruck.

Die Therapeutin bietet strukturierende Akkorde im Diskant an. Dabei bleibt das Spiel der beiden frei improvisierend.[157] Es besteht auch der Ein-

[157] Hier bietet sich ein Vergleich mit Herrn Surmeli an aus der Filmsequenz „Fliegende Hände". Seine Jazzpianisten-Erfahrung lässt ihn in seinen Improvisationen immer auf diese Ressource zurückgreifen. Wir erleben die typische „Jazzer Handstellung", die Ton- und Akkordwiederholungen und die musikalische Ausrichtung auf Ensemblespiel, jeder hat seine Aufgaben in der Improvisation, die bestimmten harmonischen Verläufen folgt.

druck, Frau Hoss könnte sich selbst genügen. Sie ist ganz bei sich und ihrem Spiel. Interessiert entdeckt sie Ton für Ton, begleitet ihr Spiel mit ihrem sich vorneigenden Oberkörper. Dennoch nimmt sie auch das Spiel der Therapeutin wahr, gleicht es mit ihr über Blickkontakt ab. Die Bestätigung ihres eigenen Tuns scheint ihr wichtig, aber nicht zwingend. Selbstbestimmt findet sie Einsätze. Hier lässt ihr die Therapeutin viel eigenen Spielraum für ihr Selbsterleben.

Im weiteren Verlauf der Improvisation klingen Kinderliedmotive an. Frau Hoss sucht das Zusammenspiel, gleitet dabei immer wieder vom diatonischen in den pentatonischen, atonalen Klangbereich. Denn vermeintlich „falsche" Töne geben dem Spiel der beiden eine fernöstliche Klangnote.[158] Frau Hoss reflektiert die gemeinsame Improvisation. Sie weist auf die Händekreuzung hin.

Eine Schellentrommel und eine kleine Rahmentrommel kommen ins Spiel. Die starken rhythmischen Akzente der Therapeutin wirken Impuls gebend und führen sofort in eine tänzerische Bewegtheit und dann in eine percussive Improvisation. Frau Hoss sucht in schnellem Tempo den Einstieg am Klavier. Dieser kann erst gelingen, als die Therapeutin ihr Tempo zurücknimmt und ihrem Spiel die Begleitfunktion überträgt. Es folgen synchrone Momente.

Eine erneute Trommelimprovisation zeigt das große rhythmische Engagement von Frau Hoss und ihre Ressource für sich zu sorgen, neue Ausdrucksmöglichkeiten zu finden. Sie verändert die Trommelhaltung. Zunächst hält sie die Trommel mit der linken Hand und trommelt mit der rechten, dann legt sie die Trommel auf ihre Beine. Nun kann sie mit beiden Händen trommeln. Rhythmische Punktierungen, Grund- und Nebenschläge wechselt sie kreativ.

Szene 7: Ja, das weiß ich!

Frau Strauß liegt im Bett. Die Therapeutin sitzt links neben ihr. Frau Strauß' linke Hand liegt am Gitarrenhals.

Die Therapeutin singt von dem Lied „Du liegst mir am Herzen" die zweite Strophe: „Doch, doch darf ich Dir trauen? Dir, Dir mit leichtem Sinn? Du, Du

[158] Frau Hoss scheint ihre Melodien aus einer diatonischen Tradition heraus zu suchen. Ihre rechte Hand führt Melodieketten, in welche sich „falsche" Töne einschleichen und in die atonale Freiheit führen, während bei Herrn Surmeli in der Szene „Fliegende Hände" *dirty tones* zum Programm gehören.

darfst auf mich bauen, weißt ja wie gut ich Dir bin. Ja, ja – ja, ja – weißt ja wie gut ich Dir bin!“

Die Therapeutin singt allein und schaut Frau Strauß an. Frau Strauß selbst ist stark sehbehindert, wendet aber den Kopf der Schallquelle zu. Erblindete spüren den anderen als Kontaktpartner und wenden sich ihm, der Konvention folgend, zu. Die Therapeutin legt ihre linke Hand auf die Hand von Frau Strauß und klopft mit ihren Fingern rhythmisch zum Gesang. Dann umfasst sie die Hand ganz und schwingt den Gitarrenhals im Walzerrhythmus. Diese vorsichtige körperliche Kontaktaufnahme kann Frau Strauß in diesem Augenblick der Nähe tolerieren. Dabei bewegt die Therapeutin den rechten Arm von Frau Strauß mit.

Bei der zweiten Textzeile tippt sie Frau Strauß auf „Du, Du“ direkt an der Schulter an.

Zum Liedende bezeugt Frau Strauß die Beziehung durch ihre Worte: „Ja! Ja, das weiß ich!“

Identifizierung der Modi in Szene 7: Ja, das weiß ich!

Körperlich-emotionale Beziehungsqualität (KEBQ): Frau Strauß liegt entspannt in ihrem Bett mit dem Oberkörper leicht aufgerichtet. Sie toleriert ein passives Bewegen ihres linken Arms im Walzerschwung, Modus 1. Ihr Affekt ist entspannt, ihr Blick nach innen gerichtet, Modus 3. Erst die verbale Antwort von Frau Strauß am Ende der Szene lässt darauf schließen, dass sie ihre Aufmerksamkeit längerfristig auf das Tun der Therapeutin gerichtet hatte, im Sinne einer gemeinsamen Aufmerksamkeit, Modus 4.

Therapeutische Beziehungsqualität (TBQ): Die Therapeutin erscheint als Gegenüber einer sich kaum äußernden Klientin. Sie wirkt zugewandt und engagiert (Modus 4).

Sie belebt und gestaltet den Spielraum allein, scheint sich aber der Zustimmung der Klientin sicher zu sein. Ihre Interventionen zielen auf Ansprache und Mobilisierung.

Diskussion der Interventionen:

Die engagierte und der Klientin zugewandte Therapeutin stellt einen Klangraum zur Verfügung, der es der Klientin offenlässt, ihn zu betreten und damit das Beziehungsangebot anzunehmen und verbal zu bestätigen. Frau Strauß kann sich darauf einlassen.

Für den Betrachter der Szene bleibt lange offen, ob zwischen der Therapeutin und Frau Strauß eine Beziehung besteht. Wir können davon ausgehen, dass die Therapeutin aus diesem Schwebezustand heraus handelt. Deutlich wird ihre wohlwollende zugewandte Grundhaltung als inneres Arbeitsmodell. Es gibt minimalen Respons. Die therapeutischen Interventionen werden durch Frau Strauß' längerfristigen Blick bestätigt.

Ihre Worte am Ende des Lieds zeigen, dass sie diese Begegnung inhaltlich und emotional erfasst hat und Beziehung längerfristig möglich ist, mit der gemeinsamen Ausrichtung der Aufmerksamkeit als deutliches Merkmal, Modus 4.

In der folgenden Szene erleben wir Frau Gerstenkorn mit ihrer Therapeutin. Die Musik der beiden ist stark rhythmisch akzentuiert. Sie schafft Bedingungen für Selbsterleben und Kontakt.

Szene 8: Walli Gerstenkorn

Die Therapeutin sitzt am Bett von Frau Gerstenkorn, die in Tageskleidung auf dem Bett liegt. Sie singt ein Situationslied auf die Melodie von „Muß i denn zum Städtele hinaus“: „Ja die Walli, die Walli Gerstenkorn ist in Königsberg geboren.“ Sie hat die Gitarre in der Hand, spielt aber nicht auf den Saiten, sondern klopft den Takt.

Frau Gerstenkorn hört aus dem Lied das für sie wichtige Wort Königsberg und Heimatstadt und wiederholt die Worte, fragt nach, ob es um ihre Heimatstadt geht. Die Therapeutin bestätigt ihr verbal und mit Kopfnicken das gemeinsame Verständnis.

Sie lässt Nachklingezeit für das eben Besprochene.

Erwartungsvoll fängt Frau Gerstenkorn an, leicht mit den Fingern auf ihren Bauch zu trommeln. Diese Eigeninitiative nutzt die Therapeutin für einen erneuten Durchlauf des ersten Lieds.

Sofort steigt Frau Gerstenkorn klatschend in den Liedrhythmus ein. Sie rhythmisiert und phrasiert selbständig dieses auf ihren Namen umgedichtete Lied. Sie klatscht den Liedrhythmus ausdifferenzierende Achtelbewegungen, Umkehrungen des rhythmischen Motivs sowie Punktierungen.

Singend und auf der Gitarre mitklopfend unterstützt die Therapeuten diese rhythmische Aktivität von Frau Gerstenkorn.

Um das gemeinsame Spiel noch prägnanter zu machen, greift die Therapeutin zu den bei ihr liegenden Sticks.

Frau Gerstenkorn klatscht weiter. Es gibt keine gemeinsame Schlussbildung, denn Frau Gerstenkorn klatscht über das Liedende hinaus. Vielleicht als eine Art Beifall, vielleicht aber auch, um auszudrücken, dass sie kein Ende möchte.

Zunächst zielgerichtet, dann aber mit eher beiläufiger Geste übergibt die Therapeutin die Sticks an Frau Gerstenkorn.

Sie meint zunächst, damit wohl nichts anfangen zu können („Wat soll ick denn damit?"), greift aber zu und kommentiert fragend, die Sticks explorierend, was sie damit nur machen könne?

Die Therapeutin beginnt selbiges Lied und begleitet auf der Gitarre.

Sofort kommt Frau Gerstenkorn ins Spiel und nutzt die Sticks. Sie variiert wieder sowohl den Rhythmus als auch die Position des Schlags auf den Sticks und schaut dabei konzentriert auf ihr Instrument. Sie schaut auch zwischendurch die Therapeutin an, dabei immer weiterspielend.

Kurzzeitig hält Frau Gerstenkorn inne, sich ihres gesungenen Namens und ihrer rhythmischen Schläge bewusst: „Die Walli, das bin ich!"

Die Therapeutin nickt bestätigend.

Sofort wendet sich Frau Gerstenkorn wieder bewusst ihren Schlägen zu, die sie mit ihren Blicken verfolgt.

In dieser Szene erleben wir Frau Gerstenkorn im intensiven Kontakt mit ihrer Therapeutin. Im Klatschen ist Frau Gerstenkorn sehr engagiert und musikalisch anspruchsvoll in ihrem rhythmischen Ausdruck. In der Sequenz der Stickübergabe versucht die Therapeutin eigene Ideen in die Beziehung einzubringen. Kurzzeitig ist dadurch die Beziehung gefährdet. Die Beiläufigkeit der Stickübergabe macht die Annahme durch Frau Gerstenkorn jedoch möglich. Mit den Sticks erweitert sich der Spielraum vor allem durch die höhere Präsenz (mehr Kraft und Lautstärke), die Erweiterung der körperlichen Beweglichkeit und den flexiblen Blick. Das Selbsterleben wird am Anderen rückversichert.

Frau Gerstenkorn findet durch das musiktherapeutische Angebot schwungvolle selbst bestimmte rhythmische Ausdrucksmöglichkeiten.

Diese Musikalität des Lebens ist für viele Demenzerkrankte im Tanz präsent, sodass er methodisch gern in der Therapie genutzt wird. Paartanzsituationen können ganz unterschiedliche Verläufe nehmen.

In der folgenden Szene wird der Tanz von den Umsitzenden angeschaut und miterlebt. Deutlich ist an den Gesichtern abzulesen, was die Frauen bewegt.

Szene 9: Du liegst mir am Herzen

Diese Szene findet im Therapieverlauf zum Ende der Stunde statt.[159] Zuvor wurden weinselige Lieder in ruhiger und beschwingter Art angeboten. Die Gruppenteilnehmerinnen haben eine ruhige Affektlage und beteiligen sich am gemeinsamen Singen.

Schunkelnd und schwelgend kommt das Lied „Du liegst mir am Herzen …" daher. Das „Du" im Liedtext wirkt indirekt auffordernd und ansprechend. Frau Schwietzer singt die gesamte Strophe mit. Frau Heise nickt erkennend zum Gesang der Therapeutin und Frau Bockje scheint das Lied mit den Augen in der Ferne zu verfolgen und dann in der Therapeutin zu erblicken. Es entsteht eine Atmosphäre der Gemeinsamkeit und Gerichtetheit auf das Lied.

Zunächst zielt die Intervention der Therapeutin auf das Finden einer Ausdrucksform. Das Einsetzen der Gruppenteilnehmerinnen mit der Stimme ist Ausdruck dafür, dass eine Verknüpfung zwischen dem Hören des Lieds und der Erfahrung von selbstbestimmter Urheberschaft – „ich singe" – gelingt. Raum-, Zeit- und Sachorientierung finden statt.

Die Therapeutin nimmt die Bereitschaft zu mehr Kontakt bei Frau Schwietzer wahr und fordert sie als die mobilste Gruppenteilnehmerin zum Tanz auf. Die Tanzidee kann die Therapeutin einbringen, denn die Beziehung ist etabliert.

Erwartungsvoll steht Frau Schwietzer selbst auf. Nach gemeinsamer Abstimmphase (Frau Schwietzer steht anfangs nicht so sehr stabil – sie erhebt sich nur äußerst selten von ihrem Stuhl) tanzen beide Walzer. Sie singen sich selbst begleitend das Lied „Du liegst mir am Herzen".

Im Tanz der beiden gestaltet sich ein Spielraum in betont positiver Atmosphäre. Der Blickkontakt geht über eine bloße Rückversicherung hinaus. Er ist beständig und drückt lebendigen Austausch aus. Der eigene positive Affekt wird am anderen wahrgenommen, sodass von Interaffektivität gesprochen werden kann. Die Beziehungsqualität ist von Empathie getragen. Symbolisch wird der Liedtext im Tanz dargestellt und erlebt.

---

[159] Vgl. Kap. 2.1, „Musik bewegt: Tanz als Höhepunkt".

Frau Bockje und Frau Heise sind ganz unterschiedliche Zuschauerinnen. Frau Bockje lauscht zunächst mit gesenktem Blick, um im Verlauf zielgerichtet auf das Tanzpaar zu schauen.

Frau Heise fühlt sich ausgeschlossen. Sie erweckt den Eindruck von Beleidigtsein und Traurigkeit. Ein kurzer Seitenblick zum Tanzpaar trägt abwertenden Ausdruck.

Nach dem Tanz strahlen Stolz und Freude aus dem Antlitz von Frau Schwietzer. Freudig bedanken sich Therapeutin und Tänzerin für das gemeinsame Tänzchen. Sie reflektieren das gemeinsam Erlebte.

In dieser Szene gelingt, wie auch in der Szene „Walli Gerstenkorn", die Einbringung eigener Ideen der Therapeutin aufgrund der etablierten Beziehung. Typisch an der Gruppensituation ist der Konflikt „Eifersucht", wie er auch in Kapitel 2.1, „Teleobjektiv benutzen: Einzeltherapie in der Gruppe" ausführlicher diskutiert wird oder in Kapitel 1.2, „Typen, Charaktere und was den Menschen antreibt" Beispiel 27 beschrieben ist.

Szene 10: Schneewalzer mit Lissy

Die Therapeutin setzt sich klatschend zu Frau Röhrig und wird von ihr erwartungsvoll angeschaut. Zuvor wurde ein Tanzlied auf dem Klavier gespielt.

Die Therapeutin für sich: „So ein Tanz tut gut. Der ist etwas fürs Herze."

Therapeutin zu Frau Röhrig, schon auffordernd: „Ein Tänzchen in Ehren …"

Frau Röhrig: „Kann niemand verwehren!"

Die Therapeutin schlägt einen Walzer vor, aber erst der eindeutigen Walzergeste kann sich Frau Röhrig anschließen. Die Therapeutin nimmt ihre Hände und beide schwingen im Walzertakt. Frau Röhrig schaut fröhlich zur Therapeutin, die den Schneewalzer anstimmt.

Die Therapeutin erhebt sich und Frau Röhrig folgt. Sie tanzen Walzer rund, schwungvoll mit Blickkontakt. Anfangs führt Frau Röhrig, dann die Therapeutin. Letztere singt mit kräftiger Stimme. Auch Frau Röhrig singt leise mit.

Frau Gratzki nähert sich den Tanzenden. Sie wird von der Therapeutin in die Tanzrunde aufgenommen. Dabei wird das Tempo ruhiger und der Gesang geht auf Vokalise über. Auch Frau Röhrig zeigt sich bereit, Frau Gratzki zu integrieren. Sie reicht ihr die Hände. Noch kommen sie nicht zueinander. Erst als Frau Gratzki schon recht nahe ist, verlangsamt Frau Röhrig das Tempo und es kommt zu Momenten der Begegnung. Hier zeigt Frau Röhrig ein sehr feinfühliges Gespür für ihre Mitbewohnerin. Frau Gratzki bleibt in ihrer Vorwärtsbewegung und wird darin durch die Tanzfassung abgestoppt. Unruhig zittert ihr rechter Unterarm, ein Ausdruck von Spannung im Gehaltenwerden, wo sie doch in Vorwärtsbewegung ist. Als sich die Handhaltung löst, hört auch das Zittern auf. Die Therapeutin weist ihr einen Ausweg.

Am Liedende bekräftigt Frau Röhrig mit einem Stampfschritt das Ende. Die Therapeutin bietet ein Echo. Das Echo wandert spielerisch hin und her.

Die Tanzbewegung kommt Frau Röhrig sehr entgegen. Sie scheint eine große Ressource von ihr zu sein. Der Tanz vereint sie und die Therapeutin in einem ganzheitlichen Bewegungsablauf. Miteinander schwingend tauschen sie auch die Rollen der Führenden. Freudige Begegnung findet längerfristig statt. Im Gegensatz zur vorangegangenen Szene gelingt aufgrund der Mobilität der Teilnehmerinnen auch Gemeinsamkeit.

Szene 11: Mäuseschneiderbeat

Die Therapeutin spricht mit den Gruppenteilnehmerinnen über das Tanzen. Einige berichten Ballhauserfahrungen. Die Therapeutin verbalisiert für Heidi, die deutlich jünger als die anderen Gruppenteilnehmerinnen ist, ihre Tanzgewohnheiten. Heidi möchte nicht gefilmt werden, deshalb ist sie nicht im Bild. Das gleiche gilt auch für Frau Eigner, die sich abseits sitzend ebenso in den Gruppenverlauf einbringt.

Die Therapeutin: „Beat-beat-beat."

Mit tänzerisch ausladenden Armgesten deutet sie einen Beat-Tanz an. Frau Bockje wiederholt: „Beat-beat." Auf Nachfrage bestätigt die abseits sitzende Heidi auch Tanzschulerfahrungen. Frau Bockje wendet sich Heidi, das Gespräch verfolgend, zu.

Als auch Cha-Cha-Cha in fröhlicher Bewegtheit angesprochen wird, fängt Frau Bockje an zu singen. Sie vokalisiert auf „La-la" eine Melodie, die dem Lied „Ein Schneider fing eine Maus" ähnelt und variiert damit das rhythmische Motiv von Cha-Cha-Cha. Damit gibt sie einen Liedvorschlag als Idee in die Gruppe und setzt ihn sogleich in die Tat um.

Die Therapeutin führt die Melodie weiter und initiiert einen neuen Durchlauf. Sie singt die erste Sequenz, setzt aus und Frau Bockje singt weiter, diese übergibt an die Therapeutin. Eine Fermate auf der Pause nach der Therapeutin-Sequenz lässt wieder Frau Bockje einsetzen. Das Lied beenden beide unisono.

Diesem spontanen Wechselgesang gibt die Therapeutin eine Fortsetzung. Sie singt jetzt den Liedtext und begleitet sich mit der Gitarre. Der Wechsel der Intervention vom dialogischen in einen vortragenden Modus ermöglicht Frau Heise, das Lied in seiner Wiedererkennbarkeit zu genießen.

Hingegen Frau Bockje verfolgt die Komplexität des Liedes (Melodie, Rhythmus, Dynamik, hohes Tempo und Text) hörend, aber nicht mehr singend, doch erkennend. Ihr Erkennen bestätigt sie jeweils mit den letzten mitgesungenen Worten. Trotz der offensichtlichen Überforderung durch die Idee der Therapeutin, Frau Heise durch den Liedvortrag einzubinden, bleibt Frau Bockje in Kontakt. Ihr Beteiligtsein kommt am jeweiligen Ende der Strophe zum Ausdruck.

Zwischen den einzelnen Strophen wiederholt die Therapeutin die Frage verbal: „Was macht er mit der Maus, was macht er mit dem Fell?"

Sie nimmt damit das Tempo aus dem Lied, gibt lange Pausen und ermöglicht ein Reagieren mit angemessener Zeit. Reaktionen sind bestätigende Wiederholungen.

Den Einwurf von Frau Eigner, dass es schon 4.00 Uhr sei, baut die Therapeutin in das Lied ein. Bei diesem Einwurf wendet sich Frau Bockje der Sprechenden und der Kamera zu, bricht damit den Kontakt zur Therapeutin ab. Um das Lied in seiner Form zu beenden, beschleunigt die Therapeutin das Tempo.

Frau Bockje wendet ihren Blick zum Ende des Liedes wieder der Therapeutin zu. Diese zielgerichtete Aufmerksamkeit lässt sie dem Liedende zustimmen.

Die Therapeutin greift in dieser Szene die Spielidee von Frau Bockje auf. In diesem musikalischen Dialog übernehmen beide wechselseitig Motive, imitieren einander. Das sich ergänzende Lückespiel gestalten beide lustbetont und führen das Lied zu einem gemeinsamen Abschluss.

Die zielgerichtete Aufmerksamkeit und der längerfristige Blickkontakt signalisieren Kontaktbereitschaft und ermöglichen das gemeinsame Spiel.

Szene 12: Jetzt kommt der August dran!

Die Gruppenteilnehmerinnen und die Therapeutin sind in verbalem Kontakt. Die Möglichkeiten, Kontakt zu erleben, sind in dieser Gruppensituation eher reduziert. Hier sprechen sie über tatsächliche und vermeintliche Bekannte, die nicht anwesend sind. Ob Frau Bockje den August wirklich vermisst oder das Reden beenden will, jedenfalls tut sie kund: „Jetzt kommt der August dran!" Schnell sind sich alle einig. Jetzt kommt der August dran. Der kecke Ausdruck im formulierten Wunsch bestimmt die Situation, welcher Frau Heise zwingend folgt. Beide Frauen sind in derselben Erwartungsstimmung. Dieses reaktionsschnelle Wechselgespräch entsteht im gegenseitigen Aufeinander-Beziehen. Es setzt sich zunächst in der Liedgestaltung fort. Mit dem Kontextwissen, hier eine Gruppe mit schon sehr reduzierten Kontaktmöglichkeiten zu sehen, gelingt viel Kontakt untereinander.

Die Therapeutin stimmt das Augustin-Lied an. Mit Blicken in die Runde tastet sie sich im Lied voran und beschleunigt das Tempo. Die Fermate (Tempoverlangsamung) nach dem Refrain wirkt als spannungsvolle Pause, die Frau Bockje für den Einsatz ihres Solos nutzt. In Ermangelung des Textes in diesem schnellen Tempo erfindet sie Nonsens-Silben, die phonetisch dem Text ähneln. Die Therapeutin neigt sich ihr besonders zu und begleitet sie synchron zu ihrem Gesang. Die gezupfte rasche Achtelbewegung entspricht dem Tempo und Rhythmus der Sängerin. Es entsteht eine lustvolle Interpretation der Strophe. In dieser positiven Atmosphäre stabilisiert sich die Beziehung. Der anschließende rückversichernde Blick zur Kamera strahlt Freude und Stolz über die eigene Leistung aus. Ein Beispiel für lustvolles Selbstwirksamkeitserleben mit performativen Anteilen. Die stark rhythmische Gestaltung ermöglicht Kohärenzerleben. Beide Aktiven bringen persönlichen Ausdruck und flexible Dynamik in das Spiel.

Frau Heise erlebte diesen Wechselgesang wie eine Vorführung, der sie folgen konnte und die sie jetzt mit einem schmunzelnden, stimmhaften Lächeln beklatscht.

Szene 13: Alte Kameraden

Diese Szene wurde filmtechnisch bearbeitet, um dem Recht auf das eigene Bild zu entsprechen.[160]

Die Therapeutin hat die Gruppe kurz allein gelassen, um noch eine Gruppenteilnehmerin hereinzuholen. Während dieser Zeit läuft eine Musikaufnahme von „Alte Kameraden“. (Diese Musik ist sehr laut wahrnehmbar, da die Kamera genau neben der Musikanlage installiert wurde.)

Die Therapeutin platziert die neu Hinzugekommene und geht dann zu ihrem Platz. Sie stimmt in das Lied mit ein, welches vom Band läuft. Die Frauen singen und die Therapeutin singt auch. Sie klopft an den Schellenring und Frau Flöthe tut es ihr nach. Sie fängt an, auf den Tisch zu klopfen, neigt sich dabei begrüßend der Hinzugekommenen zu. Beim neuen Liedmotiv klatscht die Therapeutin zum Gesang in die Hände. Alle Frauen tun es ihr nach. Frau Flöthe wählt eine dirigierende Geste mit voller Überzeugung. Frau Ertelt klatscht auffordernd und kräftig. Während dieser Musik vom Band finden alle Frauen für sich selbst Ausdrucksformen, vom Klatschen, Singen und Summen bis hin zum Dirigieren. Sie sind mit wechselnden Blickkontakten untereinander in Beziehung, so als würde die eigene Freude am Anderen verstärkt.

Alle finden gemeinsam einen Schlusspunkt und erfahren die verbale Bestätigung „Das hat er gut gemacht!“ von Frau Ertelt, vielleicht meinend: Das haben wir gut gemacht.

Schnitt.

Die Therapeutin lädt die Frauen ein, zu ihrem alten Thema, den „Alten Kameraden“, zurückzukehren. Explizit spricht sie eine Gruppenteilnehmerin an. Die Therapeutin scheint biografisches Wissen mit der Bewohnerin zu teilen und kann sie gezielt darauf ansprechen und damit mobilisieren. Als jene sie nach den jungen feschen Soldaten fragt, werden alle Frauen munter. Es entwickelt sich ein selbstläufiges Gespräch untereinander. Erfahrungen und Ahnungen werden im Themenbezug ausgetauscht. Dabei sind die Frauen ausgelassen und fröhlich. Mit diesem Thema fühlen sie sich verbunden. Auch klingen die Väter an, die vermutlich besorgt nach ihren Töchtern schauten.

---

[160] Vgl. Ende des Kap. 3.4 „Exkurs Videografie: Methodisches – Ethisches“.

Wir erleben in dieser Szene eine Gruppensituation, die für die Gruppenteilnehmerinnen ein vertrauter Ort ist, gemeinsam zu singen und zu erzählen. Die Frauen scheinen einander gut zu kennen, auch die eine oder andere „Schrulle" aneinander zu tolerieren, z. B. wenn Frau Ertelt stolz von ihrem Vater erzählt, der zur See fuhr und sie auch manches Mal mitnahm.

Die Therapeutin steuert den Gruppenverlauf, weiß, wer ihre Unterstützung braucht, kann sich dezent zurückziehen, als die Frauen untereinander ins Gespräch kommen. Ein schöner Augenblick, selbstläufige Kontakte initiiert zu haben und ihnen beiwohnen zu dürfen.

In der folgenden Gruppenszene erleben wir die Möglichkeiten der Gruppenteilnehmerinnen, miteinander ins Gespräch zu kommen, wiederum aus einer musikalischen Aktivität heraus. Frau Schwietzer und Frau Heise kommunizieren zunächst über den emotionalen Gehalt mit gänzlich verschiedenen Inhalten. Sie verstehen sich mit ihren Problemen sehr gut, ohne dass ihnen ein Dritter wirklich folgen könnte.[161] Im Verlauf des Gesprächs interveniert die Therapeutin (vorwiegend für sich selbst) klärend, sodass sich am Ende sogar eine inhaltliche Abstimmung ergibt.

Szene 14: Gemein ist so was

Die Therapeutin: „Ja, was singen wir denn? Sie haben ja schon etwas vorgeschlagen. Sie wollten ‚Das Wandern ist des Müllers Lust' singen."

Frau Schwietzer und Frau Heise: „Ja."

Die Therapeutin: „Na, dann singen wir mal."

Es folgt das Lied „Das Wandern ist des Müllers Lust".

Frau Schwietzer hat das Lied vorgeschlagen und singt es von Anfang an mit. Frau Heise setzt ab der zweiten Textzeile ein, während Frau Bockje die Small-percussions-Instrumente exploriert.

Während des Singens passt die Therapeutin ihre Stimme der mitsingenden Frau Heise an. Sie singt eine Oktave tiefer. Dies fördert den Fortgang ihres Singens, der leicht ins Stocken geriet. Jetzt hat Frau Heise durch diese therapeutische Intervention Halt und kann das Lied weitersingen. Nachdem die Orientierung auf das Lied wiederhergestellt ist, geht die Therapeutin in ihre ursprüngliche Tonhöhe zurück, ohne den musikalischen Fluss und die

[161] Vgl. Kap. 1.3, „Sprache und Sprechen" .

Beziehung zu gefährden. Mit einem Akzent auf dem letzten Akkord endet der erste Lieddurchlauf.

Für Frau Bockje hat dieser Akzent mit nachfolgender Pause Auftaktcharakter, der ihr Solo einleitet. Sie beginnt die zweite Strophe eigeninitiativ.

Frau Bockje: „Aus Wasser haben wir's gemacht, aus Wasser haben wir's gemacht."

Singend schaut sie auf die Instrumente und bewegt sie in ihren Händen.

Die Therapeutin greift ihre Tonlage und ihren Duktus auf und singt das Lied weiter.

Die Therapeutin singt den Text überdeutlich mit Portato-Betonungen. Frau Bockje wendet ihr den Blick zu und bringt damit zum Ausdruck, dass sie sich durch diese Gestaltung angesprochen fühlt. Sie selbst singt aber nicht mehr weiter und erlebt den Fortgang des Liedes durch die Therapeutin. Der Gesang der Therapeutin wird in der unmittelbaren Nähe von Frau Heise wieder lyrischer und stellt damit eine musikalische Bezogenheit zu ihr her. Frau Heise nähert sich der Therapeutin und spricht aufgeregt auf deren Gesang. In ihrer Blickrichtung hängt ein Kalenderblatt im 50er-Jahre-Stil, auf dem vier Frauen abgebildet sind. Die Therapeutin beendet die Liedform in der Stimmlage der Sprechstimme von Frau Heise. Dies signalisiert Frau Heise, dass sich ihr die Therapeutin gleich zuwenden wird. Diese zeigt mit großer Armgeste auf das Kalenderblatt an der Wand.

Die Therapeutin nimmt diese Geste auf und zeigt in die gleiche Richtung. Beide fokussieren ein Drittes. Die Gerichtetheit ihrer Aufmerksamkeit vereint sie.

Die Therapeutin vergewissert sich, Frau Heise richtig verstanden zu haben.

Die Therapeutin: „Das ist bei ihrer Schwester in der Wohnung?"

Frau Heise bestätigt dies sichtlich traurig berührt: „Ja."

Frau Bockje schaut aufmerksam und Anteil nehmend zu Frau Heise.

Die Therapeutin: „War es da schön?"

Frau Heise: „Ja."

Sie spricht undeutlich aber emotional engagiert von einer Schwester-Wohnung und einer Tochter, die dort gewohnt habe. Diese Erinnerungen sind vermutlich mit schmerzvollen Inhalten verbunden.

Jetzt integriert sich Frau Schwietzer in das Gespräch. Das Wort „wohnen" und der emotionale Gehalt von Frau Heises Mitteilungen lösen bei ihr

Assoziationen aus, die sie nun in Worte kleidet. Sie greift den emotionalen Anteil der Thematik auf und bringt ihr Thema ein.

Frau Schwietzer: „Der hat bei mir gewohnt in der Neubauwohnung."

Sie berichtet, wie sie von ihrem Mann, für den sie jeden Tag gekocht habe, betrogen wurde. Er habe sich abends immer noch einmal weggeschlichen unter sonderbaren Erklärungen und sei dann in die andere Wohnung zu der anderen Frau gegangen. Frau Schwietzer schildert diese Erlebnisse mit einem traurigen Sich-in-die-Situation-Fügen.

Die Therapeutin nimmt engagiert Anteil. Sie fühlt sich in Frau Schwietzer ein und teilt mit ihr die Betroffenheit.

Auch Frau Heise reagiert: „Ja."

Frau Bockje bleibt für sich und befühlt die Instrumente.

Die Therapeutin: „Was hat er denn gesagt, wo er hingegangen ist?"

Frau Schwietzer: „Das hat er nicht gesagt."

Die Therapeutin: „Das hat er nicht gesagt."

Frau Schwietzer: „Nein, nein. Ich bin immer müde gewesen, weil ich gearbeitet habe."

Die Therapeutin: „Und Sie sind schon ins Bett gegangen und er ist noch mal losgezogen."

Die Therapeutin vollendet den Satz, indem sie das Schmerzvolle stellvertretend für Frau Schwietzer ausspricht. Sie signalisiert, sie habe verstanden und fühle mit ihr.

In das bedrückende Schweigen hinein sagt Frau Heise: „Gemein is' so was!"

Die Therapeutin: „Gemein."

Wesentliche Interventionen in dieser Szene sind anfangs auf den Fortgang des Singens ausgerichtet. Die Therapeutin interveniert im Spielraum der musikalischen Parameter, sie verändert die Tonhöhe entsprechend der Tonhöhe der Gruppenteilnehmerinnen, gestaltet Akzente, vollzieht Portato-Bewegungen und lyrischen Liedfluss. Damit spricht sie einzelne Frauen in ihren typischen Ausdrucksmöglichkeiten an und kann sie in die aktive Liedgestaltung, nämlich das Mitsingen, einbinden.

Die Akzentvorgabe mit folgender Pause am Ende der ersten Strophe ermuntert Frau Bockje, selbstbestimmt ein Solo zu beginnen, welches die Therapeutin stützend begleitet. Deutlich wird dabei, dass Frau Bockje das gesamte Lied mit mindestens zwei Strophen kennt.

Im weiteren Verlauf entwickelt sich ein Gespräch, welches aus einer konkreten Wahrnehmung eines Bildes und damit verknüpften Erinnerungen entsteht. Im Gespräch interveniert die Therapeutin, Verständnis zeigend, mitfühlend, nachfragend und bestätigend. Über den emotionalen Anteil des anfänglichen Zweiergesprächs ergibt sich ein Gruppengespräch mit einem gemeinsamen, mehr emotional als inhaltlich geteilten Fokus.[162] Die Bezogenheit stellt sich über gegenseitiges Einfühlen in den anderen her.

Das Abschiednehmen fällt nicht immer leicht. Drei Abschiedssituationen sollen dies illustrieren.

Szene 15: Abschied 1: Guten Tag

Die Therapeutin verabschiedet sich mit Zeit und Zugewandtheit von Frau Zuhse und Herrn Wartenberg.

Dann nähert sie sich Frau Gratzki, um sich auch von ihr zu verabschieden. Frau Gratzki sitzt entspannt, erwartungsvoll in einem bequemen Sessel. Sie beginnt freudig zu strahlen und die Therapeutin zu begrüßen, als diese sich verabschieden will.

Frau Gratzki: „Guten Tag!“

Wir hören die Therapeutin schmunzeln und freundlich erwidern:

„Guten Tag, Frau Gratzki. Sehen wir uns mal wieder?!“

Die Therapeutin steigt entspannt in diese Szene ein, ohne Frau Gratzki belehrend darauf hinzuweisen, dass die Stunde nun um sei. Stattdessen wählt sie die nach zwei Seiten offene Botschaft „Sehen wir uns mal wieder?“ – als Frage und bestätigende Antwort für Beginn und Abschied.

Die körperliche Berührung ihrer Hände schafft eine zusätzliche Verbindung.

Frau Gratzki lehnt sich entspannt zurück und schaut in die Ferne.

Jetzt spricht die Therapeutin leise zu ihr vom Abschied. Ihre Worte gestalten eher eine Umgebung, als dass sie auf Dialog abzielen.

Wir sehen hier sehr kurze, aber innige Szenen. Das Abschiednehmen ist ein zentrales Thema in dieser Altersgruppe. Begrüßen und Verabschieden sind Ressourcen, die Demenzerkrankten lange zur Verfügung stehen.[163]

---

[162] Vgl. Kap. 1.3, „Sprache und Sprechen“.

[163] Zum Thema Abschied und Abschiedsrituale vergleiche Kapitel 2.1, „Einen weichen Übergang schaffen: Die Gruppenstunde beenden“.

Der kurze verbale Kontakt zu Frau Gratzki zeugt vom Erinnern, vielleicht auch Erinnern von Konventionen bei der Begegnung mit einem Bekannten, ist eine flüchtige Geste, die sie als Ressource nutzt. Aus diesem geöffneten Raum geht sie sofort in den stabilisierenden Rückzug. In der Begegnung mit ihr werden Gesten flexibel umgedeutet und flexibel angeschaut. Gerade dies ermöglicht Begegnung.

Auch in der nächsten Szene führt der Versuch des Abschiednehmens in einer noch nicht abgeschlossenen Situation erst nach erneutem Durchschreiten des Rosengartens zur Bereitschaft, diesen jetzt zu verlassen.

Szene 16: Abschied 2: Vom Rosengarten

Die Therapiestunde geht zu Ende. Es wurde viel gesungen und gesprochen. Die Therapeutin erfragt Wünsche und Meinungen. Voraussetzung dafür ist die Fähigkeit der Gruppenteilnehmerinnen, Gedanken und Vorstellungen zu teilen, um in kommunikativen Austausch zu kommen.

Die Therapeutin fragt: „Singen wir noch ein Lied?“

Frau Bockje antwortet als Echo. Ihr Echo ist mehrdeutig aufzufassen, als Frage und Feststellung.

Die abseits sitzende Frau Eigner hat schon darauf hingewiesen, dass es 4.00 Uhr sei. Die Therapeutin bezieht sie ins Gruppengeschehen ein und wertschätzt sie, indem sie den anderen Gruppenteilnehmerinnen vom baldigen Ende der Stunde mitteilt.

Die Therapeutin: „Wir könnten ein Abschiedslied singen!“

Dies möchte Frau Heise noch nicht: „Ach nee!“

Frau Schwietzer ist anderer Meinung und bringt einen Liedvorschlag ein, der in sinnlogischem Zusammenhang mit dem Stundenende steht: „Guten Abend, gute Nacht, mit Rosen bedacht, mit Näglein besteckt, schlupf unter die Deck. Morgen früh, wenn Gott will, wirst Du wieder geweckt.“

Frau Bockje wiederholt, einerseits wie vorher quasi als Echo, andererseits als die auch im Lied vorgesehene Wiederholung der letzten Zeile: „Morgen früh, wenn Gott will, wirst Du wieder geweckt.“

Die Therapeutin bestätigt diesen Dialog. Zu dritt sind sie im Gespräch über das Abschiednehmen. Im Themenbezug werden Ideen ausgetauscht und abgestimmt.

Das Gespräch findet ein jähes Ende, als Frau Heise ihr Lied anstimmt: „Im Rosengarten von Sanssouci, da küsste ich Marie, Marie. Die ersten Küsse vergess' ich nie. Es war im Frühling, es war im Frühling, im Rosengarten von Sanssouci."

Hier wird deutlich, dass ihr voriger Wunsch, die Stunde noch nicht zu beenden, ernst gemeint war. Sie ist mit ihrem Thema, nämlich dem Rosengarten, noch nicht fertig. Mit diesem Lied verbindet sie Erinnerungen, die sie im Stundenverlauf beleben konnte, und diese sind für sie noch nicht abgeschlossen. Sie findet selbstständig eine Lösung dieser Spannung. Unmittelbar beginnt sie zu singen.

Flexibel stellt sich die Therapeutin darauf ein. Dieser spontane Gesang ist affektiv höher besetzt als der Dialog der anderen beiden. Somit hat er Vorrang.

Frau Schwietzer ist sofort bereit, sich auf dieses Lied einzulassen.

Voller Hingabe singt Frau Heise ihr Lied und wird von der Therapeutin unterstützt. Frau Heise singt ihren eigenen Text, den die Therapeutin vokalisierend begleitet.

Im zweiten Lieddurchlauf beginnt Frau Heise etwas zu erzählen. Die Therapeutin verändert ihre Dynamik und Lautstärke, das Lied wird zur Hintergrundmusik und verleiht dadurch den Worten von Frau Heise Bedeutung. Mitschwingend etabliert sich die Beziehung.

Als das Lied verklungen ist, verbalisiert die Therapeutin: „Jetzt müssen wir Abschied nehmen vom Rosengarten."

Frau Heise kann jetzt zustimmen: „Ja."

Aus dieser Zustimmung heraus beginnt die Therapeutin das Abschiedslied:

„Sag beim Abschied leise Servus"; die Therapeutin greift nicht auf das von der Gruppe vorgeschlagene Abschiedslied „Guten Abend, gute Nacht" zurück, das ja eigentlich nur zugunsten von Frau Heises Bedürfnissen zurückgestellt wurde. „Sag beim Abschied" bleibt seitens seiner Stimmung mehr am „Rosengarten". Die Tatsache, dass sich alle auf diese Idee der Therapeutin einlassen und mitsingen, zeigt die Adäquatheit der Intervention. Vielleicht war ja das gemeinsame Sprechen des „Guten Abend, gute Nacht"-Lieds auch schon eine genügende Auslebung des Wunsches.

Das Lied ist Resonanzraum, der die Abschiedsstimmung ausdrückt und Phasen des inneren Rückzugs ermöglicht mit individueller Innenschau. Es bietet musikalisch prägnante Reize, die Wahrnehmungsbereiche verknüpfen und zu Selbsterleben und Affektabstimmung führen.

Durch Akzente und Accelerandi bei Satzauftakten sammelt die Therapeutin immer wieder die Aufmerksamkeit der Gruppe, sorgt so für den Fortgang der musikalischen Aktivität und ermöglicht in synchronen Momenten zwischenmenschliche Begegnung, die sich musikalisch vermittelt. Dies wirkt belebend und orientierend.

Das Lied endet mit der Zustimmung aller: Einmal war es so schön.

Szene 17: Abschied 3: Von der Gitarre

Die Therapeutin fasst zusammen: „Nächste Woche kann es auch wieder schön werden. Da kommen wir wieder. Jetzt müssen wir Abschied nehmen.“ Die Therapeutin verabschiedet sich mit zugewandter Geste von Frau Bockje und Frau Heise.

Der Handschlag stellt eine persönliche Verbindung her. Er gehört zum Erfahrungsschatz der Gruppenteilnehmerinnen. Hier geht er über eine höfliche Geste hinaus. Er bekräftigt den Bund des gemeinsam Erlebten und gibt dem gegenseitigen Respekt Ausdruck. Die individuelle Gestaltung, kurz und bündig, verspielt, hinauszögernd oder respektvoll, zeigt der Therapeutin seelische Bedürfnisse an, auf die sie reagieren kann.

Die Abschiedssituation zwischen der Therapeutin und Frau Schwietzer bietet Frau Schwietzer eine Raum öffnende Gelegenheit, sich nicht nur von der Therapeutin, sondern auch von der Gitarre zu verabschieden.

Die vorsichtig, fast beiläufig dargebotene Gitarre wird von Frau Schwietzer ergriffen und bespielt. Inzwischen werden die anderen verabschiedet.

Die Therapeutin wertschätzt Frau Schwietzer vor der Gruppe als neue Gitarrenspielerin. Frau Schwietzer ruft der Therapeutin zu: „Kommen Sie gut nach Hause!“ Damit bestätigt sie ihre Rolle als Gitarrenspielerin (und Gastgeberin).

Hier entwickelt sich ein spielerischer Dialog. Therapeutin mit weinerlicher Stimme: „Aber nicht ohne meine Gitarre.“ Frau Schwietzer übernimmt die angebotene Erwachsenenrolle, die gönnerhaft die Wünsche eines kleinen Mädchens (die Therapeutin) erfüllt. Dabei wird die Stimme schauspielerisch verändert eingesetzt und in der Mimik und Gestik ist Spielfreude und Spaß ablesbar. Auch das Bewusstsein einer künstlichen Situation, einer Bühne, wird deutlich. Die Therapeutin und Frau Schwietzer geben abwechselnd Ideen ein und befördern damit den Fortgang der Spielsituation.

Spielerisch und mit der Aussicht, die Instrumente in der nächsten Woche wieder verfügbar zu haben, gelingt die Übergabe der Instrumente an die Therapeutin.

Kommunikative Sprache wird in dieser Szene als Ressource nutzbar. Dies ist an Bedingungen geknüpft; Raum- Zeit- und Sinnorientiertheit sind erfüllt.

Der spielerische Umgang mit der Sprache ist ein kreativer und lustvoller Vorgang, der Menschen mit Demenz durchaus möglich ist. Sensibel wird die Besonderheit der Situation erfasst und genossen. Aber nicht nur die Sprache, sondern auch die Gestik repräsentiert aufkommende Phantasien und Spiellust.

In verschiedenen Szenen dieses Films klang bereits ein großes Thema dieser Generation Demenzerkrankter an. Walli Gerstenkorn fühlt sich Königsberg verbunden, ihrer Heimat, die sie kriegsbedingt verlassen musste. Identität schöpft sie aus frühesten Erinnerungen, die für sie große Bedeutung haben. Herr Surmeli wird durch ein bekanntes russisches Volkslied an seine Heimat Rußland erinnert. Die Heimat ist mit frühen Beziehungserfahrungen und Erinnerungen daran verbunden. Diese langzeitgespeicherten, mit Emotionen verbundenen Gedächtnisinhalte sind die große Ressource der Demenzerkrankten. Eine kleine Improvisation im Hier und Jetzt kann Verknüpfungen initiieren, die an Erinnerungen heranführen und Ressourcen beleben.

Szene 18: Heimat

Nach einer kurzen Sequenz der Ruhe beginnt die Therapeutin auf dem Klavier an eine vorige Improvisation anzuknüpfen. Herr Surmeli steigt diesmal percussiv ein. Mit beiden Händen klopft er auf der Sessellehne den Rhythmus mit. Er gestaltet Tempo- und Dynamikveränderungen gemeinsam mit der Therapeutin. Auch seine Beine schwingen rhythmisch mit. An seiner Mimik ist ein freudiger Affekt ablesbar, insbesondere dann, wenn die Therapeutin neue Gestaltungselemente in die Improvisation einbringt, so die vokale Improvisation über eine spanische Melodie. Lustvoll gestalten beide einen Spielraum mit vokalen, instrumentalen (körpereigene Instrumente) Äußerungen. Gerade letztere führen zu ganzheitlichen Bewegungsabläufen. Die Beziehung ist etabliert und sicher.

Nach einem Wechselspiel-Intermezzo finden beide zum Katjuscha-Lied. Herr Surmeli bezeugt sein Liederkennen mit einem Lächeln. Um seiner Liedgestaltung durch das Pfeifen Raum zu geben, verändert die Therapeutin ihre Spiel- und Singintensität flexibel, einmal erleben wir sie begleitend, seine Urheberschaft herausstellend, dann dialogisch und gemeinsam gestaltend.

Das tiefe emotionale Eintauchen in das russische Lied wird möglich durch die Strophenwiederholungen mit wechselnden Gestaltungen, insbesondere die Schlussgestaltung am Liedende. Das Lied ist noch nicht zu Ende. Es gibt einen weiteren Durchlauf im Sinne einer Coda mit gemeinsamer Tempo- und Dynamiksteigerung sowie epilogartigem Ausklang. Diese Gestaltungsformen finden wir in der russischen Volks- und Tanzmusik, welche Herrn Surmeli vertraut sind. Er kann der Therapeutin nur zustimmen: „Heimat."

Szene 19: Walzer und Polka

Die folgende Szene mit Herrn Surmeli entstand vier Jahre nach den Aufnahmen von „Heimat" und „fliegende Hände". Die Erkrankung ist fortgeschritten. Die Musiktherapie findet immer noch wöchentlich statt. Die Aufnahmen wurden im Rahmen einer Gesundheitssendung des rbb, Radio Berlin Brandenburg, Fernsehen, „Quivive", gedreht und uns zur Verfügung gestellt. Die Kürze der Szenen ist bedingt durch die Verwendung innerhalb eines nur dreiminütigen Beitrags, in dem ein musiktherapeutisches Projekt vorgestellt wird.

Das Setting hat sich verändert. Herr Surmeli sitzt jetzt nicht mehr direkt vor dem Klavier. Sein Sessel steht frei in den Raum ausgerichtet, um seinem großen Bewegungsdrang Möglichkeiten der Entfaltung zu geben.

Die Frage nach dem Klavier beantwortet er mit wortreichem Schulterzucken. Die Therapeutin entlastet ihn von Ansprüchen, indem sie die Initiative ergreift und für ihn spielt. Er wird mit einem russischen Volkslied angesprochen, welches eine sehr einfache Melodieführung und einen prägnanten Rhythmus hat. Letzteren greift er sofort auf, mit einer Hand auf das Knie schlagend. Den Fuß dieses Beins bewegt er mit. Vor der zweiten Phrase lässt die Therapeutin Zeit für Eigeninitiative: Er beginnt mit Enthusiasmus vokalisierend zu improvisieren und begibt sich dann in die Abstimmung mit der Melodie des

Klaviers. Die Aktivität des Fußes behält er bei, kann aber die rhythmische Synchronisation nicht mehr aufrechterhalten (bzw. unter Umständen ist das ein Effekt des Schnittes durch die Fernsehproduktion).

Später im Verlauf der Stunde sitzt er in einer Ruhepause kaugummikauend in seinem Sessel. Die Therapeutin stimmt einen Walzer an, der ihn spontan und mit großer Verve aufstehen lässt. Seine rechte Jazzer-Hand spielt in der Luft mit. Er dreht sich überraschend schwungvoll um sich selbst. Er bezieht sich rhythmisch abgestimmt auf die Musik und scheint die Logik seiner Bewegungen zu genießen.

Die Therapeutin hat das Klavier verlassen, um ihm in seiner Aktivität körperlich näher zu sein und weil die Tanzbewegungen potenziell in einen Sturz hätten entgleiten können. Sie singt „In Rixdorf ist Musike“; man hört hier den Mittelteil, vokalisierend. Beide tanzen Polka in offener Volkstanzart. Er vollzieht die Schlusswendung in der Musik mit und hält in der Bewegung inne. Ihm ist erfüllte Erschöpfung anzusehen, die er auch seufzend kundtut. Die Therapeutin beantwortet das Seufzen und nimmt ihn in den Arm. Beide lachen.

Szene 20: Ferien in Franken

Ludwig und Hildegard verbrachten viele Ferien in Franken. Sie sind seit mehr als 60 Jahren verheiratet und leben seit ca. zwei Jahren gemeinsam in einem Pflegeheim. Das (komplizierte) Frankenlied ist eine der Leidenschaften von Ludwig. Er beherrscht den Text meist vollständig, während Hildegard das Lied auf eher basaler Ebene mitvollzieht. Vor Beginn der Szene wurde der Text verbal referiert. Jetzt singt die Therapeutin den Text und Ludwig vokalisiert mit da da da die Melodie. Im Verlauf des Liedes steigt er in den Text ein, während Hildegard Melodieeinwürfe vokalisiert und beim Refrain die Lücken füllt. Ganze sechs (!) Minuten dauert das an. In der Szene auf der DVD wurde ein Schnitt gesetzt.

Im Text des Lieds heißt es, dass der Heilige Kilian etwas Feines beschert: gutes Essen und Trinken und Verse und Gedichte. Während Ludwig Franken mit Gedichten verknüpft, spricht die Therapeutin Hildegard auf einer anderen Sinnesebene an: das gute Essen. Die Therapeutin führt mit sinnlichen Begriffen in die Erinnerung. Hildegard bestätigt dies verbal, während Ludwig eine Pause macht.

Die Therapeutin beginnt die 3. Strophe inklusive Gitarrenbegleitung; Ludwig steigt mit der 4. Strophe ein. Um ihn nicht zu irritieren, singt die Therapeutin Vokalise. Ludwig ist im Verlauf angestrengt zu erleben. Nicht allein die Gestaltung des hohen Tons macht diese Anstrengung hörbar, sondern auch die Suche nach dem Text. Hier unterstützt die Therapeutin, indem sie wieder den Text übernimmt. Beim Refrain wird Hildegard mit ihren gesungenen Kommentaren „Oh ja!“ präsent. Man kann annehmen, dass sie sogar inhaltlich Bezug nimmt. In großer Gemeinschaftlichkeit beschließen alle drei das Lied.

Ludwig sieht erschöpft aus. Seinem sichtbaren Wunsch nach Pause wird entsprochen. Währenddessen gehen die Therapeutin und Hildegard in leisen Rollenspielmodus, der Ludwig nicht stören soll. Die Stoffkatze auf dem Tisch wird zum Spielobjekt, bzw. noch mehr: Hildegard übernimmt die Rolle der Katze. Sie haucht ihr Leben ein, imitiert Katzenlaute, mit denen sie das Streicheln der Katze durch die Therapeutin beantwortet. Symbolisch zeigt sich dadurch auch ihr eigenes Wohlbefinden.

Das ist so authentisch, dass Ludwig animiert ist, wieder hörbar zu werden. Er stimmt vokalisierend ein und gestaltet einen Melodieschluss, der wie ein Nachsatz zum vorangegangenen Lied klingt. Seine Pause dauert insgesamt 51 Sekunden. Der Bezug zum längst verklungenen Lied zeigt an, dass in der Verarbeitungspause tatsächlich Aktivität stattfindet.

Szene 21: Schnupfen

Ludwig singt den Schluss Vokalise von „Auf der Lüneburger Heide“ – ein Lied, das bis dahin die Stunde bestimmte. Die Therapeutin fordert singend zum Weitersingen auf, indem sie den Refrain wieder holt: „Bester Schatz“. Ludwig ist mit einem Taschentuch beschäftigt; singt nicht. Hildegard aber greift die Worte „bester Schatz“ auf ihren Mann bezogen auf und gestaltet einen eigenen Text auf der Melodie. Sie besingt ihren schnupfenkranken Mann, benennt ihn mit seinem Kosenamen, lässt sich von den Einwürfen der Therapeutin weder im Gehalt des Textes noch in der musikalischen Struktur beirren. Sie bezieht sich in ihrem Tun vollständig auf ihren Mann, während er sich nach dem Schnäuzen einem neuen Lied zuwendet. Intentional entwickelt er den Fortgang des Singens: „Ein Jäger aus Kurpfalz“. Die Therapeutin steigt pfeifende in die Melodie ein. Ludwig widmet seine Aufmerksamkeit dem Aufräumen seines Tisches und verbleibt dabei. Er wirkt verwirrt. Währenddessen hat die Therapeutin das Lied von Anfang an mit Text begonnen. Hildegard steigt in der zweiten Zeile ein, mit eigenem Text, der ihr selbst Verwunderung abringt und in Selbstzensur führt. Sie steigt aus der musikalischen Form des Lieds aus und entrüstet sich in Fantasiesprache, die in das Wort „Wienerwald" mündet. Die Therapeutin bekräftigt das erheitert.

Der Affekt ebbt ab. Ludwig fokussiert die Therapeutin. Sie nimmt die Melodie – jetzt mit der Gitarre – wieder auf. Sie singt die erste Zeile und verweilt, lässt ihm Zeit in die zweite Zeile einzusteigen, was er aber nicht tut. Sie singt die zweite Zeile selbst provokant mit verändertem Text – in Wiederaufnahme des „Wienerwalds". Ludwig ist anzusehen, dass ihn das bewegt. Er bringt den „Grunewald" (ein Wald im Berliner Südwesten) ins Spiel. Er bemerkt aber, dass auch das nicht stimmt, korrigiert: in den „grünen" Wald. Die Therapeutin nimmt den grünen Wald belustigt auf, dichtet eine Zeile selbst, was ihn irritiert und ein herzhaftes „Ach!" entlockt.

Im Fortgang des Lieds kann Hildegard wiederum ihre eigene Dichtkunst entfalten. Es ergibt sich eine Wortspielerei aus „Juja", „Julia" und „Juliette". Die weiteren Silbenspiele klingen geradezu übermütig. Ludwig kann darauf nur kopfschüttelnd reagieren. Währenddessen wird ihr bewusst, wie viel Freiraum sie sich genommen hat, und sie zieht sich fast schamhaft zurück.

4 Offenes Setting: Zeit für Musik, Raum für Musik, Lust auf Musik

In den vorangegangenen zwei Kapiteln sind wir tief in die Praxis der Musiktherapie mit Menschen mit Demenz eingetaucht und haben deren Methoden, typische Phänomene und individuelle Besonderheiten dargestellt. Sowohl in den Fallvignetten des Kapitels 2 als auch in den Filmszenen des Kapitels 3 sind Therapiesituationen beschrieben worden, die in unterschiedlichen Rahmungen stattfanden. Galten unsere Ausführungen bislang eher den Inhalten, so sollen nun diese äußeren Strukturen noch einmal eingehender beleuchtet werden.

Nehmen wir allein die in der Kapitelüberschrift genannten Wörter „Zeit“ und „Raum“ und bedenken ihre veränderte Bedeutung für desorientierte Menschen, so wird umgehend deutlich: Es wird ein hohes Maß an Flexibilität und Offenheit notwendig sein, um den Rahmen therapeutischer Angebote für diese Menschengruppe zu gestalten.

Zu den äußeren Bezugspunkten eines therapeutischen Angebots gehören neben zeitlichen (Tageszeit, Sitzungsfrequenz, Sitzungsdauer, Therapiedauer) und räumlichen Faktoren (Therapieort, Raumausstattung, Sitzanordnung) auch soziale Bedingungen wie Gruppenzusammensetzung und Gruppengröße. Die Summe dieser Faktoren wird mit dem spröden Begriff „Setting“ bezeichnet. Die Gestaltung des Settings ist abhängig von der Klientel, von den institutionellen Rahmenbedingungen und nicht zuletzt von der therapeutischen Methode.

Die folgenden Ausführungen über das musiktherapeutische Setting in der Begleitung dementer Menschen beziehen sich überwiegend auf die Arbeit in stationären Pflegeeinrichtungen und berücksichtigen Aspekte, die wir als Besonderheiten in diesem Praxiskontext ansehen. Zur Einstimmung soll die Schilderung einer typischen Szene in einem Wohnbereich für stark demenziell veränderte Menschen dienen:

Beispiel 79: „Ein heller, belebter Gang. Eine alte Frau schiebt einen Stuhl vor sich her, eine andere einen Kinderwagen, in dem eine Puppe liegt.

> *Jemand läuft allein, barfuß, ohne Hose, andere schlendern als Paar oder in Grüppchen, fest die Hände haltend. Auf einem Sofa wird eine lebhafte Unterhaltung geführt – ihr Inhalt bleibt dem Zuhörer verschlossen. Jemand ruft um Hilfe, eine Frau – sie ist mindestens 90 – verlangt nach ihrer Mutter. Phrasen und Wortgerüste führen zu Missverständnissen, dann zu Konflikten, manchmal handgreiflich. Stereotype Verhaltensweisen wie repetitives Lautieren, auf den Boden legen, beständiges Reiben der Gliedmaßen. Aber auch stilles, regloses Beobachten, mit interessiertem Blick die Geschehnisse verfolgend oder aber ganz in der eigenen Welt versunken sein. Und immer wieder jemand, der singt, summt oder pfeift und dadurch die unterschiedlichsten Emotionen und Stimmungen vermittelt" (Sonntag 2004, S. 5).*

In der Gestaltung der Lebensumgebung desorientierter Menschen, die in der Regel hochsensibel auf atmosphärische Einflüsse reagieren, kommt den äußeren Bedingungen, dem Milieu eine wichtige Bedeutung zu. Im Grunde genommen hat die stationäre Altenpflege überhaupt erst durch die Bedürfnisse dementer Menschen gelernt, dem materiellen und sozialen Umfeld ernsthafte Beachtung zu schenken. Dies lässt sich an Betreuungskonzepten etwa unter den Begriffen Milieutherapie, Pflegeoase und Domus-Prinzip, aber auch in der wachsenden Literatur zu demenzgerechter Architektur ablesen. Die in diesen Konzepten betonten Qualitäten wie Schutz, Autonomie oder Geborgenheit müssen auch maßgebend für das therapeutische Angebot sein. Herkömmliche Festlegungen in Bezug auf das therapeutische Setting haben Sinn und Nutzen auch in der Begleitung dementer Menschen. Sie kommen aber im Zusammenhang mit der besonderen Lebenssituation und Bedürfnislage der Betroffenen an ihre Grenzen und machen eine Erweiterung des Settingbegriffs erforderlich. Dem trägt das Atmosphärenkonzept in der Musiktherapie Rechnung (Sonntag 2013, Zusammenfassungen: Sonntag 2016, Sonntag 2018). Es ist explizit auf die Arbeit „mitten im Leben" Demenzbetroffener ausgerichtet und knüpft an vorliegende Ausführungen zum offenen Setting an. In der therapeutischen Arbeit im offenen Setting mit seiner Überfülle an Interaktionen, Befindlichkeiten und anderen Einflussfaktoren ermöglicht Atmosphäre als Behandlungsfokus, nicht Teile miteinander in Beziehung gesetzt, sondern Ganzheiten wahrzunehmen. In Ergänzung zu psychotherapeutischen Behandlungszusammenhängen, bei denen im konzentrierten Setting des Therapieraums das intra-und intersubjektive Geschehen im Fokus steht, wird hier das gesamte System mit all seinen spezifischen und unspezifischen Wirkfaktoren zur Behandlungseinheit, insofern es als atmosphärisch erlebbare Ganzheit spürbar wird (vgl. Sonntag 2013, S. 181).

Der zentrale Grund, warum der Settingbegriff in der Therapie mit dementen Menschen einer Bedeutungserweiterung bedarf, ist die Lebensbedingung der Demenz selbst: „Sowohl körperliche Beschwerden (z. B. zunehmende Immobilität) als auch die mit kognitiven Verlusten verminderte situative Wendigkeit dementiell Erkrankter machen das im klassischen Setting vorgesehene Pendeln zwischen Therapiesitzung (zur dafür vorgesehenen Zeit im dafür bestimmten Raum) und Alltag (zu Hause, bei der Arbeit usw.) unmöglich“ (Sonntag 2000, S. 82).

Demente Menschen können sich ihrer Umgebung nicht mehr anpassen. Folglich muss sich die Umgebung ihnen anpassen.

Die subjektive Realität von Personen mit Demenz kann große Abweichungen von einer Realität aufweisen, auf die sich die Gesellschaft ohne Demenz geeinigt hat. Für viele Therapeuten in der stationären Betreuung dementer Menschen bedeutet es ein Umdenken, in der Gestaltung des Settings nicht von objektiven Faktoren einer gemeinsamen Realität ausgehen zu können. Wie andere Begleiter von Menschen mit Demenz sind sie verunsichert, wenn für ihre Patienten der Therapieraum zur Kirche, der Vormittag zum Abend, der Musiktherapeut zum Lehrer oder die Musiktherapie zum Familientreffen wird.

Die Art, wie demente Menschen die *äußere* Realität sehen, ist in hohem Maße von *inneren*, subjektiven Orts-, Zeit- und Rollenzuschreibungen bestimmt. Die subjektiven Zuschreibungen bekommen Wirklichkeitscharakter, sind *Wahr-Nehmung*. Deshalb wird häufig gesagt, demente Menschen lebten in ihrer eigenen Welt. Dazu kommt, dass die Fähigkeit, sich an die Umbebung anzupassen, abnimmt und sie sich gemäß der „eigenen Realität“ verhalten.

Was bedeutet das für die therapeutische Praxis? Es entsteht die Notwendigkeit eines flexibel auf die individuellen Bedürfnissen und Realitätsauffassungen der Patienten eingehenden Settings. Dass damit ein Loslassen therapeutischer Gewohnheiten einhergeht, beschreibt z. B. Dehm-Gauwerky: „So musste ich mich beispielsweise von der Ansicht lösen, die Dauer oder der Raum des Settings sei vorher festlegbar. Eine Musiktherapiesitzung mit einer Dementen kann zwischen 5 Minuten und einer Stunde oder mehr dauern. Sie kann im Musikzimmer, am Krankenbett oder im Garten stattfinden. Ich musste lernen, meine PatientInnen vom einen zum anderen Tag in völlig verändertem körperlich-seelisch-geistigen Zustand zu finden, z. B. plötzlich bettlägerig oder schlafend oder unerwartet munter umherwandernd“ (Dehm-Gauwerky 2001, S. 146).

Da die Frage nach dem geeigneten Setting in der Arbeit mit dementen Menschen unweigerlich aufkommt, befassen sich auch musiktherapeutische Konzepte mit ihr. Hier zum Beispiel der betreffende Absatz im Konzept der Musiktherapie eines großen Hamburger Pflegeheimträgers: „In der Auswahl des geeigneten Rahmens für die Musiktherapie muss größtmögliche Flexibilität gewahrt werden. Ebenso wie Dauer, Zeitpunkt und Ort sollten Inhalt, Struktur und Gruppengröße den Bedürfnissen und Impulsen der Klientinnen angepasst werden. Je nach Situation profitieren sie entweder von therapeutischen Kontakten im Alltagsgeschehen (z. B. bei Bettlägrigkeit) oder von der therapeutischen Begegnung in einem extra dafür vorgesehenen Raum“ (Sonntag 2004, S. 8).

Die Folge eines an den Bedürfnissen und subjektiven Perspektiven dementer Menschen orientierten Settings ist also größtmögliche Flexibilität und Offenheit. Nun ist es jedoch nicht zu bestreiten, dass Teilnehmende einer Musiktherapiesitzung unterschiedliche Grade von kognitiver Beeinträchtigung zeigen und mitunter zeitliche und räumliche Orientierung (noch) vorhanden ist. Neben betont offenem und situativem Arbeiten bleibt demnach die Bedeutung regelmäßiger, verabredeter, geplanter Angebote erhalten. Beispiele zeigen, wie durch regelmäßig stattfindende Angebote Menschen mit moderaten demenziellen Beeinträchtigungen in lebensqualitätsteigernder Weise Orientierung finden können. So ruft etwa eine Heimbewohnerin beim Eintreten des Musiktherapeuten: „Ach, ist schon wieder Freitag?“ Eine andere Bewohnerin gesteht dem Musiktherapeuten: „Heute morgen habe ich schon gedacht, ob er wohl heute kommt?“ Dass besondere, außeralltägliche Angebote, wie z. B. Musiktherapie, in ritualisiertem Rahmen eine Orientierung hinsichtlich Zeit, Ort und Personen fördern, bestätigt auch folgende Beobachtung: „Merkwürdig häufig wird ein Musiktherapeut von seinen dementen Patienten ‚wiedererkannt‘, obwohl er ihnen meist nur ein oder zweimal pro Woche begegnet. Das könnte an der Symbolkraft der Musikinstrumente liegen und dem Umstand, dass er als Person präsent ist. Er trägt seine ‚private‘ Kleidung; er nimmt auf eine persönliche und verbindliche Form Kontakt auf. Wo Verbindung entsteht, erkennt man sich wieder. Eine anonyme, uniforme Umwelt mit weißer Dienstkleidung fördert hingegen das Vergessen“ (Muthesius/Sonntag 2007, S. 164).

Wie wir ein breites Spektrum an Settings, in dem bei aller Flexibilität und Offenheit auch das klar rhythmisierte und ritualisierte Setting „klassischer“ Therapieauffassung weiterhin repräsentiert ist, konzeptionell fassen können, werden wir in den folgenden Abschnitten darstellen.

4.1 Offene Räume: Zur Frage des Therapieraums

> *Beispiel 80: Ein Mensch sitzt am Tisch. Er fühlt sich nicht wohl, auch nicht unwohl. Er ist einfach da, döst vor sich hin, ohne Gefühl für Zeit und Raum. Plötzlich hört er hinter sich einige unverständliche Worte. Etwas zieht ihn in seinem Stuhl nach hinten, dreht ihn herum und schiebt ihn in einen kalten Gang und von dort aus in einen engen, schrankartigen Raum. Dann ist ihm, als ob der ganze Raum fällt. Dann wieder ein Gang. Schließlich landet er zusammen mit einem knappen Dutzend alter Menschen in einem mit merkwürdigen Gegenständen eingerichteten Zimmer ...*

Diese Schilderung beschreibt den Transfer aus dem Aufenthaltsraum einer Pflegestation in den Musiktherapieraum aus Sicht einer dementen Person. Selbst behutsam gestaltete Kontaktaufnahme kann Personen zutiefst verunsichern, die vergessen haben, dass sie in einem Rollstuhl sitzen, die einen Aufzug eng wie einen Schrank und dessen Bewegungen bedrohlich erleben, die sich selbst jung und ein mit Musikinstrumenten gefülltes Zimmer fremdartig empfinden. Folglich muss die Wahl des geeigneten Orts für Musiktherapie sorgfältig beachtet werden.

Wenn ein Ortswechsel, etwa aus dem eigenen Zimmer in den Therapieraum, erforderlich ist, besteht die Herausforderung darin, den Übergang so zu gestalten, dass er nicht allzu große Irritationen auslöst. Das oben geschilderte Vorgehen kann dazu führen, dass Therapie sprichwörtlich die Suppe auslöffeln muss, die sie sich selbst eingebrockt hat. Behandelt wird dementsprechend die durch den missglückten Transfer hervorgerufene emotionale Irritation. Praktisch betrachtet kann es je nach Qualität der Pflege und Betreuung für die

Therapeutin oder den Therapeuten sinnvoll sein, den Transfer selbst vorzunehmen und die Zeit des Übergangs als Möglichkeit einzeltherapeutischer Kontaktaufnahme zu nutzen. Der Transfer ist dann Bestandteil der Therapie.

> *Beispiel 81: „Aufgrund von Stimmungsschwankungen und großem Misstrauen war Frau Hansen*[164] *zunächst nur selten bereit, an den Therapiesitzungen teilzunehmen. So lehnte sie beispielsweise die Einladung zur Therapie in einem Moment ab, um bei wiederholter Ansprache einige Zeit später gern zu akzeptieren. Zu der notwendigen Offenheit des zeitlichen Rahmens kam hinzu, dass auch die Frage des ‚Wo' der Therapie Flexibilität erforderte. Besonders in der Anfangszeit fand der therapeutische Kontakt bisweilen ‚an Ort und Stelle', d. h. an ihrem Stammplatz im Flur statt" (Sonntag 2002, S. 13).*

Viele Musiktherapeuten sind im Hinblick auf Gruppenangebote dazu übergegangen, in der Offenheit des Gemeinschaftsraumes zu arbeiten. Aus ihrer Erfahrung mit einem Gruppenangebot im Eingangsbereich einer Pflegeeinrichtung fassen Barth und Borgers Vorteile der Arbeit im offenen Raum wie folgt zusammen:

- „Die Therapie hat ihren Sitz ‚mitten im Leben'.
- Die Demenzerkrankten nehmen den Raum an, weil sie ihn kennen.
- Dem Bedürfnis der BewohnerInnen nach Sicherheit und Orientierung ist Genüge getan.
- Das Therapieangebot kommt zu den BewohnerInnen, nicht umgekehrt.
- Mobile BewohnerInnen werden durch das musikalische Geschehen ‚angelockt' und setzen sich zeitweise in die ‚2. Reihe'.
- Atmosphärisch teilt sich das musikalische Geschehen dem ganzen Haus mit.
- MitarbeiterInnen und weitere BewohnerInnen nehmen die von dieser Gruppe ausgehende Vitalität wahr" (Barth/Borgers 2003, S. 40).

Anhand der Schilderung einer offenen Gruppensituation wollen wir Aspekte dieses offenen Settings veranschaulichen:

[166] Die Namen aller Personen in den Fallbeispielen dieses Kapitels sind frei erfunden, vgl. Beginn der Einleitung.

Beispiel 82: Nach dem Kaffeetrinken. Auf der Suche nach einer Gelegenheit, mit meiner musiktherapeutischen Arbeit zu beginnen, durchstreife ich den stationären Wohnbereich, der den Anspruch hat, das Zuhause von 19 Menschen mit demenziellen Veränderungen zu sein. Auf einer Bank an einem Tisch in einer Nische im Flur sitzt Frau Riedel, die leise schluchzt und – als ich mich ihr nähere – verzweifelt ruft: „Wo kann ich hin? Ich weiß ja gar nicht, wo ich hingehör!" Frau Riedel wirkt ängstlich und haltlos. Heimatlos. Ich setze mich zu ihr und fasse ihre Hände, äußere Verständnis für ihre Lage und spreche beruhigende Worte. Sie fasst Vertrauen und beginnt schnell, sich wohler zu fühlen. Die Nische, in der wir sitzen, fühlt sich nun nicht mehr wie ein soziales Abseits an, eher wie ein Ort der Geborgenheit. Da uns die Sprache als Mittel der Verständigung nicht ausreicht, finden wir über kleine Gesten und Anknüpfung an Singgelegenheiten früherer Tage zu einer musikalischen Form der Begegnung. Einander zugewandt auf der Bank sitzend singen und dirigieren wir „Vor meinem Vaterhaus steht eine Linde", kommen textunsicher ins Stocken und schwenken zu „Wenn alle Brünnlein fließen". Ich beobachte, wie ihre Sinne wach werden und sich ihr Körper aufrichtet. Wer singt, kann auch gehört werden. Sie blickt sich um und bemerkt, wie zwei Vorübergehende zu uns hinüberblicken, und winkt ihnen zu. „Ja winken mit den Äugelein und treten auf den Fuß ..." Ihr beherztes Aufstampfen mit dem Fuß und ihr erstauntes Lachen über den eigenen Mut haben etwas Ansteckendes. So angelockt, biegt das vorübergehende Paar ab und steht nun vor uns. Frau Speer und Herr Schewski, beide schwer dement, haben sich hier im Heim kennengelernt und laufen häufig Hand in Hand durch den Wohnbereich. Ich lade sie ein sich zu setzen. Nun sind wir schon zu viert und setzen unser mittlerweile heiteres Singspiel fort. Bald kommen zwei weitere Personen dazu: Frau Franke, die von ihrer Tochter im Rollstuhl geschoben wird. Ich bitte die Tochter, noch ein paar Stühle bereitzustellen – es könnte eine große Runde werden.

Wenig später sitzen eng an eng 9 Personen in der Nische des Gangs und pflegen ein Ineinander von Gespräch und Gesang. Eine Pflegerin bringt Getränke und aus der anfänglich einer Krisenintervention gleichenden Situation wird eine gemütliche, beschwingte Runde, in der alte Lieder wieder belebt und Gefühle ausgetauscht werden. Eine Zeit lang ist Frau Riedels Frage „Wo gehör ich hin?" eindeutig beantwortet.

Therapie unterwegs

Musiktherapie kann also Anlaufstelle, angenehmer Ort, Kristallisationspunkt „mitten im Leben“ eines Wohnbereichs sein.

Dem Bewegungsdrang und der Bewegungslust vieler Menschen mit Demenz verdanken wir eine weitere demenzspezifische Spielart therapeutischer Settings, die eine Auflösung jeglicher Raumkonzeption zur Folge hat: Die Vorstellung von „Therapie unterwegs“. Was, wenn sich Therapie nicht an einem Ort, sondern unterwegs, im Gehen, Laufen oder beim Wandern ereignet?[165]

Herkömmlich betrachtet ist das Behandlungszimmer der Ort der Therapie. Für eine Person, die unruhig umherwandert, weil sie auf der Suche nach einem angenehmen Ort ist, an dem sie sich zu Hause fühlen kann, kann in der Tat der Therapieraum zum Zufluchtsort werden. Nicht selten erfahren ängstlich getriebene Pflegeheimbewohner, die in der unübersichtlichen Betriebsamkeit einer Pflegestation eine große Unruhe entwickelt haben, beim Eintreten in den Therapieraum spontane Entlastung und Erleichterung: „Ist das schön ruhig hier.“ Für einen Menschen allerdings, dessen Lust und Drang es ist, zu gehen, zu laufen, zu wandern, wird ein geschlossener Raum zum Gefängnis. Die Einschränkung der Mobilität aus arbeitspraktischen, konzeptionellen oder rechtlichen Erwägungen entspricht dann einem Entzug der persönlichen Freiheit. Wenn wie häufig im Falle der Musiktherapie der Therapieraum nicht im Wohnbereich liegt (also Patienten, die den Raum verlassen, sich in fremder Umgebung befinden), muss Bewegungsdrang und Bewegungslust zur Kontraindikation werden.[166]

Die Anthropologie des Gehens im Zusammenhang mit der Betreuung dementer Menschen beschreibend, macht Wojnar (2007, S. 85) auf die solidarisierende Wirkung gemeinsamen Gehens aufmerksam: „Bewegung in Begleitung anderer Personen vermittelt das Gefühl der Sicherheit und stärkt

---

[165] Vgl. Kap. 1.3, „Gehen und Stehen“.

[166] Nebenbei bemerkt, führt gerade die Beschäftigung mit Musik mitunter zu „Weglauftendenzen“, da sie als übertriebener Luxus angesehen wird: „Verzeihen Sie, für Musik habe ich keine Zeit. Ich muss die Hühner füttern gehen.“ Oder: „Mein Mann kommt gleich nach Hause, ich muss kochen.“ Auch gehört Musik für die meisten alten Menschen eher in die Zeit des Feierabends und kann zu Irritationen führen, wenn sie etwa am Vormittag angeboten wird; vgl. auch Kap. 2.1, „Einen weichen Übergang schaffen: Die Gruppenstunde beenden“.

das Zusammengehörigkeitsgefühl. Menschen, die sich in gleicher Richtung bewegen, werden instinktiv für ‚gut' gehalten (im Gegensatz zu denjenigen, die entgegenkommen oder sich in den Weg stellen)." Wollen wir also Menschen mit Demenz in ihrer Wirklichkeit und Bedürftigkeit begleiten, so kommen wir wortwörtlich in Bewegung und spiegeln diese nicht nur verbal, sondern im Handeln durch Mitbewegen.

Beispiel 83: Herr Freiknecht, geboren 1929, läuft viele Kilometer am Tag. Sein Blick ist auf den Boden gerichtet. Er schaut weder nach rechts noch nach links. Auf Ansprache von Personen, die ihm entgegenkommen, reagiert er gereizt. Die innere Anspannung notdürftig regulierend, spitzt er beim Ausatmen die Lippen und atmet stoßweise aus, was ein leises, stockendes Pfeifgeräusch zur Folge hat.
Eines Tages beschließe ich, ihm meine Begleitung anzubieten, schließe mich ihm an und frage, ob ich ein Stück des Weges mit ihm teilen darf. Keine Antwort, auch keine abweisende. Seine gebeugte Haltung übernehmend, bringe ich auch Bewegungen und Atmung mit seinen in Einklang und gehe an seiner Seite. Jeder kleine Ansatz möglichen Kontakts wird von mir behutsam gestützt und schließlich entsteht aus dem Rhythmus des Gehens und Pfeifens ein Reim:
„Herr Freiknecht ist ein Mann, was der nicht alles kann ... Ja, was kann er denn?" „Reiten!"
Überraschung. Blickkontakt. Kurzes Innehalten. Möglicherweise hat er gerade ausgesprochen, was ihn seit langem innerlich beschäftigt: Pferde. Wir spinnen, halb im Rhythmus des fortgesetzten Gehens, den Dialog fort. Ein besonderes Pferd soll es gegeben haben: Fanny. Stolz klingt in seiner Stimme: sein Pferd. Ich sehe einen Jungen, ca. 12 Jahre alt, der während der Kriegsjahre auf einem niedersächsischen Bauernhof hilft, die Pferde zu pflegen. Plötzlich wird er wütend: Sie haben es erschossen! Wen? Fanny! Wer? Ich weiße es nicht. Die Hofbesitzer? Nein. Soldaten? Ich weiß nicht ... er winkt ab, kann nicht darüber sprechen. Es ist nicht zum Aushalten. Er beginnt zu weinen, bleibt stehen, lehnt seinen Kopf an meine Brust. Er weint bitterlich! Wir setzen uns auf ein Sofa, er liegt weinend in meinem Arm. Es ist als würde diese Tränenflut kein Ende kennen. Doch schließlich endet sie in Erschöpfung. Ich bringe ihn in sein Zimmer,

wo er sich auf's Bett legt und sofort einschläft. Bevor ich den Raum verlasse, sitze ich nachsinnend noch eine Weile an seinem Bett.

4.2 Wiederbelebung sozialer Szenen

Neben räumlichen Aspekten bestimmt sich das Setting auch durch das soziale System, in dem das therapeutische Angebot stattfindet. Handelt es sich um eine Einzeltherapie am Pflegebett? Ist die Rede von einer festen Kleingruppe, die sich über längere Zeit trifft? Dreht es sich um eine große, offene Runde, an der jeder teilnehmen kann?

In der Konzeption eines breiten und flexiblen Spektrums musiktherapeutischer Settings orientieren wir uns an den in Kapitel 1.2, „Der Lauf des Lebens" erläuterten Radien sozialer Beziehungen, die sich nicht zuletzt daran bemessen, wie tief die demenziell veränderte Person in die Vergangenheit des eigenen Lebenslaufes versunken ist.

In unserem Verständnis eines offenen Settings begegnen wir den Patienten dort und folgen ihnen dahin, wo wir ihnen behilflich sein können. Dabei unterstützen wir sie darin, die im Lebenslauf entwickelten sozialen Rollen im Pflegeheim wiederzubeleben und ihnen die sozialgesetzlich verbriefte Teilhabe am sozialen Leben zu ermöglichen. So wie der Mensch ein soziales Wesen, ein Wesen in Gemeinschaft, ist, so verbindet auch Musik immer Individuum und Kollektiv in einem kulturellen Kontext. Die therapeutischen Angebote finden daher zwischen individuumsbezogenen und gemeinschaftlichen Zusammenhängen statt.

Unterschiedliche Spielarten musiktherapeutischer Settings können also als Möglichkeiten betrachtet werden, soziale Rollen aufzugreifen oder zu reaktivieren. So bietet der intime Rahmen einer Einzelmusiktherapie Raum für Scham, Trauer und andere „private" Empfindungen, aber auch die Möglichkeit, sich kindlich zu fühlen und die Nähe einer fürsorglichen Bezugsperson zu spüren. In offenen Gruppen, in denen man sich vielleicht wie in einem Kaffeehaus fühlt, manifestiert sich dagegen ein anderer Aspekt des sozialen Selbst: Man betreibt Konversation, spricht über Allgemeines, bezieht sich auf die Gruppe.

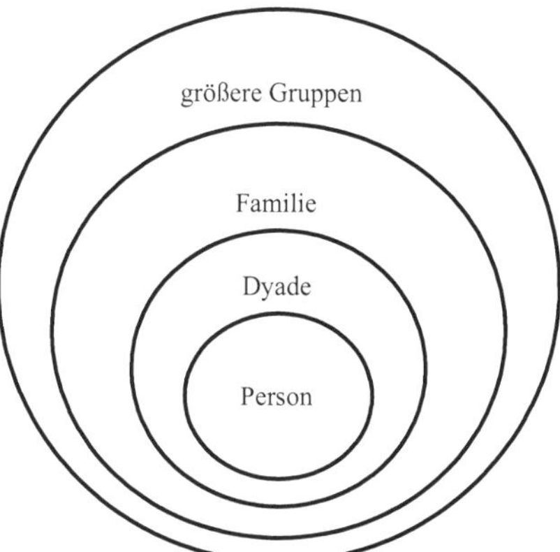

Abbildung 1: Radien sozialer Beziehungen

Wie musiktherapeutische Begleitung in unterschiedlichen Beziehungskontexten aussehen kann, soll hier anhand eines Beispiels veranschaulicht werden.

> *Beispiel 84: In den 20er Jahren geboren, strebte Herr Hehn zunächst eine Pianistenkarriere an. Der Krieg vereitelte diese Pläne. Das Klavier im elterlichen Haus musste verkauft werden. Herr Hehn ging zur See, als Steward auf Personendampfern. Gelegentlich setzte er sich noch an ein Piano, um Unterhaltungsmusik zu spielen. Später verlor er ein Fingergelenk des rechten Zeigefingers an einer Maschine und mied seither die Musik.*
> *Seine ältere Schwester beschreibt ihn als eigenbrötlerisch und rätselhaft. Er habe nie geheiratet, sei ein Motorradnarr gewesen und sei viel in der Welt rumgekommen. In den letzten Jahren sei sein Verhalten immer wunderlicher und unberechenbarer geworden. Da er alleinstehend und -wohnend die Aufgaben des täglichen Lebens nicht mehr verrichten konnte, kam es zum Umzug ins Pflegeheim. Sprachliche Veränderungen, das Nichtbeachten der Privatsphäre seiner Mitbewohner führten schließlich noch einmal zum Umzug: in einen Wohnbereich für Menschen mit Demenz.*
> *In den ersten Wochen nach der Aufnahme in den Wohnbereich fällt Herr Hehn dadurch auf, dass er, wann immer möglich, sich in eine Ecke verzieht, sich dort auf den Boden oder in ein Bett legt und ein Nickerchen hält. Im Betreuungsteam entsteht die Phantasie, dass dies vielleicht einer Gewohn-*

heit aus dem Steward-Beruf entspricht. Motto: Wenn es nichts zu tun gibt, schnell irgendwo ein bisschen pennen. Wenn man ihn anruft „Herr Hehn!", springt er auf und steht „Gewehr bei Fuß" für die anstehenden Aufgaben. Seine extreme Rückzugstendenz mit ängstlichem Meiden sozialer Zusammenhänge, Müdigkeit auch am Tage, Antriebsarmut, verworrenem Denken sowie Neologismen ließen den behandelnden Nervenarzt eine blande Schizophrenie in der Vorgeschichte vermuten. Der mit den Symptomen einhergehende Leidensdruck sowie seine musikalische Vorgeschichte veranlassten mich, Herrn Hehn meinen Kontakt anzubieten.

Erste Begegnungen fanden im Gang statt und waren geprägt durch scheue Kontaktanbahnung und misstrauisches „Beschnuppern". Mit der Zeit erklärte er sich bereit, mich in den Musikraum zu begleiten.

Es begann eine stark an seiner persönlichen Geschichte orientierte Phase der Einzeltherapie am Klavier. Die Sitzungen waren nie lang und häufig von einer Mischung aus Schmerz und Stolz gezeichnet. Schmerz über die verlorenen Fähigkeiten, Stolz auf die pianistischen Kompetenzen. Mit der Zeit erinnerte Herr Hehn Anfänge von Stücken, die er spielte. Am Klavier ergänzte ich sein fragmentarisches Spiel, sodass seine Defizite in den Hintergrund treten konnten. Mein Mitspielen hatte eine interessante Rollenzuschreibung zur Folge. Er sah mich als Klavierschüler an, unterrichtete mich, übernahm die Führung, zeigte mir, wo es langgeht. Nach ca. 10 Min. und manchem Fluch („Kein Ton, der nicht falsch ist!") unterbrach er meist, indem er zum Beispiel sagte: „So, das reicht. Jetzt lass uns 'ne schöne Klarinette rauchen."

In der nächsten Phase kam eine Praktikantin dazu, was eine Triangulierung zur Folge hatte: Es gab nun eine Zuhörerin. Jetzt zeigte Herr Hehn seine Fähigkeiten als vortragender Künstler, gab an mit Fachkenntnissen und spielte lebhafte Motive. Die Ressourcenseite seines Spiels kam zum Tragen.

Parallel dazu begann er, auch den Gemeinschaftsraum aufzusuchen, in dem offene musiktherapeutische Gruppen stattfanden. Ganz anders als mittlerweile in den Einzelkontakten wirkte er in diesem Kontext wieder eher scheu und zurückhaltend. Allerdings nicht wie zu Beginn ängstlich vermeidend, auch weniger misstrauisch. Er saß am Rande, rauchte eine „eingebildete" Zigarette und meldete sich sogar mit witzigen Einwürfen ins Geschehen. Die

Initiative überließ er dem Musiktherapeuten. In dieser „Randposition" fand er für sich einen zufriedenstellenden Platz in dem Gemeinschaftsangebot.

Zusammenfassend lässt sich der Therapieprozess mit Herrn Hehn als eine Entwicklung von individuumsbezogenen zu gemeinschaftlichen Angeboten darstellen: von ersten Kontakten im Flur zur Einzeltherapie und über die Ausweitung der Triade in der Co-Therapie in die offene Gruppe.

4.3 Musiktherapie zwischen Therapie, Alltag und Fest

Neben der Orientierung an Radien sozialer Beziehungen bieten auch kulturelle und gesellschaftliche Aspekte des Mediums Musik Orientierungshilfen für die Konzeption therapeutischer Settings an. Musik spielt eine Rolle im Leben jedes Menschen. Häufig ist die Verwendung von Musik so alltäglich, dass sie kaum auffällt: Radiohören im Auto, leises Pfeifen auf dem Weg zur Arbeit oder ein Ohrwurm, der sich im Kopf einnistet. Musik wird aber auch verbunden mit feierlichen Anlässen: ein Konzertbesuch, ein Geburtstagsständchen, das Singen eines Chorals in der Kirche. Schließlich ist bei Bedarf Musik als Heilmittel gefragt: Musiktherapie im engeren Sinne.

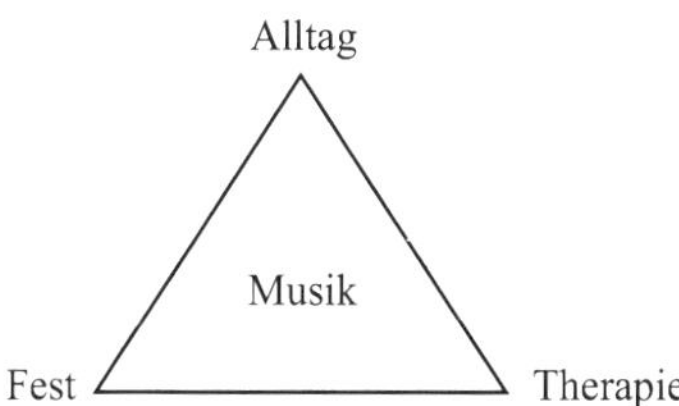

Abbildung 2: Musik im Dreieck von Alltag, Fest und Therapie

Der Übergang zwischen diesen Dimensionen ist häufig fließend: Alltägliche Situationen können durch Musik sehr feierlich werden. Genauso können festlich gemeinte Anlässe unter Umständen ernüchternd alltäglich daherkommen. Die Einrichtung eines musiktherapeutischen Angebots kann zur Verstörung derer führen, für die es wohl gemeint ist. Ebenso kann aus einer Alltagssituation plötzlich eine heilsame Erfahrung werden usw.

Hilfreich wird die hier vorgenommene Unterscheidung, wenn es darum geht, Bewohnern in Pflegeheimen die rechtlich verbriefte Teilhabe am kulturellen Leben trotz schwerer Beeinträchtigungen zu ermöglichen. Die Verantwortung dafür kann durchaus im Aufgabenspektrum der Musiktherapie liegen. Das bedeutet nicht, dass die Musiktherapeutin nun alle musikalischen Aspekte in persona abdecken muss. Die Wahrnehmung, das Hinterfragen, das Anregen musikalischer Kultur im Pflegeheim kann jedoch Teil des Tätigkeitsprofils sein.

Beispiel 85: Frau Skodzinski, 95 Jahre, taucht in der Musikgruppe nie auf. Man sagt, sie könne Klavier spielen. Sie bestätigt das und fügt hinzu, dass sie ja leider keine Noten habe. Wir verabreden ein Treffen am Klavier im Aufenthaltsraum. Ich bringe meine Flöte mit und ein paar Noten für Klavier und welche für Flöte und Klavier. Sie möchte mein Flötenspiel begleiten. Ich lege ihr Noten hin, die sie mit ziemlicher Sicherheit noch nie gesehen hat. Sie spielt souverän vom Blatt. Ich freue mich über eine so gute Klavierspielerin. Mein Zeitrahmen lässt es nicht zu, dies kontinuierlich zu genießen. Mir fällt eine ehemalige Kommilitonin ein, die in der Gegend Klavierschüler hat. Sie kommt mit einem jungen Mann, ist selbst beeindruckt von dem Klavierspiel Frau Skodzinskis und weist ihren Schüler darauf hin, dass genau diese Fingerhaltung die richtige auch für ihn sei ... Der junge Mann, der auch Cello spielt, kommt – bis zu ihrem Tod – wöchentlich vorbei und spielt mit ihr.

Anstatt also ausschließlich die kleine Nische der im engeren Sinne psychotherapeutischen Arbeit zu schützen, sprechen wir uns dafür aus, als Musiktherapeut Verantwortung für und Einfluss auf die Musikkultur in Pflegeeinrichtungen zu nehmen. Gerade im Hinblick auf den besonderen Stellenwert der Musik für demente Menschen setzen wir uns für die „Musikalisierung des Pflegeheims" (auch eine Art Community Music Therapy, Ansdell/Pavlicevic 2004) ein. In diesem Sinne sollen folgende Beispiele aufgefasst werden:

- Planung oder Gestaltung von Weihnachtsfeiern oder Sommerfesten; Musiker dafür suchen, wenn die Musiktherapeutin nicht selbst auftritt
- Einrichtungen eines regelmäßigen Tanztees

— Beratung für Raumakustik (Kap. 4.5), z. B. zum Problem hallender Gänge und Speiseräume
— Rituale wie Geburtstagsständchen, Abendlieder zum Tagesausklang usw. anregen
— den nächstgelegenen Seniorentanz ausfindig machen oder Besuche bei Tanztees der Alzheimer Gesellschaft organisieren
— das Engagement von Angehörigen fördern, die sich oftmals über sinnvolle Aufgaben freuen
— Kontakt zur Kirchengemeinde herstellen und sowohl Pfarrer als auch Gemeindemitglieder zur Mitarbeit im Pflegeheim motivieren
— Hinweis auf die Stiftung „live music now" geben, die Konzerte in Pflegeeinrichtungen organisiert
— Pflegenden zeigen, welches Lied am besten zum Laufen für Parkinsonpatienten passt
— den Umgang mit TV und Radio reflektieren und verbessern helfen (vgl. Kap. 4.5)
— Verfügbarkeit von musikalischem Material (Noten, Liederbücher, Instrumente, Abspielgeräte) sicherstellen, reparieren lassen, Klaviere und Gitarren stimmen und zugänglich machen.

Eine Ausweitung des Engagements hat viele Vorteile. Das Ansehen und die Nachfrage von Musiktherapie steigen, die Berührungspunkte zu anderen Berufsgruppen mehren sich, die Zusammenarbeit wird verbessert. Das „Kernanliegen" vieler Musiktherapeuten (die Therapie als zeitlich und räumlich begrenzte Intervention) gerät nicht in Gefahr, sondern kann im Gegenteil gesichert und gefördert werden. Es ist z. B. keine Seltenheit, dass nach einem erfolgreich musikalisch gestalteten Angehörigenabend Anfragen für Einzelmusiktherapie kommen.

Allerdings birgt die Ausweitung musiktherapeutischer Aufgabenfelder in Bereiche des Alltags und der Feierlichkeiten auch Risiken. In der therapiescheuen Welt der Altenpflege könnte die Erwartung an den Musiktherapeuten gestellt werden, ausschließlich nicht- oder niedrigschwellig therapeutische Tätigkeiten auszuüben. Das hätte eine Abwertung hoch spezialisierter therapeutischer Angebote und somit Deprofessionalisierung zur Folge. Andererseits kann es auch ein Zeichen professioneller Souveränität sein, wenn das therapeutische Angebot nicht mehr so streng an Regeln und äußere

Bedingungen geknüpft ist. Insofern sind es besonders Berufseinsteiger, die – noch unsicher in Status und Kompetenzen – den therapeutischen Schutzraum benötigen, um Handlungssicherheit zu erlangen.

Die musiktherapeutische Begleitung einer Pflegeheimbewohnerin durch alltägliche, feierliche und therapeutische Zusammenhänge soll folgendes Beispiel veranschaulichen:

> *Beispiel 86: In einem Pflegeheim, in dem ich wöchentlich einen Singkreis veranstalte, der von ca. 20 Bewohnern mit und ohne Demenz besucht wird, lerne ich Frau Brandenburg als scheue, still-umtriebige Frau kennen. Der Singkreis findet im Speisesaal statt und ist für viele Bewohner des Heims feierlicher Höhepunkt der Woche. Betrete ich mit den Teilnehmenden den Speisesaal, sitzt Frau Brandenburg in einer Ecke und schaut aus dem Fenster. Sie trägt einen Mantel und hält ihre Handtasche fest. Sobald sie merkt, dass sie Gesellschaft bekommt, steht sie auf und verlässt den Raum. Eines Tages spreche ich sie an, erkläre ihr das Angebot und lade sie ein, dabei zu bleiben. Sie lehnt ab und geht ihrer Wege. Diese Szene wiederholt sich als kurze, alltagsnahe Begegnung, wann immer ich sie vor dem Singkreis antreffe. Wir grüßen uns, ich wiederhole meine Einladung und wir wechseln ein paar Worte. Irgendwann erfahre ich ihren Namen, irgendwann ihre Herkunft, Berlin. Irgendwann, dass sie Heimweh hat und sich einsam fühlt. Mit der Zeit bemerke ich, dass sie die Begegnungen provoziert und sich über diese äußerst unverbindlichen Kontakte eine Beziehung aufzubauen beginnt. Wie ich erfahre, pflegt sie sonst keinerlei Kontakt im Heim – weder zu Mitbewohnern noch zum Personal. Niemand scheint sie wirklich zu kennen.*
>
> *Unsere Beziehung verändert sich, als sie eines Tages während des Singkreises auf ihrem Platz am Fenster sitzen bleibt. Ob sie sich in den Kreis setzen wolle? Nein. In sicherem Abstand nimmt sie an der feierlichen Stunde teil. Zum Abschied lächelt sie traurig und gibt mir die Hand.*
>
> *In den darauf folgenden Wochen setzt sich diese tastende Annäherung fort. Mal bleibt sie im Raum, mal zieht sie das Alleinsein vor. Ich habe fest den Eindruck, dass es gerade das Unverbindliche an dem Angebot ist, das ihr den Zugang ermöglicht.*
>
> *Eines Tages setzt sie sich in den Kreis und leitet dadurch die nächste Phase ihrer Teilnahme am musikalischen Angebot des Hauses ein. Sie nimmt nun*

regelmäßig am Singkreis teil, zuhörend, und ich bekomme das Gefühl, ein wenig von ihrem Schmerz ist in der Musik aufgehoben.
Da sie mir beim Verabschieden immer öfter persönliche Gefühle anvertraut, mache ich nach einigen Wochen ihr den Vorschlag, die Gespräche in musikalischen Einzeltreffen zu vertiefen. Sie lässt sich darauf ein. (Und auch die Berufsbetreuerin, die ihre finanziellen Angelegenheiten regelt, bewilligt das Angebot, welches ich als private Zusatzleistung anbiete.)
Fortan bilden die Einzeltherapie und der Singkreis ein stützendes Angebot, das ihr nicht nur die Teilhabe am sozialen Leben, sondern auch die Bearbeitung leidvoll erlebter Lebensthemen ermöglicht.

Zusammenfassend lässt sich Frau Brandenburgs Teilnahme an musikalischen Angeboten als eine Entwicklung zwischen alltagsnahen Begegnungen, feierlichen Anlässen und therapeutischen Kontakten beschreiben: von Kurzkontakten über den Singkreis in die Einzeltherapie.

4.4 Die Begleitung als Kontinuum

Ganz gleich, ob wir der räumlichen Frage nachgehen, Aspekte sozialer Systeme betrachten oder Musik als Bestandteil von Alltag, Fest und Therapie verstehen: Die Konzeption der Musiktherapie in einem offenen Setting soll letztendlich dazu beitragen, Menschen mit Demenz im Zusammenspiel mit anderen Berufs- und Personengruppen eine Umgebung zu schaffen, in der sie sich wohlfühlen und trotz aller Einschränkungen möglichst normal leben können. Zum Gefühl von Normalität gehört vor allen Dingen die Berücksichtigung elementarer Bedürfnisse wie Schutz, Bewegungsfreiheit, Würdigung, Selbstwirksamkeit und Zugehörigkeit. In der interdisziplinären Betreuungsarbeit darf bei aller beruflichen Konkurrenz, fachlichen Spezialisierung und interkulturellen Konflikten dieser grundlegende Aspekt nicht in Vergessenheit geraten.

Menschen mit Demenz fragen nicht nach Zuständigkeiten.
Sie wollen kontinuierlich gut begleitet sein.

Parzellierte, unverbundene Betreuungs- und Therapieangebote haben Verwirrung und Haltlosigkeit zur Folge. Isoliert nebeneinander herarbeitende Berufsgruppen, mangelnde Kooperation und Verständigung zwischen Pflege und Therapie führen zu Brüchen und Nachlässigkeiten. Eine Reihe von Einzelereignissen, die im Zusammenspiel wenig Sinn ergeben, tragen zu einem demenzierenden Umfeld bei. „Von oben herab" geplante Aktivitäten und Maßnahmen führen an individuellen Bedürfnissen vorbei und führen zu anonymer Verwahrung der Betroffenen. Und damit nicht genug: Die Wirksamkeit punktueller Angebote wie etwa die einmal wöchentlich stattfindende Musiktherapiesitzung wird von Stimmen aus Praxis und Wissenschaft zunehmend in Zweifel gezogen (Berger et al. 2004). Das Denken in Zuständigkeiten und sauber getrennten Abteilungen wird dort problematisch, wo Menschen sich nicht mehr eigenständig auf neue Situationen einstellen können.

In der Konzeption von Dienstleistungsunternehmen wird heute kundenorientiert von Prozessen gesprochen, nicht mehr von Abteilungen. Der Kunde will nahtlos und geschmeidig von einer Situation zur nächsten gelangen und dabei in der Regel nichts von der Struktur der Organisation mitbekommen. Folge der Prozessorientierung in Unternehmen sind z. B. kürzere Wartezeiten in Schalterschlangen oder vor verschlossenen Bürotüren. Was wir als Kunden erwarten, um uns angenehm bedient zu fühlen, wird für Menschen mit Demenz zu einer existenziellen Voraussetzung für Lebensqualität.

Praktisch kann Therapie in der stationären Begleitung dementer Menschen nur so gut sein wie die Zusammenarbeit im Team. Dazu gehört vor allem ein gekonntes Zusammenspiel an den Schnittstellen: gut abgestimmte, weich gestaltete, fließende Übergänge zwischen den unterschiedlichen sozialen Situationen (pflegerische, therapeutische etc.). Das bedeutet nicht, dass alles immer glatt und harmonisch ablaufen muss. Holprige Wechsel, unruhige Momente, unrunde Situationen wird es immer geben. Dennoch:

Die Begleitung dementer Menschen als Kontinuum
muss ein Ziel interdisziplinärer Zusammenarbeit sein.

Die Grenzen beruflicher Zuständigkeiten verwischen ohnehin, da demente Menschen ihre Bedürfnisse nicht mehr wohlgeordnet, eines nach dem anderen, befriedigen. Achtet der Patient eines ambulanten Psychotherapeuten in der Regel darauf, vor der therapeutischen Sitzung auf Toilette zu gehen, so kann bei dementen Menschen dieses Bedürfnis während der Therapie aufkommen. Auch unaufschiebbarer Durst, Hunger oder das Erfordernis, im Rollstuhl aufgerichtet zu werden, kommen vor.

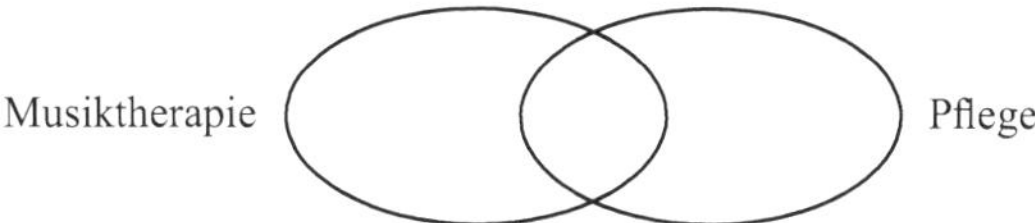

Abbildung 3: Schnittfläche Musiktherapie/Pflege

Aktivitäten des täglichen Lebens wie Nahrungsaufnahme, Ausscheiden, Bewegen, können aus dem therapeutischen Rahmen nicht ausgeschlossen werden.

Da die Tätigkeiten von Therapie und Pflege eine große Schnittfläche bilden, ist es wichtig, als Therapeut auch Kenntnisse von pflegerischen Handlungen und Abläufen zu haben: Das betrifft z. B. das Anreichen von Nahrung, Mobilisierung, Lagerung, Mundpflege, Bedienung von Pflegebetten, Rollatoren und Rollstühlen. Der Therapeut muss Kenntnisse von somatischen Erkrankungen haben, den Allgemeinzustand eines Bewohners einschätzen können und die Wirkungen und Nebenwirkungen von Medikamenten kennen. Fortbildung in Geriatrie, Gerontopsychiatrie, Pharmakologie, Basaler Stimulation und Kinästhetik sind demnach eine sinnvolle Ergänzung der musiktherapeutischen Grundausbildung.

Nachdem wir in Kapitel 2.1, „Einen weichen Übergang schaffen: Die Gruppenstunde beenden" den Übergang von einer musiktherapeutischen Gruppe zum Mittagessen beschrieben haben, soll hier am Beispiel einer musiktherapeutischen Gruppe zum Tagesausklang ein weiteres weiches Überblenden von einer Situation in die andere veranschaulicht werden:

Beispiel 87: Mittwoch, gegen 18.30 Uhr. Die Bewohner eines stationären Wohnbereichs für demente Menschen beenden ihr Abendessen im Gemeinschaftsraum. Drei Tische sind mit jeweils fünf Bewohnern und einer Pflegenden besetzt, die mitisst, Hilfestellungen leistet und Konversation betreibt. Allmählich wird es geschäftig. Pflegende und einige Bewohnerinnen stehen auf und versorgen das Geschirr. Andere Bewohner werden in die-

ser Aufbruchstimmung unruhig. Ich betrete den Raum, begrüße einige der Anwesenden und „mische mich in die Situation ein". Teller und Besteck abräumend, nehme ich Kontakt auf und erkläre den Bewohnern, was als Nächstes zu erwarten ist. Ich spreche mit den Pflegenden, erkundige mich, wer bereits zu Bett gehen wird und ob es besondere Vorkommnisse gab. Während sich langsam die Situation ordnet, schauen die im Raum verbleibenden Bewohner zu, wie ich letzte Vorbereitungen für einen gemeinsamen Tagesausklang treffe. Kleinigkeiten: Blumen auf den Tisch stellen, Kerzen anzünden, beim Zurechtsetzen helfen, Gläser und Getränke (neben Saft auch Wein und Eierlikör) bereitstellen. Zwischen meinem Eintreten bis zu dem Zeitpunkt, an dem alle Bewohner an einem großen Tisch versammelt sind, vergeht eine gute halbe Stunde. In dieser Zeit hat sich ohne Hast und unter Einbezug der dementen Bewohner die Atmosphäre im Raum verwandelt. Die Teilnehmenden an der Gruppe werden ruhig, Gemütlichkeit kommt auf. Einige nicken in ihrem Stuhl ein. Während der nun folgenden Abendrunde schaut hin und wieder eine Pflegende herein und ich bedeute ihr dezent, wer bereits müde ist. Eine Gruppenteilnehmerin nach der anderen wird mit einem Abendlied aus der Gruppe verabschiedet. Gegen 20.30 Uhr sitzen nur noch diejenigen am Tisch, die gewohnheitsmäßig spät zu Bett gehen. Sie werden die Zeit bis zur Nachtmahlzeit überbrücken, indem sie fernsehen oder in den Fluren auf- und abgehen.

Mit einigen praktischen Hinweisen wollen wir die Darstellung ausgewählter Aspekte eines offenen Settings, das sich als Teil eines Kontinuums versteht, abschließen.

Die Anpassung des Rahmens: Der Gemeinschaftsraum eines Pflegeheims ist nicht per se ein therapeutischer Raum. Damit er therapeutischen Zwecken dient, sind häufig Auf- und Umräumarbeiten nötig. Diese gehören zur Tätigkeit des Therapeuten dazu. Dabei ist zu beachten, dass wir uns „mitten im Leben", im Wohnzimmer der Menschen, befinden. Es ist nicht angemessen, einfach einzutreten, Tische und Stühle umzustellen und zu sagen: Jetzt fangen wir Therapie an. Sollten Veränderungen z. B. in der Sitzanordnung erforderlich sein, geschieht das im Rahmen der therapeutischen Interaktion.

Gute Abstimmung an den Schnittstellen: Die Teilnahme als Therapeut an Übergaben und gute Zusammenarbeit „auf Zuruf" können helfen, Settings ineinandergreifen zu lassen. Auch die musikalische Fortbildung der Pflegenden sowie pflegerische Kenntnisse des Therapeuten tragen zur Verständigung bei.

Interesse zur Teilnahme: Als Therapeut über längere Zeit auf dem Wohnbereich anwesend zu sein, erweitert die Möglichkeiten der therapeutischen Begleitung und den Grad der Bereitschaft und des Interesses zur Teilnahme enorm. Hieran schließt auch die Diskussion der therapeutischen Präsenzkräfte an, bei der allerdings eine Tendenz zur Deprofessionalisierung berücksichtigt werden muss.

Kurzkontakte: Gerontopsychiatrische Fachkräften kennen den Ausdruck „Validieren im Vorübergehen". Kurze Kontaktaufnahmen im Alltag, verbunden mit einer Würdigung des Gefühlslebens der Person, schaffen eine Folge positiver Erlebnisse. Wie ein über den Tag verteiltes Gespräch können auch musiktherapeutische Kontakte „zwischen Tür und Angel" stattfinden und tragen so zu einem stützenden Beziehungsnetz bei.

Krisenintervention: Im Leben dementer Menschen kommt es häufig zu Ereignissen, die ihre Fähigkeit zur Bewältigung der mit dem Ereignis verbundenen emotionalen, kognitiven und handlungsbezogenen Anforderungen übersteigen. Bei akutem Leidensdruck ist es deshalb notwendig, sofort und ruhig zu intervenieren. Solange noch keine psychiatrische Intervention notwendig ist, kann hierzu der Musiktherapeut herangezogen werden, wenn die erforderliche Intervention pflegerische Ressourcen überschreitet.

Musikinstrumente mobil: Um sich flexibel in das Gesamtbetreuungsgeschehen einbringen zu können, ist es je nach Größe der Einrichtung oder des Wohnbereichs sinnvoll, über eine Auswahl von Therapiematerial (Musikinstrumente, Liederbücher oder auch ein klappbarer Hocker) mobil zu verfügen. Ein Erkennungszeichen für den im offenen Setting tätigen Musiktherapeuten kann z. B. ein mit Kleininstrumenten gefüllter Korb oder ein mit Instrumenten bestückter Wagen sein.

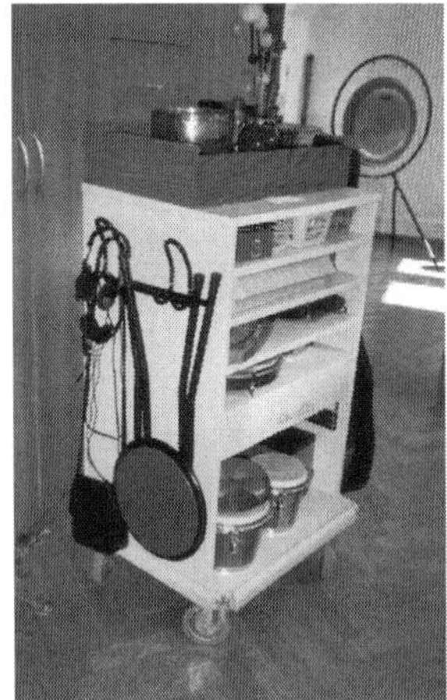

Abbildung 4: Instrumentenwagen

4.5 Das akustische Milieu

Die bis hierhin beschriebenen Erfahrungen und Empfehlungen zum offenen musiktherapeutischen Setting erweitern das herkömmliche Verständnis therapeutischer Rahmungen. Im Kontext der Beschäftigung von Musiktherapeuten in der institutionalisierten Versorgung für Menschen mit Demenz hat sich eine weitere Perspektive entwickelt, die neben individuumsbezogenen Interventionen die akustische Gestaltung der Wohnumgebung einbezieht. Wo die therapeutische Begegnung nicht mehr ausschließlich im geschützten Raum stattfindet, rücken – praktisch als Folgeerscheinung der Arbeit im offenen Setting – Aspekte des akustischen Milieus in Hörweite der Musiktherapie (Sonntag 2003, 2005). Und das bezieht sich nicht nur, aber auch, auf das berüchtigte Dudeln unbeaufsichtigter Radio- und Fernsehgeräte. Konzeptionelle Grundlagen für die Gestaltung akustischer (oder subjektbezogen: auditiver) Milieus, darunter Ausführungen zur Qualität und Quantität von Geräuschen, zu Fragen der Raumakustik, zu auditiven Aspekten des Personalverhaltens sowie zu Einsatzmöglichkeiten von Musik sind Bestandteil des musiktherapeutischen Atmosphärenkonzepts (Sonntag 2013, S. 267 ff).

In einer aktuellen Forschungsarbeit werden Umsetzungsmöglichkeiten dieser konzeptionellen Grundlagen in der Praxis stationärer Altenpflege im Vorher-Nachher-Vergleich untersucht (Nowack 2018). Zwischen zwei Erhebungen werden die Mitarbeiter dreier Wohnbereiche für Menschen mit Demenz in Fortbildungen sensibilisiert (z. B. Schulung des Gehörs), und es finden technische Veränderungen in den Wohnbereichen statt (z. B. Installation von Schallabsorbern). Untersucht wird unter anderem die Frage, wie sich die veränderten auditiven Milieus auf die Stimmung der Bewohner und Mitarbeiter auswirken.

Wie bereits erwähnt, erfordert die Gestaltung der Lebensumwelt dementer Menschen besondere Sorgfalt. Personen, die in ihrer Urteilsfähigkeit und in ihrem Sprachvermögen eingeschränkt sind, entbehren der Möglichkeit, sich gegen unangenehme Umwelteinflüsse zur Wehr setzen oder ihnen ausweichen zu können.

Nehmen wir zum Beispiel eine Person im Rollstuhl, die unbeweglich an einem Tisch sitzt, während das Sonnenlicht in unerbittlicher Langsamkeit gleißend über ihr Gesicht wandert. Unfähig, sich umzusetzen oder die Vorhänge zu bedienen, bleibt ihr nur die Möglichkeit, die Augen zu schließen, um sich vor dem blendenden Licht zu schützen. Aufgrund der Tatsache, dass wir unsere Ohren nicht verschließen können, entsteht das Gefühl, machtlos ausgeliefert zu sein, bei akustischen Einflüssen noch verstärkt. Ist jemand nicht in der Lage, ein laufendes Radio auszuschalten, grenzt das an akustische Folter.

Menschen mit Demenz sind auf eine soziale und physikalische Umgebung angewiesen, die Halt und Geborgenheit vermittelt, indem sie ihnen ein ausgewogenes „Reizklima" bietet. Dazu gehört eine gut entwickelte Aufmerksamkeit für und umfangreiches Wissen um die starken sozialen, geistigen und vor allem emotionalen Wirkungen von Musik, Klängen und Geräuschen. In Pflegeeinrichtungen, in denen Klang zu quälendem Lärm und Ruhe zu bedrohlicher Stille degenerieren, liegen diese Kompetenzen brach. Musiktherapeuten können eine wichtige Rolle übernehmen, indem sie die akustische Umwelt als weitgehend vernachlässigten, wenngleich überaus wichtigen Aspekt wahrnehmen und mitgestalten. Im Konzept der Musiktherapie in der besonderen stationären Dementenbetreuung heißt diese Funktion „Das Ohr der Station" (Sonntag 2004, S. 8).

Arbeit geht vor Wohnen: Gebäudepflege geht vor Menschenpflege

Nähern wir uns über die Ohren der Wohnumgebung vieler Pflegeheimbewohner, so hören wir etwa Folgendes:

Klappernde Servierwagen, piepende Telefon- und Klingelanlagen, lautes Rufen von Arbeitsanweisungen, heulende Bohnermaschinen, plärrende Radios, das Geräusch hastiger Schritte – ein Pflegeheim klingt oftmals mehr nach einer Fabrik als nach einem Ort, wo Menschen leben. Und jedes Geräusch bekommt seinen Charakter, sein Timbre nicht nur durch lange Gänge, PVC-Fußböden und kahle Wände, sondern auch durch die in Hektik ausgeführten Tätigkeiten. Selbst wenn Dienstanweisungen das Anklopfen an Zimmertüren vorschreiben, verhindert das meist nicht, dass mit dem Anklopfen bereits die Tür aufgestoßen wird.

Und dort, wo gerade nicht gearbeitet wird, herrscht Stille. Depression, Reg- und Sprachlosigkeit, Apathie. Unheimlich, wie eine „Wartehalle zum Tod" (Koch-Straube 1997, S. 80), im besten Fall wohlig regressiv.

Anlasten kann man diesen akustischen Notstand niemandem persönlich, belastend ist die Situation schon. Enge Zeitpläne, Personalmangel, rigide strukturierte Arbeitsabläufe und überkomplexe Verwaltungsapparate sind jedenfalls nicht gerade optimale Voraussetzungen für einen sensiblen Umgang mit atmosphärischen Themen, die sich der alltäglichen Wahrnehmung ohnehin gern entziehen.

Ein weiteres Geräusch, was man fast permanent in Pflegeheimen hört, ist das Geräusch von Handwerkern und Bauarbeitern. Es ist unglaublich, wie in einem so großen Haus eigentlich ununterbrochen irgendwo gebaut wird. Die Gebäudepflege scheint gegenüber der Menschenpflege häufig im Vordergrund zu stehen. Und selbst dem Laien bleibt nicht verborgen, dass Baumaßnahmen häufig unüberlegt, voreilig oder übertrieben ausführlich durchgeführt werden. Beispielsweise werden tagelang Flickarbeiten an Fußbodenbelägen durchgeführt, nur damit ein paar Wochen später dieselben Beläge komplett entfernt und durch neue ersetzt werden. In einem Privathaushalt würden Bauarbeiten sorgfältiger geplant werden, nicht nur um Kosten zu sparen, sondern auch um die Belastung des Wohnumfeldes durch die Baustelle zu minimieren.

Flucht, Kampf, Totstellen: Reaktionen auf akustische Belastung

Besonders Menschen mit Demenz leiden unter den akustischen Einflüssen im Pflegeheim. Neben der Unfähigkeit, ihre Umgebung selbstmächtig zu gestalten, führen Veränderungen der sinnlichen Wahrnehmung, Desorientierung und Schwerhörigkeit zu zahlreichen Folgeerscheinungen.

- Konkurrierende Reize können beunruhigend wirken und die Verwirrung verstärken. Die Fähigkeit, sensorische Reize zu unterscheiden (Reizdiskrimination) und die Fähigkeit zur Figur-Grund-Unterscheidung (Reizselektion) nehmen unter dem Einfluss der Demenz ab. Bei laufender Hintergrundmusik, klapperndem Geschirr und Tischgesprächen kann deshalb etwa die Aufforderung zu essen im allgemeinen Klangbrei ersticken.
- Geräusche, die neueren technischen Entwicklungen entstammen und somit in den Lebenserfahrungen dementer Menschen nicht vorkommen, können Stress und Unruhe auslösen. Dies gilt insbesondere dann, wenn sie nicht in Beziehung zu einer Schallquelle gesetzt werden können. Was mag der altersverwirrte Mensch empfinden, wenn plötzlich eine Stimme aus der Wand spricht: „Frau Müller, bitte im Geschäftszimmer melden!“
- Plötzlich, laut und unerwartet auftretende Geräusche wie z. B. ein Schrei oder zu Boden fallendes Geschirr können bedrohlich wirken und bereits auf der Ebene der Reflexe Schutzreaktionen auslösen. Besonders in Anbetracht der zunehmenden Ich-Schwäche dementer Menschen müssen derart destabilisierende Einflüsse möglichst vermieden werden.
- Lang anhaltende akustische Phänomene, wie das Laufen eines Fernsehers oder Dauerberieselung durch Hintergrundmusik, werden mit der Zeit aus dem Wahrnehmungszusammenhang herausgefiltert, was die allgemeine Reizempfindlichkeit mindert und zum „Abstumpfen“ führt.

Die Beobachtung zeigt, dass Menschen mit Demenz auf viele Geräusche, selbst auf diejenigen, die ihnen ehemals vertraut waren, häufig befremdet reagieren. Verhaltensreaktionen auf dieses Befremden zeigen Pflegeheimbewohner besonders deutlich in den ersten Wochen nach dem Einzug. Sie verhalten sich aggressiv (Kampf), passiv apathisch (Totstellen) oder laufen weg (Flucht). Später, nachdem sie an die neue Umgebung gewöhnt sind, ist die Ursache für ihr Verhalten häufig nicht mehr klar zu erkennen. Ihre Verhaltensproblematik wird dann häufig ihrer Person oder ihrer Krankheit zugeschrieben und dementsprechend entweder als unveränderlich oder allenfalls medikamentös beeinflussbar betrachtet.

Im Folgenden werden einige zentrale Überlegungen zur akustischen Milieugestaltung praxisnah vorgestellt, um Betreuende und Therapeuten für das Umfeld ihrer Arbeit zu sensibilisieren. Dabei werden wir um einige apodiktisch klingende Äußerungen nicht umhinkommen. Diese sollen jedoch nicht als normative Vorgaben, sondern vielmehr als Anregungen für fortgesetztes, spielerisches Probieren aufgefasst werden.

Die akustische Tapete: Hintergrundmusik

Hintergrundmusik dürfte den wenigsten Pflegeheimbewohnern bekannt sein, berücksichtigen wir die prägende Zeit der Kindheit, Jugend und des jungen Erwachsenenalters.[167] Leben wir heute in einer Zeit des musikalischen Überflusses, kann damals eher von einem musikalischen Mangel die Rede gewesen sein. So selten Musik zu hören war, so neugierig nahmen viele Menschen jeden musikalischen Impuls auf, der sich ihnen bot. Abgesehen vom Leierkastenmann im Hinterhof, dem Besuch in einem Lichtspiel- oder Operettenhaus war Musik zumeist nur dann zu hören, wenn sie eigenhändig oder – viel häufiger – mit der eigenen Stimme produziert wurde. Heute ist Musik als Hintergrundmusik auch in Pflegeeinrichtungen allgegenwärtig und das Radio aus Pflegezimmern oder Tagesräumen kaum wegzudenken. Umso erstaunlicher, dass abgesehen von wenigen Ausnahmen der Umgang mit diesem Phänomen in vielen stationären Pflegeeinrichtungen nicht reflektiert wird.

Nachfolgend werden einige häufig auftretende Fragen und Probleme im Zusammenhang mit Hintergrundmusik erörtert mit dem Ziel, Anregungen für Versuche in der Praxis zu geben.

[167] Da jüngere Pflegeheimbewohner durchaus einen anderen Erfahrungshintergrund haben können und zudem Hintergrundmusik auch unabhängig biografischer Prägung positiv wirken kann, sprechen wir uns nicht kategorisch gegen Hintergrundmusik aus. In einer sehr lesenswerten Abhandlung zur Psychologie des Musikhörens beschreibt Tüpker (2004) die entlastende Wirkung von alltäglich-beiläufigem Musikgenuss.

Radio und Fernseher: Unkontrollierte, unbeaufsichtigte Stimulation mit häufig wechselndem, selten dem Geschmack des Hörenden entsprechendem Programm kann in einem Buch wie diesem nicht empfohlen werden. In der Praxis dient das Programm bestenfalls der Motivation der Pflegenden, ist aber häufig einfach ein Ausdruck von Hilflosigkeit. Damit der Heimbewohner sich nicht einsam fühlt, wird das Radio eingeschaltet. Nicht selten spielt ein Radio, das von einem Pfleger während der Grundpflege eingeschaltet wurde, dann bis zum Mittagessen ununterbrochen. Drastisches Erlebnis: Eine bettlägerige, dem Sterben nahe Bewohnerin ruft, als ein Mitarbeiter den ansonsten permanent laufenden Fernseher ausschaltet, mehrmals erleichtert: „Was bin ich froh, dass dieser Kasten endlich aus ist!" In der Nacht darauf stirbt sie. Nicht weniger drastisch: Eine Bewohnerin erzählt in ängstlicher, aufgewühlter Stimmung von einem Kind, das gestorben sei. Die Nachrichten im Radio berichten im Halbstundentakt von einer Mutter, die ihren Säugling vom Balkon geworfen habe.

Meditations-, Entspannungsmusik: Auf physisch beruhigende (trophotrope) Wirkung abzielend, wird diese Musik, häufig mit Heilsversprechungen verbunden, zu Niedrigpreisen etwa in Drogerien oder Discountern verkauft. Dementsprechend verbreitet ist sie als Hintergrundmusik. Nicht nur gesunde Menschen reagieren höchst unterschiedlich auf diese, häufig synthetischen Klangteppiche. Sie können paradox – d. h. anspannend anstatt beruhigend – wirken oder steigern die Verwirrung aufgrund unvertrauter Klänge.[168]

Naturklänge: Wenn die Vögel friedlich zwitschern, droht keine Gefahr. Alles ist in Ordnung. Wäre ein Fuchs in der Nähe, würden die Vögel kreischend davonfliegen. Dieses Instinktwissen, das weitgehend unabhängig von demenziellen Entwicklungen existiert, kann beruhigend wirken. Auch Wasserklängen wird eine beruhigende Wirkung zugeschrieben. Allerdings kann es auch zu Desorientierung beitragen, wenn die Quelle der Geräusche nicht auszumachen ist („Ich-glaub-ich-steh-im-Wald-Effekt").

---

[168] Jochims (2005) reflektiert Risiken und Chancen von Entspannungsmusik in der Rehabilitation von Schädelhirnverletzen. Sie befindet, dass werktätige Menschen Entspannungsmusik als „Verführerin" nutzen, um entgrenzende Erfahrungen zu machen, die Regeneration im Alltag ermöglichen. Patienten mit Schädelhirntrauma hingegen befänden sich in einem „Zwischenreich", und es gelte ihnen Anreize zur Rückkehr ins Diesseitige zu geben, anstatt weitere Entgrenzung und Auflösung zu provozieren.

Alte Schlager, Volkslieder: Populäre Musik der Zeit, als die Alten jung waren, können zu einer vertrauten Atmosphäre beitragen. Allerdings bieten sie mannigfaltige Anknüpfungspunkte für Erinnerungen und lösen Gefühle aus. Dadurch wird aus Hintergrundmusik leicht Vordergrundmusik, deren mitunter starke emotionale Wirkungen begleitet werden müssen.

Pentatonik: Da sie keinem Tongeschlecht angehört, schreiben Antrophosophen pentatonisch organisierter Musik eine gefühlsneutrale Wirkung zu und empfehlen sie für kleine Kinder. Dieser Theorie folgend, könnte sie als Klangkulisse empfohlen werden. Sie bietet wenig biografische Anknüpfungspunkte und kann ausgleichend wirken.

Panflöte: Über die Dauer von vier Wochen hat Sonntag (unveröffentlicht) den Umgang mit Hintergrundmusik in einem Pflegewohnbereich untersucht. Die Pflegenden wurden dabei aufgefordert zu dokumentieren, welche Musik verwendet wurde und wie sie ihrer Wahrnehmung nach gewirkt hat. Ergebnis: Unter den zur Verfügung stehenden CDs erfreute sich die Aufnahme bekannter Melodien aus aller Welt, interpretiert auf der Panflöte, sowohl bei Bewohnern als auch bei Mitarbeitern größter Beliebtheit. „El condor pasa", weich, luftig, warm.

Tafelmusik: Weit verbreitet ist die Meinung, es sei sinnvoll, zu den Mahlzeiten leichte klassische Musik ertönen zu lassen. Achtsame Betreuungsteams schalten jedoch die Musik in der Regel beim Essen – vor allem beim Mittagessen, das am meisten Aufmerksamkeit erfordert – aus. Konkurrierende Reize (Gespräche bei Tisch, Essgeräusche, Musik) können wie oben beschrieben Desorientierung erzeugen, da infolge demenzieller Veränderung Vorder- und Hintergrundgeräusche in der Wahrnehmung verschwimmen. Ein Versuch Sonntags (unveröffentlicht), zum Kaffeetrinken Klänge aus einem traditionellen Kaffeehaus (murmelnde Stimmen, Kassenklingen, Geschirrklappern) einzuspielen, zeigte keinen positiven Effekt, kann aber wie jeder der vorgenannten Punkte zu weiterem Experimenten mit akustischen Tapetenmustern anregen.

Ein Musikplan: Ruhe- und Aktivierungsphasen

Der Umgang mit Musik in Gemeinschaftsräumen ist immer dem Dilemma unterworfen, dass es nicht allen Anwesenden recht gemacht werden kann. Wie jedoch kann trotzdem ein Umgang mit diesem Thema gefunden werden? Wie kann ausgewählte Musik auf die Bedürfnisse der Bewohner abgestimmt werden? Wie kann bewusst und flexibel mit Musik experimentiert werden? Hier ein Beispiel aus der Praxis:

Beispiel 88: Gemäß dem in der Milieutherapie vertretenen Intervallkonzept, das einen Wechsel aus Ruhe- und Aktivierungsphasen vorsieht, hat die Berliner Pflegeeinrichtung Haus Grüntal für demente Menschen einen „Musikplan" eingeführt. Ziel dieses Planes ist vor allem, den Umgang mit Musik im Team bewusst zu machen und in Anbetracht der hohen Arbeitsbelastung so einfach wie möglich zu gestalten.
Um die Wirkung der Musik evaluieren zu können und den Bewohnern eine vertraute Tagesstruktur anzubieten, stehen lediglich drei CDs zur Verfügung. Es wird darauf geachtet, flexibel und situationsgerecht mit dem Plan umzugehen. Wenn die für die Bewohner so wichtigen Wiederholungen für die Mitarbeiter unerträglich werden oder auch leicht demente Bewohner nach einer Abwechslung verlangen, wird die Zusammenstellung der CDs auch vor den geplanten 14 Tagen geändert. Das Beispiel unten berücksichtigt neben der häufig beobachteten Nachmittagsunruhe auch die Ruhe während der Mahlzeiten und andere geräuscherzeugende Tätigkeiten wie Raumpflege.

Wohngruppe:	*Abendrot*	*CD 1*	*Schlager der 20er Jahre*
Vom:	*01.05.2008*	*CD 2*	*Volksmusik*
Bis:	*15.05.2008*	*CD 3*	*Entspannungsmusik*

6.00		*14.00*	*CD 3*
6.30	*CD 1*	*14.30.*	*"*
7.00	*"*	*15.00*	*Ruhe*
7.30	*"*	*15.30*	*"*
8.00	*"*	*16.00*	*CD 2*
8.30	*Ruhe*	*16.30*	*"*
9.00	*"*	*17.00*	*"*
9.30	*"*	*17.30*	*Ruhe*
10.00	*CD 2*	*18.00*	*"*
10.30	*"*	*18.30*	*"*
11.00	*"*	*19.00*	*"*
11.30	*"*	*19.30*	*Abendritual:*
12.00	*Ruhe*	*20.00*	*Abendlieder*
12.30	*"*	*20.30*	*singen oder*
13.00	*"*	*21.00*	*summen*
13.30	*"*	*21.30*	*Ruhe*

Abbildung 5: Muster eines Musikplans (Haus Grüntal)

Klingendes Interieur: Raumausstattung

Auch bei der Gestaltung der Räumlichkeiten und Auswahl der Musikmedien kann auf die Optimierung des akustischen Milieus geachtet werden. Hier einige Beispiele:

Zentrale Musikanlage: In der Rahmenrichtlinie zur Hamburger besonderen Stationären Dementenbetreuung, die deutschlandweit viele Nachahmer gefunden hat, wird eine zentralgesteuerte Musikanlage empfohlen. Das heißt: In jedem Bewohnerzimmer, in den Fluren und in den Aufenthaltsräumen befinden sich Lautsprecher, aus denen Musik ertönt, die zumeist aus dem Dienstzimmer der Pflegenden gesteuert wird. Im Zusammenhang personenorientierter Betreuung kann diese Empfehlung keinesfalls unterstützt werden.

Ein Selbstversuch Sonntags (unveröffentlicht) in einer von Einsamkeit geprägten Zeit hat zwar gezeigt, dass es sich besänftigend auswirken kann, wenn in jedem Zimmer der eigenen Wohnung der gleiche Radiosender läuft: Beim Wechsel von einem Zimmer ins andere empfängt einen eine vertraute Stimme. Die Allgegenwärtigkeit von Musik kann jedoch – vor allem bei

Menschen mit Demenz – ebenfalls das Gefühl, ausgeliefert zu sein, verstärken. Insbesondere, wenn auch die Bewohnerzimmer beschallt werden, ohne dass dies individuell abgestimmt wird, ist von der Einrichtung einer zentralen Musikanlage abzuraten.

Nostalgische Musikgeräte: Das Anknüpfen an vertraute Klänge und die Lautsphäre relevanter Lebensabschnitte[169] kann auch durch die Auswahl entsprechender Musikmedien stattfinden. Nostalgische Nachbauten alter Radios und Plattenspieler sind zurzeit für kleines Geld im Angebot der meisten Elektromärkte. Noch authentischer ist natürlich die Verwendung echter alter Geräte: Grammophon, Musiktruhe, Röhrenradio, Kopfhörer. Der vertraute Eindruck auf die Bewohner ist dabei genauso wirksam wie die Atmosphäre, die von den Geräten auf Besucher und Mitarbeiter ausstrahlt. Das gilt auch für Musikinstrumente oder Liedtexte, die an den Wänden aufgehängt werden können.

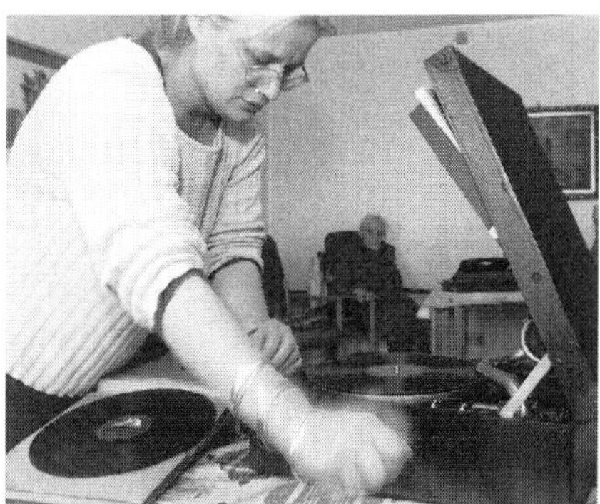

Abbildung 6: Koffergrammophon

[169] Vgl. Kap. 1.2, „Leben in der Geschichte".

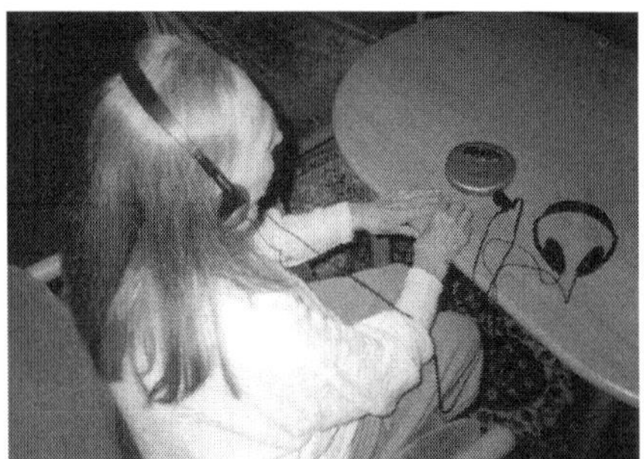

Abbildung 7: Kopfhörer mit Adapter für zwei Hörer

Uhren: Stand-, Wand- oder Kuckucksuhren erzeugen ein bürgerliches Ambiente. Ihr regelmäßig auftretendes akustisches Signal unterstützt die räumliche Orientierung und kann das Gefühl erzeugen, „in der Zeit“ und nicht „aus der Zeit herausgefallen“ zu sein.

Musikinstrumente: Neben Musikinstrumenten aus der Erfahrungswelt der Bewohner können in der Musiktherapie gebräuchliche Instrumente eine wertvolle Ergänzung der Raumgestaltung sein. Der hohe Aufforderungscharakter sowie die leichte Spielbarkeit von Trommeln, Rasseln o. Ä. laden zu Begegnung und Interaktionen ein. In dem von Funktionsgeräuschen dominierten akustischen Milieu stationärer Pflege machen ihre Klänge neugierig, wecken Interesse und steigern die Vigilanz.

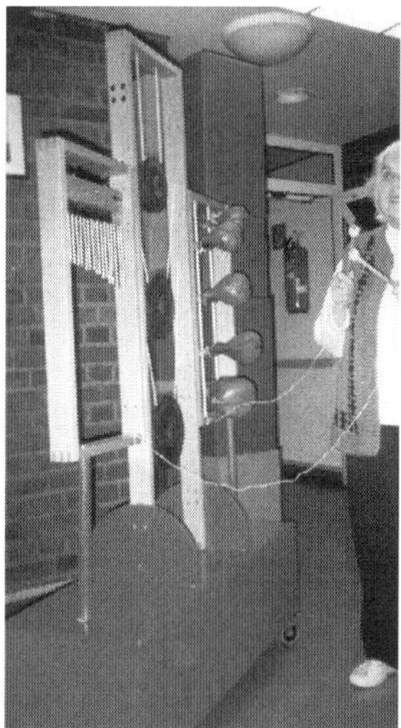

Abbildung 8: Klangwand

Störgeräusche: Ob ein Geräusch als störend empfunden wird oder nicht, ist subjektiv. Wir können allerdings davon ausgehen, dass in großen Institutionen allein durch die Tatsache, dass hier Wohnen und Arbeiten unter einem Dach stattfinden, viele Geräusche nicht der üblichen Auffassung von Wohnlichkeit entsprechen. Überprüft werden müssen somit alle Geräusche, die von medizinischem und technischem Gerät erzeugt werden. Beispielsweise haben einige Wechseldruckmatratzen unangenehm laute Motoren, andere nicht.

Raumakustik: Ein Problem auf Funktionalität ausgerichteter Räume in Pflegeeinrichtungen sind Hall und daraus folgende Schallinterferenzen. Das wirkt kühl und unwohnlich, da es mit glatten, kalten Oberflächen assoziiert wird. Die Verwendung von geräuschdämpfenden Stoffen (z. B. Teppichböden, isolierten Türen) können hier nur bedingt Abhilfe schaffen. Häufig wird unter brandschutztechnischer Begründung das Aufstellen von Polstermöbeln oder Aufhängen von Vorhängen verhindert. Selbst unter Experten wenig bekannt sind Sprays, die die Entflammbarkeit etwa von Textilien oder Papierdekorationen auf die gesetzlich vorgeschriebenen Werte reduzieren.

Man kann nicht nicht komponieren: Das Personalverhalten

Die Gestaltung des akustischen Milieus ist das Feld fortgesetzten Experimentierens. Vieles muss noch erprobt werden, um Menschen mit Demenz eine Klangwelt zu schaffen, die ihnen gut tut, anstatt ihnen zu schaden. Und selbst dann, wenn eine „stimmige Atmosphäre“ gefunden ist, müssen die Sinne wach bleiben für eventuell notwendige Anpassungen. Was heute gefällt, kann morgen unangenehm sein. Und: „Was dem einen sin Uhl, ist dem andern sin Nachtigall.“

> *Beispiel 89: Im Essraum einer Pflegestation hantieren nach jeder Mahlzeit Pflegerinnen mit Geschirr. Eine Heimbewohnerin reagiert auf das keramische Klappern aufgebracht und fordert lautstark Ruhe. Offenbar fühlt sie sich durch die Geräusche gestört. Eine andere Frau, die als besonders unruhig und ängstlich gilt, sitzt in diesem Moment ruhig am Tisch. Möglicherweise verbindet sie das Klappern mit der Anwesenheit von vertrauten Personen, in deren Nähe sie sich geborgen fühlt.*

Richten wir unser Augenmerk auf Klänge und Geräusche, so betrachten wir sie in Beziehung zu den Menschen, von denen sie ausgehen und die sie wahrnehmen. Die klingende Beziehungswelt der Pflegestation kann als Soundscape oder Klanglandschaft aufgefasst werden.[170] Das meint zunächst lediglich, eine besondere Form der Aufmerksamkeit zu entwickeln, die, ähnlich dem Hören von Musik, Beziehungen zwischen den wahrgenommenen Klängen herzustellen vermag.[171] Das kurze Innehalten im Arbeitsalltag, um einmal zu lauschen, was „da so alles miteinander klingt“, übt diese Form der Aufmerksamkeit. In dieser Weise wahrgenommen, spiegeln die Klänge das Geflecht menschlicher Aktionen und Reaktionen wider.

Im Bewusstsein von Soundscapes kann gewissermaßen die gesamte Welt als Klangkomposition verstanden werden. An dieser Komposition sind wir sowohl rezeptiv aufnehmend als auch aktiv mitgestaltend beteiligt. Wir sind

---

[170] *Soundscape* ist eine aus dem englischen Wort *landscape* hervorgehende Wortschöpfung des kanadischen Komponisten Raymond Murray Schafers (z. B. 1977), die meist mit *Klanglandschaft* übersetzt wird. Das Wort bezeichnet akustische Umgebungen und hat sowohl klangökologische als auch klangkünstlerische Implikationen.

[171] Zur Beziehung von akustischer Ökologie und Musiktherapie siehe Sonntag (2005).

Zuhörer, Komponisten und Mitspieler zugleich. Und das zu jeder Zeit und mit jeder Tätigkeit, die wir ausüben, auch mit jeder Untätigkeit. Selbst nämlich, wenn wir versuchen, uns als Beobachter vollends im Hintergrund zu halten, komponieren wir gewissermaßen Stille in die klangliche Umwelt hinein.

Dabei soll nicht der Eindruck entstehen, alles müsse in Watte gepackt und alle aggressiven, groben, lauten, plötzlichen Geräusche müssten angestrengt vermieden werden. Achtsamkeit im Hinblick auf das des akustische Milieu zu entwickeln bedeutet nicht, dass aus dem Alltag plötzlich eine Sinfonie mit wohlgesetzten Klängen werden muss. Eine Pflegestation als Komposition wahrzunehmen, erschöpft sich allerdings auch nicht in der Ästhetisierung von Alltagssituationen, sondern hat konkrete handlungsethische Konsequenzen.

Wie kompliziert es bisweilen sein kann, Institutionen auch in akustischer Hinsicht lebensfreundlich zu gestalten, soll abschließendes Beispiel zeigen:

Beispiel 90: Um möglichst wohnlich zu erscheinen, werden alle Räume eines neuen Pflegeheims für demente Menschen mit Teppichboden ausgestattet – auch der Speiseraum. Da sich in dieser Einrichtung die Bewohner so verhalten dürfen, wie sie wollen und können, zeigt sich wenige Wochen später folgendes Problem: Die reichlich zu Boden fallenden Nahrungsmittel machen es erforderlich, den Teppich, damit er nicht innerhalb weniger Wochen zu einem übel riechenden, klebrigen Belag verkommt, täglich mit einem Spezialgerät professionell und kostenintensiv zu reinigen. Eine Lärmbelastung sondergleichen. Die Kapitulation – nicht aus akustischen, sondern aus finanziellen Erwägungen – ein paar Wochen später: Der Teppichboden wird entfernt, PVC-Boden wird verlegt. Ein Kompromiss an Wohnlichkeit zugunsten der Alltagstauglichkeit – wie sich herausstellt, vor allem wegen der veränderten Raumakustik. Wo vorher der Schall wohltuend durch den Teppich „geschluckt" wurde, gleicht nun die Atmosphäre der einer Kantine. Da dieses Problem innenarchitektonisch kaum zu lösen ist, verabreden die Pflegenden, mit dem Geschirr leise zu hantieren, nicht zu rufen und die Türen behutsam zu schließen.

Bewusstes Wahrnehmen, spontanes Urteilen und flexibles Handeln in einer Situation des Miteinanders liegen diesen Gedanken zum akustischen Milieu stationärer Dementenbetreuung zugrunde. Dabei gilt es nicht, Regeln zu erfüllen, die infolge zunehmender Bürokratisierung und Reglementierung ohnehin zunehmend den Alltag aller Lebensräume bestimmen. Die aufmerksame Beobachtung von Reaktionen auf Sinnesreize – unserer eigenen und denen der Bewohner – sollte im Mittelpunkt stehen. Unreflektiertes Einsetzen und Geschehenlassen von Musik und Geräuschen fördert Isolation und Beziehungslosigkeit. Bewusste Hörwahrnehmung kann zur Grundlage zwischenmenschlicher Kontakte werden und hilft uns, situationsgerecht über die Komposition der Klänge einer Pflegestation zu entscheiden.

5 „Sie wünschen bitte?“: Versorgungskontexte und Zielrichtung musiktherapeutischer Angebote

Versorgungsformen	Geriatrie	Gerontopsychiatrie	Pflegeheim	Wohngemeinschaft	Häusliche Versorgung	Tagesstätte/ -klinik
Dauer	Kurze Phase	Kurze Phase	Bis zum Lebensende	Bis zum Lebensende	Möglichst bis zum Lebensende	Regelmäßig, wochenzeitig begrenzt
Anlass	Somatische Krise	Psychische Krise	Keine vollständige Selbstversorgung mehr	Keine vollständige Selbstversorgung mehr	Teilweise bis keine vollständige Selbstversorgung mehr	Teilhabe/ Anregung/ Behandlung
Perspektive des Patienten/ Bewohners	Übergang mit Ziel: „Nach Hause“	Übergang mit Ziel: „Nach Hause“	Endgültigkeit; der mir noch verbliebene Lebensraum	Endgültigkeit; der mir noch verbliebene Lebensraum	Zu Hause sein; Herr im eigenen Haus	Sozialkontakte; Abwechslung von häuslichem Alleinsein
Fokus des Dienstleisters	Dienstleister mit hochspezifischem Auftrag	Dienstleister mit hochspezifischem Auftrag	Von funktionaler bis ganzheitlicher Zuwendung/Versorgung	Von funktionaler bis ganzheitlicher Zuwendung/Versorgung	Gast sein; mit spezifischem Auftrag	Gastgeber sein; gezielte Aktivierung
Fokus der Musiktherapie	Krise entschärfen, in Normalität zurückführen	Krise entschärfen, in Normalität zurückführen	Alltag auflockern; Ressourcen hervorlocken; mögliche individuelle oder interaktionelle Krisen entschärfen	Alltag auflockern; Ressourcen hervorlocken; mögliche individuelle oder interaktionelle Krisen entschärfen	Gast sein; Menge der Kontaktpersonen erhöhen	Gastgeber sein; Kulturelles und soziales Erleben ermöglichen; gezielte Behandlung

Tabelle 9: Übersicht Versorgungsformen

Was für die Menschen mit Demenz gilt, soll auch für die Institution gelten: Jeder braucht etwas anderes. Wie in der Übersicht zusammengestellt, haben die verschiedenen Versorgungsformen unterschiedliche Aufenthaltsdauer der Nutzer und Anlässe der Nutzung, und daraus ergeben sich unterschiedliche Perspektiven der Nutzer, der Anbieter und damit auch der Musiktherapeuten.

Die umfangreichste Erfahrung der Musiktherapie stammt aus Versorgungsformen wie Pflegeheimen oder Wohngemeinschaften – also Formen langfristigen und kollektiven Wohnens. Der Großteil der theoretischen und praktischen Beschreibung musiktherapeutischer Methodik bezieht sich darauf. Manches Mal bleibt – leider – unklar, aus welchem Kontext die Erfahrungen stammen. Eine systematische Bearbeitung der Frage, inwieweit die Musiktherapie sich den Kontexten bewusst und spezifisch stellt, steht noch aus. So können an dieser Stelle nur grobe Hinweise gegeben werden, die vielleicht zur phantasievollen Reflexion der eigenen Arbeit im jeweiligen Kontext dienen.

Die Versorgungsformen für alte Menschen, wie wir sie im bundesdeutschen Gesundheitssystem finden, haben immer auch gesundheitspolitische – und damit ethische – Dimensionen, die wir in der Einleitung bereits kritisch reflektiert haben.[172] Im Folgenden wollen wir von dieser Ebene abstrahieren und die gegenwärtigen Strukturen auf ihre unterschiedlichen Dimensionen hin betrachten. Die Frage, wie lang der Aufenthalt in der Einrichtung sein wird, welchen Anlass es gab, die Einrichtung zu nutzen, die Erwartungen der Nutzer und die Fokusse der dort Tätigen bestimmen mit, welche Gestaltungsrichtung die Musiktherapie haben kann und soll.

Musiktherapie klinisch

Die *Geriatrie* und die *Gerontopsychiatrie* als *klinische Einrichtungen* teilen folgende Merkmale: Musiktherapeuten müssen sich auf kurzfristige Begegnungen, meist nur für einige Wochen, einstellen. Diese Begegnungen sind – im Idealfall – Teil einer expliziten Behandlungsplanung eines interdisziplinären

---

[172] Das deutsche Versorgungssystem leidet unter der Segmentierung der Versorgung (und damit einem ständigen Streit um Zuständigkeiten), die z. B. England nicht aufweist. Die inhaltliche Strukturierung in klinische, langzeitliche und häusliche Versorgung ist allerdings sehr ähnlich und hat für die Musiktherapie ähnliche Konsequenzen (Muthesius 2014).

Behandlungsteams. Zur Behandlungsplanung[173] und -durchführung gehören anamnestische und diagnostische Tätigkeiten ebenso wie eine gezielte, also sehr selektive Gruppenzusammenstellung oder auch Einzeltherapien, eine hohe Behandlungsfrequenz und ein dichter Informationsaustausch zwischen den beteiligten Berufsgruppen. Diagnostische Hinweise können beigetragen werden, also Rückschlüsse von musikalischem Verhalten auf die aktuelle psychische Befindlichkeit oder Störung und mit Vorsicht auch auf die Art der Erkrankung. Musikalische Bedürfnisse und Verhaltensweisen sagen zudem etwas über biografische Erfahrungen (die oftmals ohne den Zusammenhang mit Musik für die Patienten nicht verbalisierbar sind) aus, deren Kenntnisse für die Anamnese wichtig sein können. Anders als die vor allem diagnostisch und anamnestisch tätigen Psychologen und Mediziner können die Musiktherapeuten die entdeckten Ressourcen bei ihren Patienten gleich verstärken. Zudem benötigen sie dafür nicht die verbale Sprache, die ja aufgrund der Krise oder der Erkrankung häufig gestört ist. Für den Patienten direkt können diese Ressourcen in zwei Weisen genutzt werden: um von der Krankheit und Krise abzulenken, also in Symptomumgehung, oder um sich mit der Krankheit und der Krise auseinanderzusetzen.

Geriatrie und Gerontopsychiatrie unterscheiden sich aber auch. Von der *Geriatrie* wird Musiktherapie nur selten angefordert. Die scheinbar eindeutige Orientierung auf medizinisch-funktionale Probleme – der gebrochene Oberschenkelhals, der Schlaganfall, der einzustellende Diabetes – vermeidet leider oft die Wahrnehmung der psychischen Problematik der alten Krankenhauspatienten. Die (meist plötzliche) Erkrankung selbst, die Aufregung bei der Einlieferung in ein Krankenhaus sowie auch die medizinische oder pflegerische Behandlung tendieren zur Krisenhaftigkeit, die sich im Alter besonders häufig in Verwirrtheit bis hin zu deliranten Zuständen (z. B. von einer Narkose ausgelöst) ausdrückt. Das heißt, dass der Krankenhausaufenthalt selbst die Krise meist verstärkt.[174]

---

[173] Im Vergleich zu den vorangegangenen Ausführungen zum Problem der Therapieplanung speziell für Menschen mit Demenz (siehe Abschnitt „Therapie und Demenz“ in der Einleitung sowie Kap. 1.6 „Musiktherapeutische Konzepte“) ist hier eine übergeordnete Planung gemeint.

[174] Nach wie vor wird dieser Zustand aus dem Blickwinkel der Kliniker allzu oft als irreversibel interpretiert, und das führt zu unangemessen schneller Einleitung chronisch-sta-

Weitere heikle Verknüpfungen sind beispielsweise eine bestehende demenzielle Erkrankung mit einer körperlichen Krise. Geriatrisches Krankenhauspersonal (Personal von Allgemeinkrankenhäusern noch mehr) ist nach wie vor nur unzureichend auf Menschen mit Demenz eingerichtet.[175] Überdosierungen von Psychopharmaka, um der unruhigen Verwirrtheit entgegenzutreten, mangelnde Ernährung, weil die Einschätzung der Selbstversorgungsfähigkeiten misslingt, Einschränkung der Bewegungsfähigkeit wegen mangelnder Aktivierung oder gar Fixierungen sind übliche Fehler.[176] Einige Projekte, wie beispielsweise GISAD,[177] richten sich inzwischen ganz speziell auf Demenzpatienten ein und übernehmen Konzepte aus der Langzeitversorgung wie Milieutherapie, Biografiearbeit, Validation, räumlichen Orientierungshilfen oder auch Musiktherapie. Es galt lange Zeit als dysfunktional, eine Klinik mit gemütlicher, Vertrauen schaffender Atmosphäre auszustatten, weil man befürchtete, damit einer Verlängerung der Liegedauer Vorschub zu leisten („Sie wollen gar nicht mehr nach Hause“). Der Beginn des Umdenkens ist sehr zu begrüßen.

Haben Geriatrien einen Musiktherapeuten beauftragt, ist dies bereits ein Hinweis, dass sie die Psychodynamik ihrer Patienten im Blick haben. Die Musiktherapie kann helfen Krisen aufzufangen. In der Musik steckt das Potenzial, Identität zu stärken und die Wahrnehmung des Selbst zu verbessern, also aus dem verwirrten Zustand des „Wer bin ich und wo bin ich?“ herauszuführen, ohne dass dafür kognitive Fähigkeiten (die ja in den Krisen besonders gestört sind) benötigt werden. Musik hat darüber hinaus das Potenzial zu trösten, einzuhüllen, Angst zu lindern, Fremdheitsgefühle zu mildern und damit Entspannung und Erholung zu schaffen.

Die Musiktherapie hat hier allerdings auch mit Patienten zu tun, die musikalische Betätigung in ihrer Situation als völlig unangemessen einschätzen.

---

tionärer Versorgung. „Dieser Patient kann unmöglich nach Hause zurück.“ So lautet die häufige Fehleinschätzung.

[175] Siehe z. B. www.demenz-im-krankenhaus.de oder Tagungen und Projekte, die von den Alzheimer Gesellschaften veranstaltet wurden. Die Deutsche Alzheimer hat z. B. einen Informationsbogen herausgegeben, den Angehörige dem Krankenhaus übergeben können.

[176] Auch hier lautet die häufige Fehleinschätzung, dass der Patient unmöglich nach Hause zurück könne.

[177] „Geriatrisch-Internistische-Station für akut erkrankte Demenzpatienten“ (GISAD) im geriatrischen Zentrum der Universitätsklinik Heidelberg.

„Sagen Sie mir lieber, wie ich wieder laufen lerne oder sprechen lerne – für Musik habe ich jetzt keine Zeit“, so können Reaktionen lauten, die in der Regel von Patienten kommen, die keine demenziellen Symptome haben. Hat die Musiktherapie hier keine trainingsorientierten Methoden anzubieten, wie Melodische Intonationstherapie für Menschen mit Aphasie[178] oder rhythmisches Training mit Musik für Menschen mit Parkinson,[179] wird sie diese Patienten nicht so einfach gewinnen können.

Aufgrund der Ausrichtung der *Gerontopsychiatrien* auf psychodynamische Probleme werden Musiktherapeuten weit häufiger angefordert. Je nach Konzept des Behandlungsteams kann die Musiktherapie Schwerpunkte setzen. Sie sind – wie oben gesagt – zwischen zwei Polen angesiedelt: Musiktherapeutische Interventionen können darauf zielen, von der Krankheit und Krise abzulenken, also auf Symptomumgehung mit dem Ziel der Stabilisierung, oder auf die Auseinandersetzung mit der Krankheit und der Krise. Da außer der Musiktherapie kaum eine Disziplin so starke Möglichkeiten hat, Angstlinderung und Orientierung zu bewirken, kann sie so auch als Ausgleich zu den eher auf Krisenbearbeitung orientierten Angeboten der Psychologen, Sozialarbeiter oder Mediziner genutzt werden. Musiktherapie setzt manches Mal Konflikte leichter frei als gewünscht. Die meist eher kurze Verweildauer setzt einer tieferen Beziehungsarbeit, die für weitergehende Konfliktbearbeitung nötig wäre, aber auch bereits einer individuellen und flexiblen Kontaktanbahnung oft Grenzen. Nur wenn Behandlungsfrequenz und Umfang flexibel gehandhabt werden können, ist eine weitere Fokussierung der Konflikte sinnvoll.

Werden in der Gerontopsychiatrie Konzepte wie in der Langzeitversorgung genutzt (wie oben bei den neuen geriatrischen Versorgungsmodellen beschrieben), kann Musiktherapie auch hier mit offenen Settings und allen vorangehend diskutierten Interventionsmöglichkeiten arbeiten.

---

178 Wie sie in Deutschland z. B. als Bestandteil „SIPARI“ angeboten wird (Jungblut/ Aldridge 2004) oder spezifische Beiträge in Jochims (Hrsg.) (2005).

179 Zum Beispiel Thaut et al. (2001) oder spezifische Beiträge in Jochims (Hrsg.) (2005).

Musiktherapie in Orten lebensendlichen Wohnens

Die Nutzung von *Einrichtungen langfristigen, kollektiven Wohnens,* also *Pflegeheim und Wohngemeinschaft,* kann aus Krisen heraus geschehen (z. B. als Folge eines Krankenhausaufenthalts oder weil sich die Situation zu Hause zuspitzte) oder als Folge wohlüberlegter Entscheidungen. Letzteres schützt allerdings nicht unbedingt vor Eingewöhnungs-Krisen.

Das Krisenhafte an einer Entscheidung für langfristiges kollektives Wohnen nimmt insgesamt zu, das Krisenhafte in der Versorgungsqualität nicht minder – weshalb hier zunächst Worst-Case-Situationen geschildert werden. Die Zahl derer, die „wohl überlegt“ kommen, nimmt ab, denn das wachsende Angebot häuslicher Versorgung führt zu immer späteren Eintritten in eine Langzeitversorgung. Das hat erhöhten Pflegebedarf in den Institutionen zur Folge, der bei knapper gehaltenen Personalressourcen immer schlechter gedeckt werden kann. Die Zeit bis zum Sterben wird kürzer, die Fluktuation der Bewohner damit größer. Zudem steigt der Belegungsdruck, weil das Angebot an Pflegeplätzen – zumindest in einigen Regionen – die Nachfrage übersteigt. So werden neue Bewohnergruppen erschlossen, für die ein Altenpflegeheim eigentlich nicht gedacht ist, wie z. B. Wachkoma-Patienten oder Obdachlose. Neue Bewohner werden auf die Wohnbereiche nach Pflegeaufwand und freien Betten verteilt – nicht nach psychosozialer oder generationeller „Verträglichkeit“.

Dass Menschen hier *wohnen,* hier zu Hause sind, ist dann nur mit viel Phantasie vorstellbar. Aber nicht einmal für Phantasie ist hier Zeit, Versorgung wird zur Fließbandarbeit, individuelle Bedürfnisse der an so unterschiedlichen Krankheiten (Parkinson, MS, Apoplex, Aphasie, Schädel-Hirnverletzung, Korsakow, Lues, Alzheimer-Demenz, Psychosen, Rheuma, …) leidenden Menschen *können* nicht wahrgenommen oder *müssen* so weit wie möglich ignoriert werden. Die Wahrnehmung und Kommunikation der Bewohner untereinander bleibt ihnen selbst überlassen, obwohl oft gerade das ihr schwerwiegendstes Problem ist.

Ein Musiktherapeut leistet hier seelische Basisarbeit. Er ist dafür zuständig, Zeiten und Orte für Angstfreiheit, Vertrautheit und Begegnung und – wenn irgend möglich – Konflikt*armut* zu schaffen. Fremdheitsgefühle werden für Momente gelindert, seelische Orientierungshilfen gegeben, auf deren

Grundlage Selbst- und Fremdwahrnehmung wieder möglich wird. Kommunikation kommt in Gang und klingt – im wahrsten Sinne des Wortes – nach.

Beispiel 91: Eine Gruppe, deren Mitglieder sonst zwar gleichzeitig den ganzen Tag in einem Raum, aber zusammenhanglos, vereinsamt an ihren Tischen sitzen, sang neulich tatsächlich eine halbe Stunde lang ohne mich weiter. Ich habe mir damit den Vorwurf der gestressten Kollegen, die das Abendbrot reichen wollten, eingehandelt: Die Musiktherapeutin hat wieder nicht die Bewohner an ihren Platz zurückgesetzt.

Musiktherapeuten müssen in solchen Häusern äußerst flexibel reagieren, was die Gruppenzusammensetzung betrifft und damit auch die anvisierten Ziele dieser „Gruppe“ bzw. ihrer Mitglieder. Große Schwankungen im Gesundheitszustand der Bewohner, die auch eine Folge von mangelnder Fürsorge sind, Schwankungen in der personellen Besetzung, knappe räumliche Ressourcen – alles trägt dazu bei, dass in dem einzigen nutzbaren Tagesraum eines Wohnbereiches einmal fünf Menschen sitzen, einmal 15, einmal mit Angehörigen, einmal ohne oder mit Störungen durch konsiliarärztliche Visiten, die Fußpflege, den Friseur, pflegerische Verrichtungen …

Für fachlichen Austausch über die Bewohner hat die Pflege keine Zeit, die ärztlichen Kollegen, weil sie nur konsiliarisch tätig sind, noch weniger; Psychologen gibt es nicht; der Sozialarbeiter ist dafür nicht zuständig, der für die Beschäftigung zuständige Altenpfleger im Minutentakt unterwegs. Muss der Musiktherapeut dokumentieren, so kann er sich sicher sein, dass das von niemandem gelesen wird – höchstens mal vom MdK. Sucht er in den Akten nach Diagnosen oder biografischen Angaben, weil er ansonsten keinen Ansprechpartner dafür findet, wird er in solchen Häusern nur wenig Informationen finden. Ob die Bewohner in ihrem Zustand aufgrund ihrer Erkrankung oder aufgrund von Fehlmedikation so sind, wie sie sind – meist mit Überdosierung von Psychopharmaka „pflegeleichter“ gemacht –, auch dafür findet er keine Antworten. Mit ein bisschen Glück trifft man mal Angehörige, mit denen man ein Wort wechseln kann, weil auch sie Bedarf an Austausch haben. Oftmals sind in solchen Häusern aber übermäßig viele Bewohner, die gar keine Angehörigen haben oder deren Angehörige nicht auftauchen. Dieser Umstand reduziert noch einmal mehr eine empathische Qualitätskontrolle.

Gäbe es diesen Typ von Häusern nicht immer noch, bräuchte es auch Bücher wie *Im Netz der Pflegemafia* von Fussek/Schober (2008) nicht zu geben. Der Musiktherapeut steht dann – wie jeder andere Mitarbeiter – vor der Entscheidung, das Haus zu verlassen und seinen Auftrag zu verlieren oder vielleicht sogar das Haus anzuklagen oder im Interesse der Bewohner die mühsam aufgebauten Beziehungen „trotzdem“ zu halten.

Wie in der Einleitung eingeführt, kann die Musiktherapie in Pflegeheimen Funktionen vom Feigenblatt bis hin zur tatsächlichen Steigerung individueller Lebensqualitäten haben. In vielen Häusern gelingt es inzwischen zum Glück, mit dem Auftraggeber gemeinsam den Auftrag eindeutig im Sinne individuell zu gestaltender Kontakte zu den Bewohnern zu bestimmen. Dann können all die Möglichkeiten musiktherapeutischer Interventionen eröffnet werden, wie sie in den vorangegangenen Kapiteln behandelt wurden. Die Grenzen ergeben sich dann vor allem aus dem Umfang des Auftrags: Ist der Musiktherapeut nur an ein oder zwei Nachmittagen zu Gast oder hat er mit 20 oder mehr Wochenstunden einen Rahmen, der ihm – in dichter Kooperation mit den anderen Berufsgruppen – in alle Richtungen ausbaubare Gestaltung erlaubt.
Die Gestaltungsrichtungen, die in Gemeinsamkeit mit den anderen Berufsgruppen entwickelt werden sollten, können sein:

- Integrationshilfen für neue Bewohner
- individuelle Zuwendung bei schwierigen Phasen, in die ein Bewohner zusätzlich zu seiner Grunderkrankung gerät
- Suche nach besonderen Kontaktzugängen für sehr unruhige oder sehr apathische oder zurückgezogene Bewohner
- Kontakte und Beziehungen unter den Bewohnern stiften
- Gruppen- und Gruppierungsprozesse fördern
- „Abwechslung“ bieten
- Tagesstruktur mitgestalten.

Obgleich auch die Verweildauer in Pflegeheimen immer kürzer wird, sind die Begegnungen im Vergleich mit Patienten in Kliniken langfristiger Natur. Sie bieten die Chance, manchmal über Jahre die Entwicklung eines Bewohners zu begleiten. Kontaktanbahnung kann langsam, behutsam geschehen und steht nicht unter Erfolgsdruck. Konfliktbearbeitung kann gut austariert werden und erlaubt sogar Provokationen oder andere riskantere Interventionen – wenn sie denn von allen Mitarbeitern mitgetragen wird –, bei denen man nicht die Sorge haben muss, dass sie durch plötzliche Entlassung „Baustelle“ bleiben.

> *Beispiel 92: Frau Schweizer, eine sehr ausgeglichene bis lebenslustige Frau, zieht plötzlich eine Hülle der Kontaktabwehr um sich herum. Sie lässt sich nicht mehr anfassen, nicht mehr pflegen, wehrt sich mit Händen und Füßen – was zu Verletzungen der Pflegekräfte führt – und mit ihrer ganzen Seele. Sie sitzt am Fenster, schaut auf eine herrliche Berglandschaft, summt einen Kirchenchoral und lässt keinen Kontakt zu. Der Kunsttherapeut setzt sich entfernt von ihr hin, schaut aus dem Fenster, lebt sich ein, fühlt nach. Zwei Stunden. Jeden Tag. Vier Wochen lang. In den vier Wochen traut er sich langsam, ihr manchmal ein wenig näher zu rücken, auch mal den Choral mitzusummen, erhält auch mal ein Lächeln; dann wagt er eine Aufforderung zum Mitgehen in das Atelier. Sie tut es. Kehrt gleich wieder um. Sie tut es noch häufiger und länger, bis sie sich schließlich so weit wieder öffnet, dass Kontakte nicht mehr „gefährlich“ sind.*[180]

Therapeutische Sonderwege dieser Art verlangen nicht nur vom Therapeuten viel, sondern sind nur möglich, wenn das ganze Haus dahintersteht. Die Pflege muss akzeptieren können, dass ein therapeutischer Kontakt darin bestehen kann, tatsächlich vier Wochen lang „nichts“ zu tun – mit dem Risiko, dass es kein befriedigendes Ende gibt; der Therapeut hat es diesbezüglich nicht einfacher und er muss zudem seinen Tages- und Wochenplan flexibel gestalten können und wollen.

Bessere Pflegeheime strukturieren ihre Einrichtung bewusst und gezielt nach der Dimension der integrierten oder der segregierten Versorgung von Menschen mit Demenz. Für besondere, in der Regel segregierende Versorgungskonzepte von Menschen mit Demenz kann das Heim Sondervergütung[181] erreichen. Vieles spricht dafür, Menschen mit Demenz einen besonderen Schutzraum zu gewähren ebenso wie nicht-dementen Bewohner nicht allzu viel Toleranz abzunötigen. Segregative Versorgung bringt für musiktherapeutische Aktivität also bereits eine Selektion mit sich. Gruppen, in denen

---

[180] Vortrag Michael Ganß, 5. Symposion KunstTherapie, Stuttgart, November 2008.

[181] Sondervergütung vonseiten des Landes, der Kassen und auch der Nutzer.

sich eben nicht Menschen mit den unterschiedlichsten Krankheitsbildern auseinandersetzen müssen, haben durchaus Vorteile. Allerdings bieten oft die interindividuellen Unterschiede von Menschen mit Demenz (bzw. auch die unterschiedliche Erkrankungsphasen) bereits genügend psychodynamischen Zündstoff. Integrative Versorgung kann nur dann gelingen, wenn die Pflege in der Lage ist, Konflikte zu handhaben und exemplarisch Toleranz vorzuleben.

> *Beispiel 93: In einem Heim mit integrativer Versorgung erlebe ich eine erstaunliche Hilfsbereitschaft und Akzeptanz aller Bewohner. Die Atmosphäre ist äußerst lebendig, durchaus mit Streit und Stress, aber in der Grundstimmung immer positiv vital. Dafür sorgen die Pflegekräfte, die mit äußerstem Geschick in der Lage sind, die Ressourcen ihrer Bewohner einzuschätzen, zu fördern und wo immer möglich zur gegenseitigen Unterstützung zu nutzen. Die Musik(therapie)gruppen beginne ich ebenso integrativ. Es dauert keine drei Wochen, da gibt es Beschwerden. Beim Musikmachen sollen die Menschen mit Demenz nicht stören – so fordern die nicht-dementen Bewohner. Also machen wir in einem integrativ geführten Haus segregative Musikgruppen: die Gruppe „Singen" und die Gruppe „Potpourri".*

Die Entscheidung für eine *Wohngemeinschaft für Menschen mit Demenz*[182] hat für die Angehörigen oder andere Vertreter der Bewohner zur Folge, sowohl mehr Mitbestimmungsrechte als auch mehr Mitgestaltungspflichten zu haben. Eine Wohngemeinschaft zählt zur ambulanten Versorgung, wenn die Trennung zwischen Wohnungsvermieter und Pflegeanbieter gegeben ist.[183] Hat die Pflege nicht die Qualität, die man sich als Bewohner wünscht, kann dem Pflegeanbieter gekündigt werden.[184] Diese Regelung verschafft dem Bewohner sehr viel mehr Rechte. Er ist tatsächlich Mieter in seiner eigenen Wohnung,

---

[182] Im Land Berlin existieren inzwischen ca. 250 WGs; andere Länder beginnen, die ersten aufzubauen. Zur Finanzierungsmöglichkeiten von Musiktherapie in Wohngemeinschaften siehe Muthesius (2007) bzw. Sauer/Wißmann (2007).

[183] Wohngruppen oder Wohngemeinschaften innerhalb von Pflegeheimen fallen also nicht darunter.

[184] Wenngleich die Hürde groß ist, weil ein Wechsel neben der Abstimmung der Angehörigen viele andere Probleme wie vor allem personelle Diskontinuitäten mit sich bringt, ist dies tatsächlich schon geschehen.

in der ihm auch ein Mitarbeiter vom Pflegedienst nichts verbieten darf (z. B. einfach an den Kühlschrank zu gehen und ein Glas Marmelade zu naschen, auch bei Diabetes …). Dies impliziert zudem, dass Angehörige oder Betreuer mitverantwortlich sind für die Pflegequalität.

Der Bewohner bzw. Mieter muss sich, im Vergleich mit einem Pflegeheim, nur an fünf bis sieben neue Mitbewohner gewöhnen, hat überschaubare Räumlichkeiten – sie sind meist gemütlicher, vertrauter, wenn es den Angehörigen gelingt, mit persönlichen Möbeln und anderen Gegenständen das eigene Zimmer zu gestalten. Die Beziehungen zu den Pflegekräften sind verlässlicher, da die Anzahl der potenziell einsetzbaren Mitarbeiter kleiner ist als in einem großen Heim. Es ist eine kleine Familie.

Aber es ist auch keine gewachsene Familie und die Passung der Mieter ist heikel in dem Sinne, dass keiner sich wirklich zurückziehen kann. Eine Wahl, ob ich bei einer Gruppe oder Gruppierung dabei sein möchte oder nicht – wie ich es in einem größeren Heim potenziell habe – gibt es hier nicht.

Beispiel 94: Frau Ebert[185] war Krankenschwester. Sie beeindruckt mich tief damit, dass sie so herzlich über ihre eigenen Unzulänglichkeiten lachen kann. Sie freut sich darüber, dass in ihrer „leeren Birne“ doch noch ganz schön viele Lieder zu finden sind und dass sie noch wunderbar Tango tanzen kann. Die anderen haben immer etwas zu meckern an ihr: Dauernd erzählt sie so liebevoll von ihren drei Töchtern, obwohl alle drei sich seit Jahren nicht blicken lassen; sie putzt ihre Brille falsch; sie schleppt dauernd ihre alten Fotos an (sie ist die Einzige, die noch welche hat).
Frau Pilz hatte immer schwere körperliche Arbeit, bei der Bahn, im Straßenbau. Sie beeindruckt mich durch ihre stolze und widerständische Art. Keine Spur von Opportunismus. Sie liebt die – selten gewordenen – alten Balladen, die sie von ihrem Vater gelernt hat, und melancholische Operettenlieder. Die anderen haben immer etwas zu meckern an ihr: dass sie alles immer falsch versteht (weil sie schlecht hört), dass sie nicht alleine aufs WC gehen kann, ohne dass es in der ganzen WG stinkt.
Frau Schröder war ebenfalls im Gleisbau tätig, und zwar unter Tage, dann Straßenbahnschaffnerin. Auch sie ist sehr widerständisch. „Ich

[185] Die Namen aller Personen in den Fallbeispielen dieses Kapitels sind frei erfunden, vgl. Beginn der Einleitung.

lasse mir die Butter nicht vom Brot nehmen!", sagt sie oft. Ich bewundere ihre Konsequenz, mit der sie ihre Interessen durchsetzt, z. B. dass sie rauchen darf. Sie singt nicht, hört aber gern zu und beteiligt sich am Gespräch, wenn es gilt, die Interessen Schwächerer zu verteidigen. Die anderen haben immer etwas zu meckern an ihr: Sie raucht zu viel, geht nie mit raus, lacht nicht, zieht sich zurück.

Frau Fröhlich. Sie war Schneiderin. Sie macht ihrem Namen alle Ehre. Sie ist emotional sehr beweglich. Lacht viel, weint viel, singt gern und hat den angenehmen frechen Humor der Berliner. Ich bewundere ebendies, und die anderen – sie haben tatsächlich nichts an ihr zu meckern. Vielleicht liegt das daran, dass sie körperlich sehr hilfsbedürftig ist und ihr keiner die Zuwendung neidet.
Frau Abs[186] hat einen immer wachen, scharfen Geist, hat ein sehr gutes musikalisches Gehör und kann sämtliche Liedtexte bis ins Detail. Das bewundere ich an ihr. Die anderen trauen sich nicht, über sie zu meckern, denn Frau Abs meckert besser als alle anderen. Sie kann zutiefst verletzend sein. Und sie ist es immer dann besonders, wenn sie merkt, dass die Stimmung ausgelassen und fröhlich wird. Dazu gibt es aus ihrer Sicht keine vernünftigen Gründe.
Dann gibt es noch Frau Fritsch,[187] Lehrerin, die sich nicht aus ihrem Zimmer begibt, weil die anderen Mieterinnen „unter ihrem Niveau" sind.
Und es gibt noch Herrn Schimmel, der früher Geige spielte und uns – oder besser mich – manchmal mit seinem Mundharmonikaspiel erfreut. Er ist sehr alt, schläft den größten Teil des Tages und wird von den „Weibern" nur müde belächelt.
Die Atmosphäre ist selbst im Normalzustand mehr als heikel. Eine ganze Reihe von Alltagsbetreuerinnen ist daran gescheitert und hat den Ort verlassen. Auch das Musikmachen ist heikel. Wer seine Mitbewohner/-innen alle nicht leiden kann, will mit ihnen auch nicht singen, tanzen oder auf andere Arten genießen. Weihnachtsfeier? Eine Katastrophe. Habe ich endlich das richtige Lied gefunden, das durch die Schwerhörigkeit von Frau Pilz durchdringt, dann singt sie leidenschaftlich – und ziemlich schief –

[186] Vgl. Kap. 1.5, „Phase der beginnenden Demenz" Beispiel 46.
[187] Vgl. Kap. 1.2, „Das Leben in Milieu, Beruf, Status und Religion" Beispiel 22.

mit. Das provoziert hämische Bemerkungen von Frau Abs. Solche hämischen Bemerkungen hindern Frau Ebert nachhaltig, ihrer Leidenschaft Tango nachzugehen. Herr Schimmel spielt auf der Mundharmonika gern mal „Hänschen klein“ und wird dafür von der gesamten Gruppe ausgelacht. Mit viel Geschick gelingt es manchmal, einen gemeinsamen Nenner zu finden: Berliner Lieder. Damit können wir uns eine Weile relativ lustvoll aufhalten. Und plötzlich merken alle, dass sie sich für fünf Minuten gemeinsam amüsiert haben. Darüber erschrecken sie und entfachen die bissigen Kämpfe umso stärker.
Mit Musik scheinen die Kämpfe noch schneller zu eskalieren. Eine interessante Variante der Gegenindikation. Ich gebe die Arbeit dort auf. Ich gebe sie auch auf, weil eine Bearbeitung der Konflikte von der Pflege nicht unterstützt werden kann. Sie ist überfordert. Auch dadurch, dass ihre Pflegedienstleitung am Personal spart. In der Nachmittagsschicht muss einer allein mit acht Bewohner/-innen arbeiten, manchmal sogar auch vormittags.[188]

In einem so engen Zusammenleben gibt es immer Konflikte. Die sozialen und psychodynamischen Fähigkeiten der Pflege müssen sehr hoch sein. Viele Pflegekräfte steigen wieder aus, weil es auch für sie keine Rückzugs- oder Ausweichmöglichkeiten gibt. Die übrigbleibenden sind oft wahre Künstler ihres Fachs. Für die quantitative personelle Besetzung gibt es Empfehlungen.[189] Die Quantität bestimmt in einem so kleinen Gebilde die Qualität noch stärker mit. Schlecht geführte Wohngemeinschaften können schlimmer sein als ein gut geführtes Heim.

Musiktherapeutische Angebote für (gute) Wohngemeinschaften charakterisieren sich in folgender Weise: Die Musiktherapie ist immer ausschließlich Gast (noch mehr als die Pflege), weil sie über ein oder zwei Einsätze pro Woche hinaus nicht am Gesamtgeschehen teilnehmen kann. Sie ist tendenziell aber ein gern gesehener Gast, denn sie erhöht allein schon die Menge der Sozialkontakte, die in einer WG relativ viel kleiner sind als in einem Pflegeheim, manchmal so klein, dass allen „die Decke auf den Kopf fällt“.

[188] Um den Ausgang der Geschichte abgewandelt aus: Muthesius (2007).

[189] Empfehlungen bzw. Qualitätskriterien siehe z. B. Selbstbestimmtes Wohnen im Alter e. V., www.swa-berlin.de.

Dies ist dann auch in der Regel die deutlichste Gestaltungsrichtung musiktherapeutischer Angebote: sich aus dem familialen Alltag herausmusizieren, in Schwung oder Schwingung bringen lassen. Zu diesem Alltag gehören, wie gesagt, auch Konflikte, die sich vielleicht zeitweise „wegsingen" lassen, die sich aber vielleicht auch besser musikalisch bearbeiten lassen als beim gemeinsamen Kartoffelschälen.

Bezüglich des Settings bedeutet das Punktuelle der musiktherapeutischen Besuche nicht unbedingt nur Gruppenarbeit. Auch hier wohnen Menschen, die sich an der Gruppe weniger beteiligen können oder wollen, vielleicht bettlägerig sind, eine aktuelle Krise haben, einen exklusiven Besuch brauchen oder schätzen oder sich freuen, wenn sie Besuch von ihren Mitbewohnern im Zimmer erhalten oder …

> *Beispiel 95: Frau Rollka ist polnischer Abstammung; sie fühlt sich ausschließlich unverstanden und ist in ihrer Grundstimmung unzufrieden bis verzweifelt. Sie verbleibt am liebsten im Bett; pflegerische Annäherung, aber auch Alleinsein beantwortet sie mit starken Hilfeschreien, die die Wohnung durchdringen und die anderen Mitbewohnerinnen beunruhigen („Hilft denn hier keiner?" oder „Was wird ihr angetan?"). Ich habe für sie ein polnisches Lied gelernt. „Kuckuecka kuckuck"; sie akzeptiert es kurz als eine ihr Vertrauen schaffende Zuwendung. Ein Woche später erzähle ich der Gruppe, dass ich Frau Rollka das Lied noch einmal vorsingen möchte. Sie sind interessiert und möchten es hören. Sie singen bald begeistert den schwungvollen Refrain mit. Dann gehen wir gemeinsam in das Zimmer von Frau Rollka, singen es ihr gemeinsam vor. Sie ist ganz gerührt. Eine Mitbewohnerin streichelt ihr die Wangen. Wir singen noch mal. Beim Abschied winkt uns Frau Rollka hinterher. Da sind wir alle ganz gerührt.*

Der Ort, an dem die Musiktherapie aber im Allgemeinen stattfindet, ist der gemeinsame Wohnraum, der meist als Wohnzimmer mit integrierter Küche gestaltet ist. Dieser Raum dient auch in der Regel gleichzeitig als zentraler Ort der Pflege zur Organisation der gesamten Pflegetätigkeit, ist also Dienstzimmer (mit Telefon), Personalaufenthaltsraum,[190] Besucherraum, Durchgangszimmer, … Hier gilt mehr als in anderen Zusammenhängen, dass Musiktherapie eine akustische Komposition mit vielen Mitspielern ist (siehe Kap. 4.5). Das ist oft interessant und inspirierend, kann aber auch – je nach Sensibilität der Pflegenden – sehr anstrengend und auch dekonstruktiv sein. Vor allem, wenn die Bewohnerinnen überwiegend schwerstkrank sind und der Musiktherapeut eigentlich eine extrem konzentrierte und fokussierte Atmosphäre herstellen müsste, um Kontaktwege zu finden. Modus 0, wie in Kapitel 3 beschrieben, ist nahezu ausgeschlossen. In Wohnungen, in denen die Zimmer genügend groß sind, kann man in diesem Falle u. U. auch darauf ausweichen.

Musiktherapie zu Hause

Musiktherapeutische Erfahrungen in der *individuellen Häuslichkeit* sind nach wie vor gering, was in erster Linie an finanziellen Ressourcen liegt. Als Forschungs- oder Modellprojekte konnten Erfahrungen gesammelt werden (Muthesius 2011a, Deutsche Gesellschaft für Musiktherapie 2005, Auch-Johannes/Weymann 2015). Charakteristisch ist hier das Setting, das sich auf Einzeltherapie beschränkt, es sei denn, der Nachbar, ein Angehöriger, eine Pflegekraft oder andere sind mehr oder weniger zufällig anwesend. Auch gibt es keine zeitliche Flexibilität in dem Sinne, dass der Musiktherapeut in einer Stunde noch einmal wiederkommen kann, wenn es in der angesetzten Zeit gerade nicht passt. Der Musiktherapeut ist Gast und kann sich bei Bedarf viel weniger unauffällig zurückziehen als in einer Einrichtung kollektiven Wohnens. Der Patient ist Gastgeber und kann sich ebenfalls nicht zurückziehen. Diese Gastgeberrolle ist für manche Menschen sehr anstrengend. Andere Menschen hingegen gehen in dieser Rolle auf, möchten dem Gast Kaffee servieren oder haben großen Gefallen daran, dass ihnen ein „Ständchen“ gebracht wird.

Bei einem Hausbesuch betritt der Musiktherapeut mehr Privatsphäre als bei dem Eintritt in ein Zimmer im Pflegeheim. Die Rollenkombination von Gast und Helfer ist sehr komplex. Nicht weniger komplex ist allerdings die Rolle des Gastgebers – der Herr im Hause bzw. die Frau des Hauses – und gleichzeitig hilfebedürftig ist.

---

[190] Es gibt in Wohngemeinschaften keinen gesonderten Raum für diese Tätigkeiten, da die Pflege hier keinen „Arbeitsplatz“ hat, sondern Gast in einer Wohnung ist.

Eine besondere Qualität eines Hausbesuchs liegt darin, den Menschen in seiner von ihm lebenslang gestalteten materiellen Umwelt zu erleben. Im Vergleich dazu weist ein Besuch eines Menschen in seinem standardisierten Zimmer eines Pflegeheims, in dem vielleicht nicht mehr als ein altes Foto vom verstorbenen Ehegatten auf dem Nachtisch steht, eine Art „biografische Nacktheit“ auf. Dieses Entkleidet-Sein von Material (oder Materie), das immer biografisches Material ist, nötigt Betreuern in Pflegeheimen ein Mehr an biografischer Arbeit ab und erleichtert in der häuslichen Arbeit den Zugang zu den Lebenserfahrungen des Patienten erheblich.

Musiktherapie ambulant[191]

Der Besuch einer *Tagesstätte* kann für den Besucher selbst aus den unterschiedlichsten Motiven erfolgen.

> *Beispiel 96: Frau Span, von Töchtern und Pflegedienst umsorgt, aber dennoch viel allein, macht ausgedehnte Spaziergänge und kauft liebend gern ein. Aus Sorge, dass sie über ihre Verhältnisse einkauft und vielleicht nicht wieder zurückfindet, werden zwei Nachmittage in der Tagesstätte organisiert. Als ehrenamtliche Betreuerin hat sie früher für die Arbeiterwohlfahrt selbst solche Angebote mitgestaltet. Ihre Motivation für den Besuch der Tagesstätte ist: Sie kann dort den Mitarbeitern unter die Arme greifen und wird gebraucht.*

Das Angebot einer Tagesstätte soll soziale Kontakte ermöglichen, zeitliche Strukturierung der Woche erlebbar werden lassen, Orientierung und Einbindung bieten und damit den Verbleib in der eigenen Häuslichkeit stützen. Entsprechend werden alltagspraktische Tätigkeiten inklusive außerhäuslicher Besorgungen geübt, Angebote der Freizeitgestaltung gemacht, Gemeinschaftserleben ermöglicht. Die Mitarbeiter der Tagesstätten sind auf eine breite Palette von Aktivierung ausgerichtet. Entsprechend wird von der Musiktherapie über dieses Spektrum hinaus Außergewöhnlichkeit erwartet bzw. es

[191] Der Begriff „ambulant“ wird doppeldeutig benutzt: Ist der Patient ambulant, geht er meist tagsüber zur Behandlung und danach wieder nach Hause. Aber auch der Therapeut kann ambulant sein: Er reist von Ort zu Ort (vgl. Keller/Klären 2011).

herrschen oftmals klare Zielvorstellungen zum Einsatz von Musik vor. Auf der Website www.lafim.de zur gerontopsychiatrischen Tagesstätte „Abendsonne“ wird „gemeinsames Singen als Kommunikationsmittel, Einsatz von Musikinstrumenten im gesamten Tagesablauf“ angegeben. Auf der Website www.alzheimerforum.de ist einem Praktikumsbericht zu entnehmen, dass man auf melancholische Musik verzichten solle, um mit herzhaften Liedern positive Stimmung zu aktivieren.

Die Besucher sind häufig sehr heterogen in Milieu, Alter (also Generation), Art der Erkrankung und Motivation des Tagesstättenbesuchs. Sie kommen darüber hinaus nicht alle täglich, sondern je nach Bedarf an einem bis fünf Tagen pro Woche. Sie fühlen sich nicht als eine Gruppe, obwohl sie immerhin mindestens einmal pro Woche auf die gleichen Mitbesucher treffen.

Die Musiktherapie, die den Besuchern in der Regel als Gruppe begegnet (einzeltherapeutische Kontakte kommen quasi nicht vor), hat sehr viel mehr Integrationsarbeit zu leisten. Da sitzt beispielsweise ein 60-jähriger, leicht psychotischer „junger“ Mann, der allein und sehr einsam zu Hause lebt, neben einer 90-jährigen Dame mit leichter vaskulärer Demenz, deren pflegende Kinder mal einen Tag ohne Mutter zubringen wollen – also zwei Generationen mit sehr unterschiedlichen häuslichen Bedingungen. Gemeinsame Interessen gibt es per se nicht. Jeder von ihnen bringt ganz andere Bedürfnisse und Konflikte mit; sich füreinander zu interessieren ist nicht einfach – und nicht zwingend. Konflikte, die im Tagesablauf entstehen, brauchen nicht unbedingt bearbeitet zu werden. Man kann ja abends wieder in die häusliche Ruhe zurückkehren.

Tagesstätten haben oftmals eine Größe, die es schwer macht, eine angemessene Gruppengröße für das Musizieren zu finden. Bei 18 Plätzen werden die Besucher meist in zwei Gruppen aufgeteilt. Diese Gruppengröße ist für das Musizieren dann ganz angemessen. Hat die Tagesstätte zwölf Plätze, wird gemeinsames Musizieren schwierig; die Gruppe zu trennen ist meist aus räumlichen Gründen nicht möglich.

6 Sich selbst nicht aus den Augen verlieren: Zur professionellen Selbstpflege

Die Aufgabe, Menschen in ihrer Demenz zu begleiten, steckt voller Überraschungen. Sie birgt reiche Schätze an herzlichen Begegnungen, menschlicher Wärme, an Situationskomik und existenzieller Tragik. Wer sich darauf einlassen kann, dem bieten sich ungeahnte Lern- und Entwicklungsmöglichkeiten auf seinem persönlichen Weg. Jedoch ist das nur die eine Seite der Medaille. Menschen mit Demenz auf ihren Wegen hilfreich zu unterstützen, fordert den Begleitenden auch eine Menge ab. Jeden Tag, jede Stunde, jeden Moment müssen potenzielle Konfliktsituationen vorausgeahnt, entstandene umschifft oder abgefedert werden. Es gehört eine gute Portion Einfühlungsvermögen dazu, spüren zu können, in welchen Situationen man am besten welche Anforderungen an den erkrankten Menschen stellt, damit diese auch ihren Weg in die Umsetzung finden. Persönliche Zurückweisung muss verarbeitet werden und das eigene kreative Potenzial im Umgang mit den demenzerkrankten Personen muss idealerweise ständig „quellfrisch" zur Verfügung stehen. Es ist eine große Herausforderung, der Tragik des Alltags in der Begleitung von Menschen mit Demenz standzuhalten und den Betroffenen verständnisvoll, gerne auch mal humorvoll zu begegnen. Eine Herausforderung, die gesellschaftlich in ihrem gesamten Ausmaß weder erkannt noch angemessen beachtet, entlohnt oder gewürdigt wird.

Es gehört zum professionellen Selbstverständnis eines Musiktherapeuten, sich dieser Tatsachen bewusst zu sein und den entsprechenden Konsequenzen und Erfordernissen angemessen zu begegnen. Damit ist gemeint, dass er nicht erst im Rahmen einer krisenhaften beruflichen Situation das Werkzeug der Reflexion in Gebrauch nimmt, sondern alltagsbegleitend immer wieder Problemfelder und Störquellen zu identifizieren lernt, einen konstruktiven Umgang damit erarbeitet und seine Arbeitsmotivation und -fähigkeit damit auf Dauer aufrechterhält. So treibt er nicht nur seine kontinuierliche berufliche Weiterentwicklung voran, sondern leistet insbesondere auch einen erheblichen Beitrag zur Qualitätssicherung seiner Arbeit.

Die wenigsten Menschen in helfenden Berufen, so auch die wenigsten Musiktherapeuten, sind davor gefeit, dass sie phasenweise in ein Ungleichgewicht zwischen Fremd- und Selbstpflege geraten. Während Fremdpflege hier das gewissenhafte Sorgen für die Menschen mit Demenz meint, verstehen wir unter Selbstpflege eine gute Kräftedosierung bei der Arbeit, eine gesunde Nähe-Distanz-Regulierung, ein angemessenes Maß an Reflexion über das eigene Tun sowie die gezielte Kultivierung individueller Methoden, um sich selbst wieder zu regenerieren. Besteht über längere Zeit ein Ungleichgewicht, sei es dadurch, dass es durch ungünstige Arbeitsbedingungen besonders verstärkt wird, ihm nicht entgegengewirkt wird oder es einfach unerkannt bleibt, so rührt daraus zwangsläufig ein Verlust der Arbeitsmotivation. Zunächst vielleicht nur wahrgenommen als sich häufendes Unlustgefühl, als ein Überhandnehmen der Empfindung von Belastung, kann sich ein solch unbeachtetes Ungleichgewicht auswachsen zu einer regelrechten emotionalen Erschöpfung, einer zynisch abwertenden Haltung gegenüber den Hilfesuchenden sowie dem subjektiven Eindruck, den beruflichen Aufgaben nicht mehr gewachsen zu sein: dem Burnout-Syndrom.

Eine der wenigen wissenschaftlichen Studien im deutschsprachigen Raum zu diesem Thema (Glomb 2007) beschreibt typische berufsspezifische Belastungen bei Musiktherapeuten. Beispielsweise sei die Zusammenarbeit mit fachfremden Kollegen häufig dadurch erschwert, dass diese falsche Vorstellungen von Musiktherapie mitbrächten. Auch sozialrechtliche Rahmenbedingungen wie die noch fehlende kassenrechtliche Anerkennung von Musiktherapie in Deutschland wirken sich belastend auf Angehörige dieser Berufsgruppe aus.

Um den Erhalt eines berufliche Gleichgewichts zwischen der Sorge um andere und der Sorge um sich selbst zu fördern, wollen wir uns zunächst ein paar potenziellen Problemfeldern in der Arbeit mit demenzerkrankten Menschen zuwenden, dann mögliche kompensatorische Maßnahmen erörtern und schließlich Anregungen dazu liefern, welche notwendigen Charakteristika ein Musiktherapeut für die Arbeit mit dieser Klientel mitbringen sollte.

Von unvermeidbar bis unnötig: Konfliktherde im Arbeitsalltag

Im Beziehungsdreieck *Institution – Mensch mit Demenz – Musiktherapeut* lassen sich die Störquellen aus Therapeutenperspektive entweder im institutionellen Gefüge, im Zusammenhang mit der zu betreuenden Klientel oder in der eigenen Haltung verorten. Manche Unruhe stiftende Bedingungen begleiten den Alltag permanent, manche kehren auch nur in regelmäßigen Abständen wie „gute alte Freunde" wieder. Einige davon sind unabänderlich und systemimmanent, andere hingegen sind vermeidbar und völlig überflüssig.

Ob ein Musiktherapeut als fest angestellte Kraft in einer Seniorenpflegeeinrichtung arbeitet oder diese als externe Fachkraft stundenweise aufsucht, beeinflusst maßgeblich dessen Integration in die institutionellen Zusammenhänge. Ob sich jemand einem bestimmten Pflegebereichsteam zugehörig fühlt oder von außen nur phasenweise daran andockt, bringt jeweils spezifische Vor- und Nachteile mit sich. In dem selteneren Fall eines Angestelltenverhältnisses hat ein Musiktherapeut unbegrenzt Gelegenheit, der Betreuung der Menschen mit Demenz seine charakteristische Fachkompetenz zufließen zu lassen, und zwar nicht nur in genau abgemessenen Zeitfenstern und Gesprächen zwischen Tür und Angel, sondern auch in niedrigschwelligen Alltagskontakten mit den erkrankten Menschen oder im offiziellen und inoffiziellen Austausch mit dem übrigen Fachpersonal. Selbstverständlich führt er auch bewohnerferne therapeutische Tätigkeiten (Dokumentation, Angehörigengespräche, Wartung der Instrumente etc.) innerhalb seiner Arbeitszeiten vor Ort durch.

Er schöpft aus einem großen Informationspool über die zu Betreuenden aufgrund des unbeschränkten Zugangs zu Daten und Akten, durch regelmäßige Besprechungen und durch seine kontinuierliche Präsenz im Lebensumfeld der Menschen mit Demenz, welche ihm viele Möglichkeiten der Beobachtung bietet. Außerdem ist er unmittelbar in die Dynamik des Betreuungsteams involviert und kann diese Einflussgröße auf die zu Betreuenden damit treffsicher einschätzen. Von Nachteil ist dabei jedoch sicherlich eine gewisse perspektivische Befangenheit, welche sich durch die enge Verflochtenheit in ein Team unweigerlich auch über den Musiktherapeuten ausbreitet. Möglicherweise werden die alltäglichen Erfordernisse der Betreuung auch seine musiktherapeutische Kerntätigkeit verwässern. Dadurch mag er sein berufliches Selbstverständnis häufigen Angriffen ausgesetzt sehen. Diese Problematik ist gebannt, kommt ein Musiktherapeut als externe Fachkraft nur stundenweise in die Einrichtung. Diesen Status hat der Großteil der aktuell in diesem Arbeitsfeld beschäftigten Musiktherapeuten inne. Seine Tätigkeiten werden sich viel mehr auf bewohnernahe Musiktherapieangebote beschränken. Andere angrenzende Verrichtungen in der Betreuung wie z. B. Transporte zum und weg vom Therapiegeschehen oder das Anreichen von Nahrung werden von ihm seltener durchgeführt. Als Externer muss er nicht einen beträchtlichen Teil seiner Arbeitskraft im „Reibungsverlust“ für allfällige Absprachen und Konfliktklärungen im Team aufwenden. Aber natürlich gereicht ihm all das zum Nachteil, was der fest angestellte Therapeut an genannten günstigen Bedingungen vorfindet. Neben den ohnehin raren Zeitfenstern für den Austausch mit Kollegen wird dieser auch noch durch strukturelle Bedingungen wie Schichtdienste erschwert. So kann es vorkommen, dass der Musiktherapeut die Bezugspflegerin oder eine Angehörige eines bestimmten Bewohners wochenlang einfach deswegen nicht antrifft, da diese just nie zu dem Zeitpunkt im Dienst ist, wenn er in die Einrichtung kommt. Mit den eigenen Zeitressourcen insgesamt effizient umzugehen wird dem Musiktherapeuten außerdem mehr Anstrengungen abfordern als dem fest angestellten Kollegen, denn zur Bewältigung unvorhergesehener Störungen, Kontakte und anderer Unwägbarkeiten steht ihm quasi kein zeitlicher Puffer zur Verfügung. Ob von außerhalb hinzukommend oder integriert in einem Team arbeitend, hat ein Musiktherapeut also mit jeweils spezifischen Beeinträchtigungen umzugehen, welche sich aus dessen jeweiligem institutionellen Status ergeben.

Häufig verkannt wird das Konfliktfeld des ungenügend geklärten Arbeitsauftrags für den Musiktherapeuten. Unabhängig von der eigentlichen fachlichen Indikationsstellung und den festgeschriebenen konzeptionellen Betreuungsinhalten können sich die subjektiven Vorstellungen von Einrichtungsleitern, Pflegenden, Angehörigen, Musiktherapeuten und zu Betreuenden enorm unterscheiden, wenn es um die Benennung eines Auftrags für den Musiktherapeuten geht. Manche Erwartungen, die fälschlicherweise an einen Musiktherapeuten gestellt werden, können den Erfordernissen einer therapeutischen Situation völlig entgegenstehen. Häufig begegnet dem Musiktherapeuten z. B. die Aufforderung von außen, die Stimmung mittels Musik in Richtung Fröhlichkeit zu beeinflussen („Nun bringen Sie doch hier mal ein wenig Schwung in die Runde!"), während es sein kann, dass eigentlich gerade eine viel differenziertere, feinfühligere Atmosphäre klangliche Gestaltung erfahren möchte. Immer wieder wird es in der Begegnung mit fachfremden Kollegen und Angehörigen nötig sein, dass der Musiktherapeut seine professionellen Absichten erläutert und sich beispielsweise von der zugeschriebenen Rolle als bloßer Animateur distanziert. Vor dem Antritt einer neuen Musiktherapiestelle sollte mit den Vorgesetzten eindeutig geklärt werden, zu welchen Zwecken der Therapeut in der Betreuung eingesetzt werden soll, um damit späteren Missverständnissen und Frustrationserlebnissen auf beiden Seiten vorzubeugen.

Weitere Problemkonstellationen erwachsen aus der Beschäftigung mit der spezifischen Klientel der Menschen mit Demenz. Unabänderlich bleibt die Tatsache, dass sich ein Musiktherapeut in diesem Arbeitsfeld damit auseinandersetzen muss, dass er hauptsächlich Abbauprozesse bis hin zum Tod begleiten wird. Zwar schließen diese Prozesse durchaus positive Entwicklungen wie z. B. Intensivierung von Beziehungen oder Minderung von Leidensdruck etc. mit ein, jedoch ist in der Begleitung von Menschen mit Demenz nicht mit einer Heilung im Sinne von Gesundung zu rechnen. Diese Feststellung klingt banal, sollte dem Musiktherapeuten vor dem Antritt einer Stelle in diesem Arbeitsfeld allerdings ausreichend bewusst sein. Er muss für sich selbst bestimmen, ob er dazu eine professionelle Haltung hat oder entwickeln kann oder ob er sich dieser Tragik auf Dauer besser nicht aussetzen möchte. Ein „Ja" zu der Begleitung von Menschen mit Demenz und zu den dazugehörigen Konsequenzen bleibt zudem keine einmalige ethische Entscheidung. Vielmehr setzt sich die Notwendigkeit des wiederholten inneren Zustimmens kontinuierlich fort bei jedem kleinen Schritt der Degeneration und des Abbaus, der augenfällig wird. Häufig geht diesem inneren Zustimmen durch den Begleitenden eine Phase des zunächst Nicht-Wahrhaben-Wollens voraus. Sie dokumentiert eindrücklich, wie den erkrankten Personen immer wieder aufs Neue zugestanden werden muss, dass sie im Verlauf ihrer Demenz voranschreiten.

Dem Musiktherapeuten muss des Weiteren klar sein, dass sich die Wirkung seines musiktherapeutischen Angebots in erster Linie auf die Zeitspanne seiner tatsächlichen Präsenz beschränkt und nur in begrenztem Maße auch über seine Anwesenheit hinaus spürbar bleibt. Eine entsprechende Anpassung seiner persönlichen Ergebniserwartungen ist unumgänglich, gerade auch im

Hinblick auf die sehr reduzierte Responsivität mancher Menschen mit Demenz (siehe auch Kap. 2.2 „Sich sang- und klanglos entfernen? Musiktherapie für Menschen mit schwerer Demenz").

Die Bedürfnisse vieler Menschen mit Demenz machen es überdies erforderlich, dass sich der Musiktherapeut in fast ritualisierter Form immer wieder dieselben Lieder spielen findet, die immer wieder dieselben Anekdoten und Reaktionsweisen auslösen. Der besondere Wert von Wiederholungen in der Arbeit mit Menschen mit Demenz ist einerseits offensichtlich und schon andernorts erläutert worden,[192] andererseits bringt die Notwendigkeit von ständigen Wiederholungen die Gefahr mit sich, dass sich der Therapeut irgendwann davon gelangweilt fühlt. Hier sind die Gegenmittel der Wahl eine flexible Einstellung des Fokus, das Anlegen angemessener eigener Erwartungen und eine Erhöhung der Wahrnehmungsempfindlichkeit, um dem Abgeschliffenwerden durch scheinbar immer Gleiches zu entgehen. Schließlich ist die musiktherapeutische Arbeit mit Menschen mit Demenz durch ein sehr flexibles, bedarfsorientiertes und situatives methodisches Vorgehen gekennzeichnet (siehe beispielhaft das Vorgehen der Therapeutin in Kap. 2.1 „Gruppenmusiktherapie mit mobilen Bewohnern stationärer Pflegeeinrichtungen"). Häufig ist gefragt, in Begegnungen improvisatorisch vorzugehen bzw. auch experimentelle Zugangswege zu den erkrankten Menschen zu entwickeln. Ein solches Vorgehen als Methode liefert jedoch wenig strukturelle Leitplanken und lässt kaum die Verfolgung eines herkömmlichen Stundenplans oder roten Fadens zu – Bedingungen, die nicht jedem Musiktherapeuten zusagen werden. Zudem wird diese Herangehensweise, welche doch so essenziell erscheint, von Außenstehenden gerne als Beliebigkeit verkannt.

Nimmt der Musiktherapeut sich selbst in den Blick, so kann er auch an dieser Stelle potenzielle Störquellen identifizieren, die aus seinen ureigenen Einstellungen erwachsen oder mit seinem Verhalten und Selbstverständnis zu tun haben. Nicht unbekannt ist z. B. die Tendenz, das eigene berufliche Handeln im Rahmen experimenteller Vorgehensweisen nicht als professionelle Technik zu bewerten, sondern lediglich als hilfloses Suchverhalten – mit erheblichen Auswirkungen auf Selbstachtung und subjektiv wahrgenommene Professionalität.

---

[192] Vgl. Kap. 1.1, „Lust an der Zirkularität"; Kap. 2.1, „Wiederhören macht Freude: Die Wiederholung eines Liedes".

Nicht selten beklagen Musiktherapeuten auch Probleme in der Kommunikation mit Kollegen anderer Berufsgruppen respektive Altenpflegern. Abgesehen von der Verantwortung, die ein Gesprächsgegenüber für etwaige Missverständnisse mitbringen mag, ist es notwendig, dass ein Musiktherapeut ein Vokabular für die Beschreibung seiner Tätigkeiten und Beobachtungen verwendet und entwickelt, welches von fachfremden Menschen auch tatsächlich verstanden werden kann. Einiges, was Musiktherapeuten in ihrer Ausdrucksweise implizieren, muss für Außenstehende, seien es Ärzte, Pflegende oder Angehörige, erst in eine allgemein verständliche Sprache übersetzt werden. Für Altenpfleger mag es einfach nicht von Bedeutung sein, dass Herr Lundgren[193] heute nach dem Schellenring die Mundharmonika und dann die Caxixi in die Hand genommen hat, sondern lediglich die Tatsache, dass Herr Lundgren im Betasten scheinbar Neugier auf verschiedene Instrumente gezeigt hat.

In der Kommunikation mit anderen Berufsgruppen ist es außerdem hilfreich, sich der unterschiedlichen Perspektiven auf den Menschen mit Demenz bewusst zu sein, welche die Beteiligten mitbringen. Es ist völlig einleuchtend, dass der Fachangestellte eines Sanitätshauses bei der Höhenanpassung eines Rollators den Aspekt der Funktionalität im Kontakt zu dem demenzerkrankten Menschen vor den des gelungenen Beziehungsgeschehens stellt. Musiktherapeuten verorten sich hingegen auf dem Kontinuum zwischen Funktionalitäts- und Beziehungsbetonung qua Beruf an dem direkt gegenüberliegenden Pol.

Selbstverständlich können Kommunikationsprobleme auch einige andere Ursachen haben (persönliche Antipathie, Informationsdefizite, Meinungsverschiedenheiten etc.), deren Erörterung hier aber zu weit führen würde.

Auch ein übertriebener Aktionismus in der musiktherapeutischen Arbeit mit Menschen mit Demenz kann sich zu einem Konfliktherd auswachsen. Vor allem Neueinsteiger in diesem Berufsfeld legen einen solchen in der Anfangszeit ihres Wirkens aus verschiedenen Gründen (eigenes Bedürfnis nach Strukturierung und Halt, Erwartungen seitens der Vorgesetzten etc.) häufig an den Tag. Da werden im Vorfeld Themen für eine Gruppentherapie entwickelt, feste Gruppenzusammensetzungen geplant, enge Zeitkorsette, Ablaufpläne und Zielvorstellungen im Geiste formuliert. Das vorprogrammierte Scheitern der Verwirklichung zu fixer Ideen führt zwangsläufig zu Frustrationserlebnissen

[193] Die Namen aller beispielhaft genannten Personen dieses Kapitels sind frei erfunden, vgl. Beginn der Einleitung.

auf Seiten des Therapeuten, ist aber vielleicht auf dem Weg hin zu einer angemessen gelassenen Arbeitsweise, welche gleichermaßen von Engagement und Erfahrung zeugt, unumgänglich. Schließlich ist die Formierung einer beruflichen Identität in diesem Arbeitsfeld auch als kontinuierlicher Entwicklungsprozess zu verstehen.

Maßnahmen der professionellen Selbstpflege

Zur Vermeidung vieler Arten von berufsbezogenen Konflikten stehen die bewusste Schaffung und der Erhalt angemessener Arbeitsbedingungen an erster Stelle. Auch weil das Berufsbild des Musiktherapeuten Außenstehenden immer noch wenig vertraut ist, trägt dieser in erheblichem Maße selbst die Verantwortung dafür, sich für diese angemessenen Rahmenbedingungen an seiner Arbeitsstelle einzusetzen. Dazu zählen einerseits strukturelle Übereinkünfte (entsprechende Entlohnung, Auftragsklärung, Arbeitszeitenregelung), andererseits auch Fragen der materiellen Ausstattung (zur Verfügung stehende Räumlichkeiten und Instrumente), der Akzeptanz und Unterstützung im Betreuungsteam sowie der eigenen inneren Haltung.

Generell werden Musiktherapeuten durch das Kollegenpersonal mit Wertschätzung behandelt. Kommt es jedoch gehäuft zu Fehleinschätzungen der eigenen Funktion durch Mitarbeiter und Angehörige, so ist wiederholte Informationsvermittlung über Musiktherapie, z. B. im Rahmen von kurzen Schulungen oder Angehörigenabenden, das Mittel der Wahl.

Während es sich von selbst versteht, dass der Therapeut äußere, unnötige Störungen (z. B. Unterbrechungen der Therapie durch Telefonate oder wenig rücksichtsvolle Kollegen) aktiv zu minimieren sucht oder diese gezielt integriert, lässt sich eine konstruktive innere Haltung häufig nicht einfach „herstellen“ oder aktiv bewahren. Sie ist als Teil des beruflichen Selbstverständnisses Gegenstand ständiger Entwicklung und muss im Zweifelsfall immer aufs Neue wieder gefunden werden. Denn welche Einstellung aus enttäuschenden Alltagssituationen erwächst, unterliegt immer wieder bewussten und unbewussten Entscheidungsprozessen. Zu einer konstruktiven Arbeitshaltung zählt der mehrfach erwähnte Aufbau realistischer Erwartungen. Ein Musiktherapeut entwickelt im Laufe der Zeit ein Gespür dafür, wann er etwas „machen“, etwas bewirken kann, und wann es besser ist, etwas zu „lassen“.

Er wird fein unterscheiden lernen, wann er mit seinem Verhalten etwas kaputt macht und wann er etwas fälschlicherweise unterlassen hat.

Ein probater Weg, die eigene konstruktive innere Arbeitshaltung zu bewahren bzw. wiederzuerlangen, ist das Offenhalten bzw. Wiedereröffnen von Handlungs- und Gedankenspielräumen auf unterschiedlichen Ebenen. Stehen einer Person solche Spielräume zur Verfügung, so kann sie auf ein Reservoir an unterschiedlichen Handlungs- und Bewertungsmöglichkeiten für jede Situation zurückgreifen und ist insofern nicht auf bestimmte, evtl. wenig nutzbringende Verhaltens- oder Denkmuster beschränkt. Beispielsweise weiß ein Musiktherapeut die Frustration einer nicht gelungenen Kontaktaufnahme zu einem Menschen mit Demenz dadurch zu umgehen, dass er bei der Begrüßung eines jeden Einzelnen auf jeweils unterschiedliche Formen der Annäherung zurückgreift: Den einen wird er jovial im Dialekt ansprechen, dem zweiten vielleicht augenzwinkernd zuwinken und dem dritten ggf. mit einer sanften Berührung seine Anwesenheit kundtun (siehe beispielhaft das Vorgehen der Therapeutin in Kap. 2.1 „Gruppenmusiktherapie mit mobilen Bewohnern stationärer Pflegeeinrichtungen").

Ein geöffneter Gedankenspielraum lässt sich ablesen daran, dass der Musiktherapeut z. B. eine mehrfach deutbare Äußerung einer Kollegin („Frau Simmel kann nicht zur Therapie kommen, sie hat noch nicht aufgegessen!") nicht nur in eine einzige Richtung interpretiert („Schwester Stefanie findet die Therapie für Frau Simmel nicht wichtig"), sondern noch weitere Auslegungsoptionen innerlich zur Verfügung hat („Frau Simmel braucht wohl inzwischen etwas länger zum Essen", „Schwester Stefanie hat zum Glück daran gedacht, mir rechtzeitig Bescheid zu geben").

Manchmal gelingt es nicht, sich solche Spielräume durch private Reflexion hinter verschlossener Türe zurückzuerobern. Zuweilen ist fachliche Supervision dafür notwendig, den Musiktherapeuten durch das Einbringen einer Außenperspektive wieder in eine Distanz zum unverstandenen Geschehen zu bringen und so bei der Reflexion zu unterstützen. Allgemeiner gefasst geht es in der Supervision um die „Erweiterung der Analyse- und Wahrnehmungsfähigkeit des Supervisanden für emotionale wie strukturelle ‚Verhältnisse' in seinem Berufsfeld" (Weymann 2009a, S. 517). Eine ausgeweitete Analyse- und Wahrnehmungsfähigkeit wird nicht nur bei der Wiedereroberung von inneren Spielräumen und Handlungskompetenz dienlich sein, sondern auch beim Aufklären der eigenen Haltung zu den Themen Alter, Hilfsbedürftigkeit, zum Primat des Verstands in unserer Kultur sowie zu den existenziellen Themen Tod und Sterben. Ein ausgeprägtes Bewusstsein über die entsprechenden eigenen Standpunkte gehört in die professionelle Grundausstattung; ebenso das Wissen um eigene Verletzlichkeiten. So können scheinbare Schwächen des Musiktherapeuten durch Reflexion in Kompetenz gewandelt werden. Leider herrscht jedoch in der Betreuung von Menschen mit Demenz immer noch eine flächendeckende Mangelversorgung an Supervisionsangeboten, für welche Fachgruppe auch immer.

Den Effekt, den Supervision bewirkt, nämlich die Schaffung von Distanz zwischen dem Therapeuten und dem therapeutischen Geschehen durch Reflexion, dieser Effekt wird auch durch das Dokumentieren der eigenen Arbeit erzeugt. Ob Video- und Audioaufnahmen erstellt werden und ob alleinig oder zusätzlich dazu schriftlich dokumentiert wird, birgt jeweils spezifische Chancen und Risiken.[194] Immer bewirkt das Dokumentieren ein Heraustreten aus dem aktuellen Erleben und ein klärendes Nachdenken darüber auf einer abstrakteren Ebene. Dokumentation ist deswegen keineswegs nur als lästige Pflicht anzusehen, die allein der Informationsweitergabe an andere Beteiligte dient. Neben dem Zweck der Entwirrung aus vielleicht noch unverstandenen Verwicklungen in therapeutischen Situationen kann das Dokumentieren außerdem heilsam Halt gebend wirken in der täglichen Auseinandersetzung mit den unvermeidlichen Verfallsprozessen.

Eine Möglichkeit der professionellen Fürsorge für sich selbst besteht in der Nutzung der Wahrnehmungen, welche andere Teammitglieder über die eigene Person und Arbeit haben. Sich konstruktives Feedback geben zu lassen, sei es im interdisziplinären Betreuungsteam oder in einrichtungsübergreifenden Musiktherapeuten-Teams, kann ebenso wie das Analysieren von Video- oder Audiomaterial zu einer objektiveren Einschätzung der eigenen Wirksamkeit und des eigenen Potenzials beitragen. In einer Betreuungsperspektive, welche den Menschen mit Demenz in den Mittelpunkt stellt, passt das betreuende Team sein Angebot idealerweise im ständigen Diskurs miteinander an die Bedürfnisse und Kompetenzen des erkrankten Menschen an. Jeder Beteiligte bringt seine ureigene Fachkompetenz ein, weiß aber durchaus auch über den

[194] Zu Chancen und Risiken speziell der videografischen Dokumentation siehe Kap. 3.4 „Exkurs Videografie: Methodisches – Ethisches“.

Tellerrand zu schauen und die Potenziale der jeweiligen Kollegen einzuschätzen. Dies ist allerdings nur möglich in einem Klima der wohlwollenden kollegialen Unterstützung und Informiertheit, in einer konstruktiven Arbeitskultur, welche angemessene Rückmeldungen der Kollegen untereinander selbstverständlich mit einbezieht. Ein solcher wünschenswerter Fachdiskurs im Betreuungsteam ist für Musiktherapeuten insofern besonders bedeutsam, da sie im Vergleich zu der Anzahl der Pflegenden meistens ein Einzelkämpferdasein führen und zudem häufigen Fehlwahrnehmungen durch Laien ebenso wie durch Professionelle ausgesetzt sind. Viel zu häufig wird die vom Therapeuten methodisch bewusst eingesetzte Beiläufigkeit in der Herangehensweise und seine thematische Flexibilität als Beliebigkeit verkannt, wird sein geschicktes Tarieren zwischen Fordern und Gewähren als bestenfalls „glückliches Händchen" im Umgang mit den erkrankten Personen gedeutet.

Selbstverständlich dienen auch Fortbildungsangebote der Selbstpflege. Durch eine Fortbildung erweitert ein Musiktherapeut nicht nur seine Kompetenzen, sondern erfährt idealerweise vor allem neue Inspiration für seinen Arbeitsalltag. Insofern beugen regelmäßige Schulungen einer motivationsbezogenen Ernüchterung und Resignation vor. Gerade in der Begleitung von Menschen mit Demenz ist es sinnvoll, sich nicht nur fachspezifisch fortzubilden, sondern mit dem Ziel einer patienten-, nicht einer fachzentrierten Betreuung vor allem auch Schulungen zu den Schnittstellen zu anderen Professionen (z. B. pflegerische Handgriffe, Basale Stimulation) bzw. zu demenzspezifischen Techniken (z. B. Validation) zu besuchen.

Das Marschgepäck: Unentbehrliche therapeutische Grundausstattung

Eine innere Haltung von Offenheit, Geduld und urteilsfreier Akzeptanz kann erlernt werden. Dieser Skill der therapeutischen Präsenz zeichnet sich u. A. durch die Fähigkeit und Bereitschaft des Therapeuten aus, sich selbst genau wahrzunehmen, zu akzeptieren und Verantwortung für das eigene Handeln zu übernehmen (vgl. Hoffmann 2010), Qualitäten, welche durch Achtsamkeitspraxis entwickelt werden können. Interessanterweise benennt Hofmann (2010) Selbstwahrnehmung, -akzeptanz und -verantwortung im gleichen Atemzug als Grundlagen für gelingende Selbstfürsorge und postuliert folgerichtig die Aufnahme von Achtsamkeitspraxis in den Fächerkanon angehender Therapeuten.

Um in der Arbeit mit Menschen mit Demenz eine kontinuierliche, angemessene Leistung zu erbringen, um sich mit ihr wohl zu fühlen und im Idealfall auch von ihr inspiriert zu werden, muss es einem Therapeuten gelingen, sich ebenso gut in andere Menschen einfühlen zu können, wie sich von ihnen auch wieder distanzieren zu können. Wie das empathische Einfühlen unerlässlich ist bei der Suche nach Zugangswegen zu Menschen, die sich immer weiter von der unsrigen, so genannten Realität wegbewegen, so unerlässlich ist auch die Fähigkeit des sich wieder Herauslösens aus intimen Begegnungen und Beziehungen mit ihnen. Ohne ausgleichende Distanzierungsbewegungen blieben therapeutische Kontakte unprofessionell und für den Therapeuten auf Dauer nicht mehr tragbar. Abschiede und Trennungen müssen bewusst vollzogen werden, um ein Verhaftetbleiben in vergangenen Beziehungen und Begegnungen zu vermeiden.

Neben diesen therapeutischen Grundfähigkeiten bedarf es in der Arbeit mit Menschen mit Demenz auch einer bestimmten inneren Bereitschaft und Ausrichtung. Zum einen ist es notwendig, dass der Therapeut auf Dauer auch tatsächlich bereithält, was er an Können und Flexibilität anzubieten hat. Der Alltag verlangt dem Therapeuten möglicherweise in überwiegendem Maß sich wiederholende Rituale ab, er fragt vielleicht hauptsächlich gleichförmige Verhaltensweisen und ein sich wenig veränderndes musikalisches Repertoire ab. Unter solchen Umständen ist es von Bedeutung, seine Kompetenz tatsächlich zu kultivieren, auch „auf dem Trockenen" Neues zu erarbeiten und in Vergessenheit Geratenes zu reaktivieren, Wissen und neue Ideen zu pflegen. Damit – im Falle des Falles – auch tatsächlich adäquat und nicht stereotyp auf ein ganz bestimmtes Bedürfnis eines Menschen mit Demenz reagiert werden kann.

Was ebenfalls kultiviert, ja regelrecht trainiert werden kann, das ist die Neigung, problematische Szenarien bzw. unverstandenes Geschehen konstruktiv umzudeuten. Immer wieder passieren in der Begleitung von Menschen mit Demenz Kontaktabbrüche, Missverständnisse bis hin zu massiven Konflikten, die kaum lösbar erscheinen. In solchen Situationen nicht am Problemkern hängen zu bleiben, sondern stattdessen den Blick auf mögliche Lösungen und Ressourcen des erkrankten Menschen zu richten, ist eine wichtige, sich anzueignende Verhaltensdisposition für alle Personen, die demenzerkrankte Menschen begleiten. Dies ist umso wesentlicher, wenn man sich der vielen destruktiven Kräfte bewusst ist, welche in und oftmals auch um Menschen mit Demenz wirken. Gegebenenfalls hilft bei diesem Umdeuten auch eine aktive, mitgestaltende Rezeption, wie sie aus der Kunstbetrachtung bekannt ist. Wie ein Kunstwerk erst in der subjektiven Wahrnehmung des Schauenden vollständig wird, so wird eine scheinbar unklare Begegnung mit einem Menschen mit Demenz erst in der Bewertung durch den Erlebenden zu einem verunsichernden Moment, einer Herausforderung oder einer Inspirationsquelle.

Dieses größtenteils erlern- und erwerbbare therapeutische Rüstzeug lässt sich gut damit ergänzen, dass der Musiktherapeut das Potenzial seines Mediums Musik ganz bewusst auch für sich selbst nutzt. Sei es im Arbeitsalltag selbst oder außerhalb davon, sei es zur Stimmungsbeeinflussung, sei es zu dem Zweck, sich der eigenen Vitalität zu versichern, zum Nachklingenlassen von Begegnungen, zur Gefühlsklärung oder zur Regeneration im zweckfreien Spiel: Die einzigartigen wandelnden Kräfte der Musik können, dürfen und sollten Musiktherapeuten natürlich auch für sich selbst nutzen.

Sich für die wundersamen Begegnungen mit Menschen mit Demenz ein gutes Marschgepäck zu schnüren, ist ebenso wichtig wie möglich. Es wird dabei immer hilfreich sein, sich die Fähigkeit zum Staunen und Wundern über kleine wie große Begebenheiten im Alltag zu erhalten und diese zu kultivieren. Sich anrühren und faszinieren zu lassen gelingt am leichtesten, wenn wir es zulassen können, dass unser Gegenüber uns auf Augenhöhe begegnet.

Literatur

Aldridge, D. (Hrsg.) (2003): Music therapy world. Musiktherapie in der Behandlung von Demenz. Norderstedt: Books on demand GmbH

Aldridge, G. (2003): Improvisation als Assessment zur Ermittlung von Potentialen im Frühstadium der Alzheimer-Krankheit durch musikalische Analyse. In: Aldridge, D. (Hrsg.): Music therapy world. Musiktherapie in der Behandlung von Demenz. Norderstedt: Books on demand GmbH, S. 109–134

Altenmüller, E./Gruhn, W./Parlitz, D. et al. (1997): Music learning produces changes in brain activation patterns: a longitudinal DC-EEG-study. In: International Journal of Arts Medicine, Band 5, S. 28–34

Ansdell, G./Pavlicevic, M. (Hrsg.) (2004): Community Music Therapy. London: Kingsley

Appasamy, C. (2008): Der aufrechte Gang – Demenzkranke in Bewegung. In: Dokumentation der 24. Arbeitstagung der Deutschen Expertengruppe Dementenbetreuung. www.demenz-ded.de, S. 1–3

Auch-Johannes, I./Weymann, E. (2015): Klangbrücken Musiktherapie in der häuslichen Versorgung von Menschen mit Demenz – ein Leitfaden für die Praxis. Wiesbaden: Reichert

Baird, A./Samson, S. (2009): Memory for music in Alzheimer's disease: unforgettable? In: Neuropsychology review, Band 19, Heft 1, S. 85–101

Baker, F./Wigram, T. (2005): Songwriting. London: Kingsley

Bangert, M./Peschel, T./Schlaug, G./Rotte, M./Drescher, D./Hinrichs, H./Heinze, H.-J./Altenmüller, E. (2006): Shared networks for auditory and motor processing in professional pianists: Evidence from fMRI conjunction. In: NeuroImage, Band 30. Heft 3, S. 917–926

Barth, M./Borgers, A. (2003): Musiktherapie als Zwischenraum. In: Musiktherapie Institut Rendsburg (Hrsg.): Dokumentation Projekt Abschiedsmusik. Rendsburg: Musiktherapie Institut, S. 39–41

Berger, G./Bernhardt, T./Schramm, U./Müller, R./Landsiedel-Anders, S./Peters, J./ Kratzsch, T./Frölich, L. (2004): No effects of a combination of caregivers support group and memory training/music therapy in dementia patients from memory clinic population. In: International Journal of Geriatric Psychiatry, Band 19, S. 223–231

Bever, T. G./Chiarello, R. I. (1974): Cerebral dominance in musicians and non-musicians. In: Science, 185, S. 537–540

Böhm, E. (1988): Verwirrt nicht die Verwirrten. Neue Ansätze geriatrischer Krankenpflege. Bonn: Psychiatrie Verlag

Böhmer, M. (2005): Erfahrungen sexualisierter Gewalt in der Lebensgeschichte von Frauen, Frankfurt: Mabuse Verlag

Bregman, A. S. (1994): Auditory Scene Analysis: The perceptual organization of sound. Cambridge: MIT Press

Bright, R. (1984): Musiktherapie in der Altenhilfe. Praxis der Musiktherapie. Band 4. Stuttgart: Fischer Verlag

Broschart J./Tentrup, I. (2003): Der Klang der Sinne. In: GEO, Heft 11, S. 55–88

Cahill, L./Prins, B./Webwe, M./McGaugh, J. L. (1994): Beta-adrenergic activation and memory for emotional events. In: Nature, Nr. 371, S. 702–704

Dehm-Gauwerky, B. (2001): „Übergänge". Tod und Sterben in der Musiktherapie mit Dementen. In: Tüpker, R./Wickel, H. H. (Hrsg.): Musik bis ins hohe Alter. Fortführung, Neubeginn, Therapie. Münster: LIT-Verlag, S. 143–155

Dehm-Gauwerky, B. (2006): Inszenierungen des Sterbens – innere und äußere Wirklichkeiten im Übergang. Eine psychoanalytische Studie über den Prozess des Sterbens anhand der musiktherapeutischen Praxis mit altersdementen Menschen. Marburg: Tectum Verlag

Deutsche Gesellschaft für Musiktherapie (Hrsg.)/Muthesius, D. et al. (2005): Balsam für die Seele: Hausmusik. Verbesserung der häuslichen Pflegesituation gerontopsychiatrischer Patienten unter Einsatz von Musiktherapie, Köln: Kuratorium Deutsche Altershilfe. Reihe: vorgestellt, Band 73

Dibelius, O./Feldhaus-Plumin, E./Piechotta, G. (2015): Lebenswelten von Menschen mit Migrationserfahrung und Demenz. Bern: Hogrefe

Doidge, N. (2008): Neustart im Kopf. Wie das Gehirn sich selbst repariert. Frankfurt/New York: Campus Verlag

Eickholt, J. (2017): Musiktherapeutisches Songwriting. In: Musiktherapeutische Umschau, Band 38, Heft 1, S. 17–27

Eisenberg, S./Hamborg, M./Kellerhoff, M./Wojnar, J. (2005): Positionspapier zur besonderen stationären Dementenbetreuung der Stadt Hamburg. http://www.hamburg.de/pflege/veroeffentlichungen/116610/dementenbetreuung.html, Zugriff am 15.03.2009

Eisler, H. (1986): „Fragen Sie mehr über Brecht." Gespräche mit Hans Bunge. Neuwied/Darmstadt: Sammlung Luchterhand 679

Erikson, E. H. (1973, orig. 1956): Identität und Lebenszyklus, Frankfurt/M.: Suhrkamp

Feil, N. (2000): Validation. Ein Weg zum Verständnis verwirrter alter Menschen. München: Ernst Reinhard Verlag

Fussek, C./Schober, G. (2008): Im Netz der Pflegemafia. Wie mit menschenunwürdiger Pflege Geschäfte gemacht werden. München: Verlag C. Bertelsmann

Ganß, M. (2009): Demenz-Kunst und Kunsttherapie. Künstlerisches Gestalten zwischen Genius und Defizit. Frankfurt: Mabuse Verlag

Gaser, C./Schlaug, G. (2003): Brain structures differ between Musicians and Non-Musicians. In: Journal of Neuroscience, Band 23, Nr. 27, S. 9240–9245

Glomb, S. (2007): Berufsspezifische Belastungen und Burnout bei Musiktherapeutinnen. In: Musiktherapeutische Umschau, Band 28, S. 365–369

Goffman, E. (1961): Asyle. Über die soziale Situation psychiatrischer Patienten und anderer Insassen. Frankfurt: Suhrkamp Verlag

Griffiths, T. D. (2003): The neural processing of complex sounds. In: Peretz, I./Zatorre, R. J. (Hrsg.): The cognitive neuroscience of music. Oxford: Oxford University Press

Grümme, R. (1998): Situation und Perspektiven der Musiktherapie mit dementiell Erkrankten. Regensburg: Transfer Verlag

Haueisen, J./Knosche, T. R. (2001): Involuntary motor activity in pianists evoked by music perception. In: Journal of Cognitive Neuroscience, Band 13. Heft 6, S. 786–792

Hegi, F. (1998): Übergänge zwischen Sprache und Musik. Die Wirkungskomponenten der Musiktherapie, Paderborn: Junfernmann Verlag

Hellweg, R. (2005): Psychopharmakatherapie bei Depression und Demenz, Vortrag im Rahmen des 6. Berliner Symposium zur Zukunft der Gerontopsychiatrie, Alzheimer-Gesellschaft Berlin e. V.

Hess, P./Rittner, S. (1996): Verändertes Wachbewusstsein. In: Decker-Voigt, H.-H./ Knill, P. J./Weymann, E. (Hrsg.): Lexikon Musiktherapie. Göttingen: Hogrefe

Hinze, E. (1994): Besonderheiten der therapeutischen Beziehung zwischen Jüngeren und Älteren. In: Radebold, H.; Hirsch, R. D. (Hrsg.): Altern und Psychotherapie. Bern: Hans Huber, S. 35–41.

Hoffmann, S. (2010): Selbstfürsorge und ihre Bedeutung für die Musiktherapeutische Haltung. Diplomarbeit. Universität für Musik und Darstellende Kunst Wien

Holmes, C./Knights, A./Dean, C./Hodkinson, S./Hopkins, V. (2006): Keep music live: music and the alleviation of apathy in dementia subjects. In: International Psychogeriatrics, Band 18. Heft 4, S. 623–630

Hüther, G. (2004): Ebenen salutogenetischer Wirkungen von Musik auf das Gehirn. In: Musiktherapeutische Umschau, Band 25, Heft 1, S. 16–26

Imhof, A. E. (1988): Die Lebenszeit. Vom aufgeschobenen Tod und von der Kunst des Lebens. München: Beck

Innes, A. (Hrsg.) (2004): Die Dementia Care Mapping Methode (DCM). Anwendung und Erfahrungen mit Kitwoods person-zentriertem Ansatz. Bern: Hans Huber

Ivanov, I. M. (2009): Alt sein in der Fremde – Musiktherapie mit einer an Demenz erkrankten Iranerin. Wiesbaden: Reichert

Jacobsen, J.-H./Stelzer, J./Fritz, T. H./Chételat, G./La Joie, R./Turner, R. (2015): Why musical memory can be preserved in advanced Alzheimer's disease. In: Brain, Band 138, Heft 8, S. 2438–2450

Jochims, S. (1993): Stationäre Kurzzeitpsychotherapie am Beispiel der Depression im Alter. In: Musiktherapeutische Umschau, Jg. 14, S. 115–125

Jochims, S. (1997): Depression im Alter. Ein Beitrag der Musiktherapie zur Trauerarbeit. In: Zeitschrift für Gerontologie und Geriatrie, Jg. 25, Bd. 6, S. 391–396

Jochims, S. (Hrsg.) (2005): Musiktherapie in der Neurorehabilitation. Bad Honnef: Hyppocampus Verlag

Jochims, S. (2005): Risiken und Chancen der Musikbeschallung: Überlegungen und Anregungen aus der Praxis. In: Jochims, S. (Hrsg.): Musiktherapie in der Neurorehabilitation. Bad Honnef: Hippocampus Verlag, S. 198–208

Jungblut, M./Aldridge, D. (2004): Musik als Brücke zur Sprache – die musiktherapeutische Behandlungsmethode „SIPARI®2 bei Langzeitaphasikern. In: Neurologie & Rehabilitation, Band 10, Heft 2, S. 69–78

Kehl, T. (2016): Zur Evidenz von Musiktherapie bei Alzheimer Demenz. In: Musiktherapeutische Umschau, Band 37, Heft 3, S. 262–273

Keller, B./Klären, C. (2011): Musik auf Rädern – Ambulante Musiktherapie. In: Wosch, T. (Hrsg.): Musik und Alter in Therapie und Pflege. Grundlagen, Institutionen und Praxis der Musiktherapie im Alter und bei Demenz, Stuttgart: Kohlhammer, S. 120–128

Kemper, J. (1995): Alternde und ihre jüngeren Helfer. Vom Wandel therapeutischer Wirklichkeit. München: Ernst Reinhardt Verlag

Kitwood, T. (2004): Demenz. Der person-zentrierte Ansatz im Umgang mit verwirrten Menschen (3. erw. Aufl.). Bern: Verlag Hans Huber

Koch-Straube, U. (1997): Fremde Welt Pflegeheim. Eine ethnologische Studie. Bern: Verlag Hans Huber

Koelsch, S. (2005): Ein neurokognitives Modell der Musikperzeption. In: Musiktherapeutische Umschau, Band 26. Heft 4, S. 365–381.

Koelsch, S./Friederici, A. D. (2003): Towards the neural basis of processing structure in music: Comparative results of different neurophysiological investigation methods. In: Annals of the New York Academy of Sciences, Nr. 999, S. 15–27

Koelsch, S./Kasper, E./Sammler, D./Schulze, K./Gunter, T. C./Friederici, A. D. (2004): Music, Language, and Meaning: Brain Signatures of semantic processing. In: Nature Neuroscience, Nr. 7, S. 302–307

Körber, A. (2007): Die Anwendung des EBQ – Instruments zur Einschätzung der Beziehungsqualität in der Einzelmusiktherapie im Bereich Psychosomatik und Psychotherapie anhand von Spielszenen. Vergleichende Untersuchung interpersonalen Verhaltens in Fremd- und Selbsteinschätzung (EBQ, OPD-2,IIP). Diplomarbeit am ZIW-Musiktherapiezentrum der Universität der Künste, Berlin

Kostrzewa, S. (2008): Palliative Pflege von Menschen mit Demenz. Bern: Verlag Hans Huber

Kratz, T. (2017): Diagnostik und Therapie von Verhaltensstörungen bei Demenz. In: Deutsches Ärzteblatt, 114, 26, S. 447–455

Kruse, A. (1998): Störungen im Alter: Intervention. In: Baumann, U./Perrez, M. (Hrsg.): Klinische Psychologie. Bern: Huber Verlag, S. 1024–1038

Langner, G./Ochse, M. (2006): The neural basis of pitch and harmony in the auditory system. In: Musicae Scientiae. Special Issue 2005–2006, S. 185–208

LeDoux, J. E. (1993): Emotional memory systems in the brain. In: Behavioural Brain Research, Nr. 58, S. 69–79

Lee, E.-J. (2008): The Thrill Effect in Medical Treatment: Thrill Effect as a therapeutical tool in clinical health care (esp. Music therapy). In: EKC 2008 Proceedings of the EU-Korea Conference on Science and Technology, Band 124, S. 477–483

Lindenberger, U. (2000): Plastizität. In: Wahl, H. W./Tesch-Römer, C. (Hrsg.): Angewandte Gerontologie – Handbuch in Schlüsselbegriffen. Stuttgart: Kohlhammer Verlag, S. 213–219

Mainka, S. (2005): Der Einsatz von Pulsierender Auditiver Stimulation (PAS) in der rehabilitativen sensomotorischen Therapie. In: Jochims, S. (Hrsg.): Musiktherapie in der Neurorehabilitation. Bad Honnef: Hyppocampus Verlag, S. 131–144

McIntosh, G. C./Brown, S. H./Rice, R. R./Thaut, M. H. (1997): Rhythmic auditory-motor facilitation of gait patterns in patients with Parkinson's disease. In: Journal of Neurology, Neurosurgery & Psychiatry, Band 62, Heft 1, S. 22–26

Meusel, H. (2000): Grundlagen der Bewegungstherapie in der geriatrischen Rehabilitation. In: Zeitschrift für Gerontologie & Geriatrie, Heft 33, S. 35–44

Miltner, M. (1998): … kommt die Erinnerung … – Musiktherapeutische Ansätze und Erfahrungen mit einem Alzheimer-Patienten. Diplomarbeit an der Fachhochschule Heidelberg

Müller-Hergl, C. (2008): Personenzentrierte Pflege von Menschen mit Demenz. Vortrag Dementia Fair Congress, Leipzig. www. faircongress.de/dfc/images/presentations/WS121_Mueller-Hergl.pdf (Zugriff am 01.08.2009)

Muthesius, D. (1990): „Denkt man doch im Silberhaar gern' vergang'ner Zeiten." Gruppensingtherapie in der Gerontopsychiatrie. In: Musiktherapeutische Umschau, Jg. 11, Heft 2, S. 132–140

Muthesius, D. (1997): Musikerfahrungen im Lebenslauf alter Menschen, Vincentz Verlag Hannover

Muthesius, D. (2000): Gefühle altern nicht: Musiktherapie mit dementen Patienten. In: Fortschritte und Defizite im Problemfeld Demenz. Referate auf dem 2. Kongreß der Deutschen Alzheimer Gesellschaft, 9.–11. September 1999, Tagungsreihe der Deutschen Alzheimer Gesellschaft e. V., Berlin, S. 167–179

Muthesius, D. (Hrsg.) (2001): „Schade um all die Stimmen …" Erinnerungen an Musik im Alltagsleben, Reihe: Damit es nicht verloren geht …, Bd. 46, Hrsg.: Mitterauer, M./Kloß, P. P., Wien: Böhlau Verlag

Muthesius, D. (2002): Musikerfahrungen im Lebenslauf alter Menschen: eine Metaphorik sozialer Selbstverortung. Münster: Lit-Verlag

Muthesius, D. (2005): Effekte psychotherapeutischer Behandlung gerontopsychiatrischer Patienten in ihrer häuslichen Umgebung am Beispiel von Musiktherapie. In: Klie, T. et al. (Hrsg.): Die Zukunft der gesundheitlichen, sozialen und pflegerischen Versorgung älterer Menschen. Frankfurt: Mabuse Verlag, S. 82–95

Muthesius, D. (2007): Betreuung mit Musik – Freiberufler als Anbieter niedrigschwelliger Leistungen. In: Sauer, P./Wissmann, P. (Hrsg.): Niedrigschwellige Hilfen für Familien mit Demenz. Frankfurt: Mabuse Verlag, S. 95–110

Muthesius, D. (2011): Konkurrenz um Kontakt. Beziehungsstrukturen von Musiktherapie und Pflege im Bereich der Langzeitversorgung von Menschen mit Demenz. In: Musiktherapeutische Umschau, Band 32, Heft 4, S. 358–370

Muthesius, D. (2011a): Haus-Musik – Ein Modellprojekt zur Betreuung mit Musik für Menschen mit Demenz und ihre pflegenden Angehörigen. In: Wosch, T. (Hrsg.): Musik und Alter in Therapie und Pflege. Grundlagen, Institutionen und Praxis der Musiktherapie im Alter und bei Demenz, Stuttgart: Kohlhammer, S. 159–171

Muthesius, D. (2014): Von England lernen? Eine Rechercherеise zur Musiktherapie und Pflege für Menschen mit Demenz in England. In: Musiktherapeutische Umschau, Band 35, Heft 4, S. 335–339

Muthesius, D./Beyer-Kellermann, H. u. a. (1999): Indikationskatalog für Musiktherapie mit chronisch und chronisch-psychisch erkrankten alten und älteren Menschen. Hrsg: Deutsche Gesellschaft für Musiktherapie, Berlin, Reihe: Beiträge zur Musiktherapie, Nr. 450, 28 Seiten

Muthesius, D./Ganß, M. (2004) : Kreativitätsorientierte Interventions- und Kommunikationsformen. In: Wißmann, P. (Hrsg.): Werkstatt Demenz, Hannover: Vincentz-Verlag, S. 129–154

Muthesius, D./Sonntag, J. P. (2005): Erinnerung haben oder sein? Menschen mit Demenz – Menschen mit Musik. In: PIA, Zeitschrift für Psychotherapie im Alter. Heft 4, S. 47–60

Muthesius, D./Sonntag, J. P. (2007): Auf der Suche nach Sinnstrukturen: Musiktherapie für Menschen mit Altersdemenz. In: Spintge, R. (Hrsg.): Musik im Gesundheitswesen. Bedeutung und Möglichkeiten musikmedizinischer und musiktherapeutischer Ansätze, GEK Edition, Schriftenreihe zur Gesundheitsanalyse, Bd. 47, Schwäbisch Gmünd, S. 68–76

Niedecken, D. (1988): Einsätze, Hamburg: VSA-Verlag

Nowack, K. (2018): Mit offenen Ohren. Wahrnehmung und Gestaltung auditiver Milieus in Einrichtungen für Menschen mit Demenz. Dissertation. Universität Münster

Öngür, D./Price, J. L. (2000): The organization of networks within the orbital and medial prefrontal cortex of rats, monkeys and humans. In: Cerebral Cortex, Nr. 10, S. 206–219

Ottermann, L. (2016): Alzheimer Demenz und das musikalische Gedächtnis. In: Musiktherapeutische Umschau, Band 37, Heft 3, S. 250–261

Papoušek, M. (1994): Vom ersten Schrei zum ersten Wort: Anfänge der Sprachentwicklung in der vorsprachlichen Kommunikation. Bern: Verlag Hans Huber

Patel, A. (2003): Language, music, syntax and the brain. In: Nature Neuroscience, Nr. 6, S. 674–681

Patel, A./Balaban, E. (2001): Human pitch perception is reflected in the timing of stimulus-related cortical activity. In: Nature Neuroscience, Bd. 4, S. 839–844

Peretz, I./Gagnon, L. (1999): Dissociation between recognition and emotional judgements for melodies. In: Neurocase, Band 5, S. 21–30

Perrar, K. M./Sirsch, E./Kutschke, A. (2007): Gerontopsychiatrie für Pflegeberufe. Stuttgart: Georg Thieme Verlag

Perrar, K. M. (2008): Die letzten Wochen und Tage – palliativmedizinische Aspekte bei fortgeschrittener Demenz. Vortrag auf der Tagung der Deutschen Alzheimer Gesellschaft „In Würde Abschied nehmen – Demenzkranke begleiten bis zuletzt", Berlin, Februar 2008

Piaget, J./Inhelder, B. (1972): Die Psychologie des Kindes. Olten: Walter

Piechotta, G. (Hrsg.) (2008): Das Vergessen erleben. Lebensgeschichten von Menschen mit einer dementiellen Erkrankung. Frankfurt: Mabuse Verlag

Prause, M.-C. (2001): Hörschädigungen im Alter und ihre Konsequenzen für das Musikerleben und die musiktherapeutische Arbeit. In: Tüpker, R./Wickel, H. H. (Hrsg.): Musik bis ins hohe Alter. Fortführung, Neubeginn, Therapie. Materialien zur Musiktherapie. Bd. 8., Münster: LIT Verlag, S. 177–197

Radebold, H. (1979): Der psychoanalytische Zugang zu dem älteren Menschen. In: Petzold, H./Bubolz, E. (Hrsg.): Psychotherapie mit alten Menschen. Paderborn: Junfermann, S. 89–108

Radebold, H. (2000): Abwesende Väter und Kriegskindheit. Fortbestehende Folgen in Psychoanalysen. Göttingen: Vandenhoeck & Ruprecht

Radebold, H./Hirsch, R. D. (Hrsg.) (1994): Altern und Psychotherapie. Bern u. a.: Verlag Hans Huber

Radebold, H./Schweizer, R. (1996): Der mühselige Aufbruch. Über Psychoanalyse im Alter. Frankfurt: Fischer Taschenbuchverlag

Raglio, A./Bellelli, G./Traficante, D./Gianotti, M./Ubezio, M. C./Villani, D./Trabucchi, M. (2008): Efficacy of music therapy in the treatment of behavioral and psychiatric symptoms of dementia. In: Alzheimer Disease and Associated Disorders, Band 22. Heft 2, S. 158–162

Reisberg, B./Ferris, S. H./de Leon, M. J. (1985): Senile Dementia of the Alzheimer Type: Diagnostic and differential diagnostic features with special reference to functional assessment staging. In: Traber, J., Gispen, W. H. (Hrsg.): Advances in applied neurological sciences, Vol. 2.

Reisberg, B./Ferris, S. H./de Leon, M. J./Crook, T. (1988): The Global Deterioration Scale (GDS). In: Psychopharmacol. Bull. 24, S. 661–663.

Richard, N. (2001): Wertschätzende Begegnungen. Integrative Validation (IVA). In: Dürrmann, P. (Hrsg.): Besonderes stationäre Dementenbetreuung, Hannover: Vincentz-Verlag, S. 56–61

Richert, A. (2007): Lewy-Körper-Demenz. In: Mitteilungen der Alzheimer-Gesellschaft Berlin e. V., Band 18, Nr. 32, S. 3–7

Ridder, H.-M. (2011): Singen in der Musiktherapie mit Menschen mit Demenz – Neuropsychologische, psychophysiologische und psychodynamische Grundlagen und Perspektiven. In: Wosch, T. (Hrsg.): Musik und Alter in Therapie und Pflege. Grundlagen, Institutionen und Praxis der Musiktherapie im Alter und bei Demenz, Stuttgart: Kohlhammer, S. 41–65

Ridder, H.-M. (2011a): Einzelmusiktherapie bei Demenz: Cueing, Regulierung und Validation. In: Wosch, T. (Hrsg.): Musik und Alter in Therapie und Pflege. Grundlagen, Institutionen und Praxis der Musiktherapie im Alter und bei Demenz, Stuttgart: Kohlhammer, S. 184–195

Rohra, H. (2011): Aus dem Schatten treten. Warum ich mich für unsere Rechte als Demenzbetroffene einsetze. Frankfurt: Mabuse

Romero, B. (1992): Selbst-Erhaltungs-Therapie (SET): Konzept einer neuropsychologischen Therapie bei Alzheimer-Kranken. In: Zeitschrift für Gerontopsychologie und -psychiatrie, Band 5, Heft 4: 267–282

Sachweh, S. (2008): Spurenlesen im Sprachdschungel. Kommunikation und Verständigung mit demenzkranken Menschen. Bern: Huber Verlag

Sacks, O. (2008): Der einarmige Pianist. Reinbek bei Hamburg: Rowohlt Verlag

Sacks, O. (2011): Das innere Auge. Neue Fallgeschichten. Reinbek: Rowohlt

Sauer, P./Wissmann, P. (Hrsg.) (2007): Niedrigschwellige Hilfen für Familien mit Demenz. Frankfurt: Mabuse Verlag

Schaade, G. (2008): Ergotherapie bei Demenzerkrankungen. Berlin: Springer Verlag

Schafer, R. M. (1977): The Tuning of the world. New York. Zweite Ausgabe: The Soundscape. Our sonic environment and the tuning of the world. Vermont

Schlaug, G./Marchina, S./Norton, A. (2008): From Singing to Speaking: Why Patients with Broca's Aphasia can sing and how that may lead to recovery of expressive language functions. In: Music Perception 2008, Band 25, S. 315–323

Schmitt, B./Frölich, L. (2006): Kreative Therapieansätze in der Behandlung der Demenzen (ein systematischer Überblicksartikel). In: FortschrNeurolPsychiatr, Band 74, S. 1–9

Schumacher, K./Calvet-Kruppa, C. (1999): Musiktherapie als Weg zum Spracherwerb. In: Musiktherapeutische Umschau. Band 20, Heft 3, S. 216–230

Schumacher, K./Calvet, C./Stallmann, M. (2006): Zwischenmenschliche Beziehungsfähigkeit – Ergebnisse der Reliabilitätsprüfung eines neu entwickelten Instruments zumWirkungsnachweis der Musiktherapie. In: Müller-Oursin, B. (Hrsg.): Ich wachse, wenn ich Musik mache. Musiktherapiemit chronisch kranken und von Behinderung bedrohten Kindern. Wiesbaden: Reichert Verlag

Schumacher, K./Calvet, C. (2007): The „AQR-Intrument" (Assessment of the Quality of Relationship) – An Observation Instrument to Assess the Quality of a Relationship. In: Wosch, T./Wigram, T. (Hrsg.): Microanalysis in Music Therapy – Methods, Techniques an Applications for Clinicians, Researchers, Educators and Students. London: Jessica Kingsley Publishers.

Schumacher, K./Calvet, C./Reimer, S. (2013): Das EBQ-Instrument und seine entwicklungspsychologischen Grundlagen. Göttingen: Vandenhoeck & Ruprecht

Schwabe, C. (1983): Aktive Gruppenmusiktherapie für erwachsene Patienten, Stuttgart: Fischer

Smeijsters, H. (1997): Musiktherapie bei Alzheimerpatienten. Eine Meta-Analyse von Forschungsergebnissen. In: Musiktherapeutische Umschau, Band. 18, Heft 4, S. 268–283

Sonntag, J. (2000): Musiktherapie mit Demenzkranken. In: Nordkolleg Rendsburg (Hrsg.): Tagungsreader zum 2. Rendsburger Symposium „Musiktherapie für alte Menschen". Rendsburg: Nordkolleg, S. 81–89

Sonntag, J.-P. (2002): „Wir machen Musik …" Musiktherapie in der besonderen stationären Dementenbetreuung. In: Musik und Gesundsein, Halbjahreszeitung für Musik in Therapie, Medizin und Beratung 3. Bremen: Eres Edition, S. 12–14

Sonntag, J.-P. (2003): Klanglandschaft Pflegeheim. Das akustische Milieu stationärer Dementenbetreuung. In: Dr. med. Mabuse, Zeitschrift im Gesundheitswesen. Heft 144, S. 48–50

Sonntag, J.-P. (2004): Entwicklung und Konzeption der Musiktherapie bei pflegen & wohnen in Hamburg. In: Universität von Luxemburg (Hrsg): CD-Rom zum 1. internationalen Symposium für Musik in der Kommunikation mit älteren Menschen. Colpach: Universität von Luxemburg

Sonntag, J.-P. (2005): Akustische Lebensräume in Hörweite der Musiktherapie. Das Ambiente stationärer Betreuung von Menschen mit Demenz. In: Musiktherapeutische Umschau Band 26, Heft 3, S. 263–274

Sonntag, J. (2013): Demenz und Atmosphäre. Musiktherapie als ästhetische Arbeit. 2. Auflage 2016. Frankfurt: Mabuse

Sonntag, J. (2015): Atmosphäre – ein Schlüsselbegriff für künstlerische Arbeit in sozialen Feldern. In: Jahn, H./Sinapius, P. (Hrsg.): Transformation. Künstlerische Arbeit in Veränderungsprozessen. Grundlagen und Konzepte. Berlin, Hamburg: Hamburg Potsdam Berlin University Press, S. 65–84

Sonntag, J. (2016): Atmosphere – an Aesthetic Concept in Music Therapy with Dementia. Nordic Journal of Music Therapy, 25/3, 216-228, http://dx.doi.org/10.1080/0809813.2015.1056216. Peer-reviewed

Sonntag, J. (2018): Atmosphäre. In: Decker-Voigt, H.-H./Nöcker-Ribaupierre, M./Pfeiffer, E./Weymann, E.: Lexikon Musiktherapie. Göttingen: Hogrefe (im Druck)

Sonntag, J./Schwarz, A. (2003): Entwicklung der Musiktherapie in der stationären Betreuung von Menschen mit Demenz beim Hamburger Träger pflegen & wohnen. Vortrag zum 1. Internationalen Kongress für Musik in Therapie, Medizin und Beratung, Hamburg

Sonntag, J.-P./Hennings, U./Schmidt, H.-U./Müller-Thomsen, T. (2005): Vom Suchen und Finden: musiktherapeutische Handlungsformen und deren Beobachtung in einer prozessorientiert geführten ambulanten Gruppenmusiktherapie bei Patienten mit Alzheimer Demenz. In: Berufsverband der Musiktherapeutinnen und Musiktherapeuten in Deutschland e.V. (Hrsg.): Jahrbuch Musiktherapie, Band 1: Forschung und Entwicklung, Wiesbaden: Reichert Verlag, S. 41–57

Sonntag, J./Brixel, M./Trikojat-Klein, S. (2008): Momente des Auftauchens. Musiktherapeutische Reflexionen zu Apathie bei Menschen mit Demenz. In: Musiktherapeutische Umschau. Band 29, Heft 4, S. 325–336

Sonntag, J./Muthesius, D./Ganß, M./Gundudis, K./Hagedorn, M. (2011): Interkünstlerische Arbeit in der Begleitung von Menschen mit Demenz. In: Musiktherapeutische Umschau, Band 32, Heft 3, S. 219–233

Spintge, R./Droh, R. (1992): Musik-Medizin: physiologische Grundlagen und praktische Anwendungen. Stuttgart: Fischer

Stähelin, H. B. (2000): Kognitive Voraussetzungen der Rehabilitation. In: Zeitschrift für Gerontologie & Geriatrie, Heft 33, S. 24–27

Steinert, C./Muthesius, D. (2004): Am Ende des Lebens von Anni Reiber. Protokoll einer musiktherapeutischen Sterbebegleitung. (Hrsg.): Deutsche Gesellschaft für Musiktherapie, Reihe: Beiträge zur Musiktherapie Nr. 454

Stern, D. N. (2007, orig. 1985): Die Lebenserfahrung des Säuglings. Stuttgart: Klett-Cotta, 9. Auflage

Stuhlmann, W. (2004): Demenz – Wie man Bindung und Biographie einsetzt. München, Basel: Ernst Reinhardt Verlag

Taylor, R. (2008): Alzheimer und Ich. „Leben mit Dr. Alzheimer im Kopf.“ Bern: Hans Huber

Tekaath, N./Muthesius D. (2015): Spiritualität und Musik. Ein Synergieeffekt in der musiktherapeutischen Arbeit mit alten Menschen. In: Spiritual Care, Jg. 4, Heft 2, S. 114–125

Thaut, M. H./McIntosh, G. C./McIntosh, K. W./Hoemberg, V. (2001): Auditory rhythmicity enhances movement and speech motor control in patients with Parkinson's disease. In: *Functional Neurology*, Band 16, S. 163–172

Thaut, M. H./Nickel, A./Hömberg, V. (2004): Neurologische Musiktherapie. In: Musiktherapeutische Umschau, Band 25, Heft 1, S. 35–44

Thaut, M. H./Peterson, D. A./Sena, K. M./McIintosh, G. C. (2008): Musical structure facilitates verbal learning in multiple sclerosis. In: Music perception, Band 25, Heft 4, S. 325–330

Tüpker, R. (2001): Musiktherapeutische Konzepte mit alten Menschen. In: Tüpker, R./Wickel, H. H. (Hrsg.): Musik bis ins hohe Alter. Fortführung, Neubeginn, Therapie. Münster: LIT-Verlag, S. 143–155

Tüpker, R. (2004): Musikhören als Gestalt. In: Frohne-Hagemann, I. (Hrsg.): Rezeptive Musiktherapie. Wiesbaden: Reichert Verlag, S. 9–26

Tüpker, R./Wickel, H. H. (Hrsg.) (2001): Musik bis ins hohe Alter. Fortführung, Neubeginn, Therapie. Münster: LIT-Verlag

Van der Kooij, C. (2007): Ein Lächeln im Vorübergehen. Erlebensorientierte Altenpflege mit Hilfe der Mäeutik. Bern: Verlag Hans Huber

van der Steen, J. T./Smaling, H. J. A./van der Wouden, J. C./Bruinsma, M. S./Scholten, R. J. P. M./Vink, A. C. (2018): Music-based therapeutic interventions for people with dementia. Cochrane Databasis Syst. Rev. CD003477

Vink, A. (2003): Unruhe bei alten Menschen und der potentielle Nutzen von Musiktherapie. In: Aldridge, D. (Hrsg.). Music therapy world. Musiktherapie in der Behandlung von Demenz. Norderstedt: Books on demand GmbH, S. 91–108

Vink, A./Birks, J. S./Bruinsma, M. S./Scholten, R.J. (2004): Music therapy for people with dementia. Cochrane Database Syst. Rev., CD003477

von Hodenberg, F. (2013): Jedes Wort ein Klang. Die Stimme an den Grenzen des Lebens. Tagebuch einer Musiktherapeutin. Wiesbaden: Reichert Verlag

Warme, B. (2005): Musiktherapie als Gruppenpsychotherapie mit an Demenz erkrankten Menschen – Darstellung relevanter Interventionstechniken. Diplomarbeit Universität der Künste, Berlin

Warme, B. (2007): Musiktherapie als Gruppenpsychotherapie mit an Demenz erkrankten Menschen – Darstellung relevanter Interventionstechniken. In: Musiktherapeutische Umschau, Band 28, Heft 4, S. 329–339

Weymann, E. (2009a): Supervision. In: Decker-Voigt, H.-H./Weymann, E. (Hrsg.): Lexikon Musiktherapie. 2. überarb. und erw. Aufl. Göttingen: Hogrefe, S. 517–520

Weymann, E. (2009b): Beschreibung und Rekonstruktion. In: Decker-Voigt, H.-H./ Weymann, E. (Hrsg.): Lexikon Musiktherapie. 2. überarb. und erw. Aufl. Göttingen: Hogrefe, S. 99–103

Whitehouse, P./George, D. (2009): Mythos Alzheimer. Was Sie schon immer über Alzheimer wissen wollten, Ihnen aber nicht gesagt wurde. Bern: Huber Verlag

Wißmann, P. (Hrsg.) (2004): Werkstatt Demenz, Hannover: Vincentz-Verlag

Wißmann, P./Gronemeyer, R. (2008): Demenz und Zivilgesellschaft – eine Streitschrift. Frankfurt/Main: Mabuse Verlag

Wojnar, J. (1999): Wenn die Abwehrschranken fallen. Erinnerung, Demenz und Nazizeit im Pflegeheim. In: Schulz-Jander, E. et al. (Hrsg.): Erinnern und Erben in Deutschland. Kassel: Euregio-Verlag

Wojnar, J. (2005): Bedeutung von Musik für die Lebensqualität von Menschen mit Demenz. In: Deutsche Gesellschaft für Musiktherapie (Hrsg.)/Muthesius, D. et al.: Balsam für die Seele: Hausmusik. Verbesserung der häuslichen Pflegesituation gerontopsychiatrischer Patienten unter Einsatz von Musiktherapie, Köln: Kuratorium Deutsche Altershilfe. Reihe: vorgestellt, Band 73, S. 33–40

Wojnar, J. (2007): Die Welt der Demenzkranken. Leben im Augenblick. Hannover: Vincentz Network

Wosch, T./Wigram, T. (2007): Microanalysis in Music Therapy – Methods, Techniques and Applications for Clinicians, Researchers, Educators and Students. London/Philadephia: Jessica Kingsley Publishers

Zamarrón, C. M. D./Tárraga, M. L./Fernández-Ballesteros, R. (2008): Cognitive plasticity in Alzheimer's disease patients receiving cognitive stimulation programs. In: Psicothema, Band 20, Heft 3, S. 432–437

Zatorre, R. J./Evans, A. C./Meyer, E. (1994): Neural mechanisms underlying melodic perception and memory for pitch. In: Journal of Neuroscience, Band 14, S. 1908–1919

Zimmermann, Ch. (2014): Auf dem Weg mit Alzheimer. Wie sich mit einer Demenz leben lässt. Frankfurt: Mabuse

Tabellen und Abbildungen

Tabellen

Abbildungen

Autorinnen und Autor

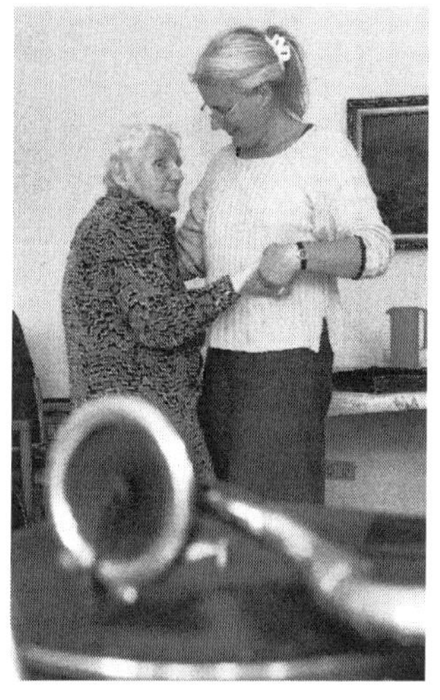

Dorothea Muthesius, 1958, Berlin, Dr. phil, Dipl. Soziologin, Musiktherapeutin (BSMT). Seit 1981 tätig für Menschen mit Demenz in allen Segmenten der gerontopsychiatrischen Versorgung. Forschung zu Themen der Biografie und Gesundheitsversorgung sowie Entwicklung und Evaluation von Praxisprojekten im Bereich Musiktherapie und Demenz. Dozentin in der Ausbildung von Altenpflegern und in musiktherapeutischen Studiengängen, Gastprofessorin am Masterstudiengang Musiktherapie der Universität der Künste Berlin. Ehrenamtliche Arbeit für die Deutsche Musiktherapeutische Gesellschaft e. V. (DMtG), die Werkstatt Demenz e. V. und das Netzwerk Musiktherapeuten für alte Menschen (www.almuth.net). Dorothea.muthesius@berlin.de

Jan Sonntag, Prof. Dr. sc. mus., 1973, Dipl. Musiktherapeut FH/DMtG, Psychotherapie HPG. Seit 1999 Therapeut, Forscher, Berater, Dozent und Autor schwerpunktmäßig im Bereich Demenz. Entwickelt und berät Therapie in Institutionen der Altenpflege. Lehrt in pflegerischen und therapeutischen Aus-, Fort- und Weiterbildungen. Initiiert und begleitet künstlerische Projekte in sozialen Feldern. Entwickelt das Atmosphärenkonzept in der Musiktherapie.

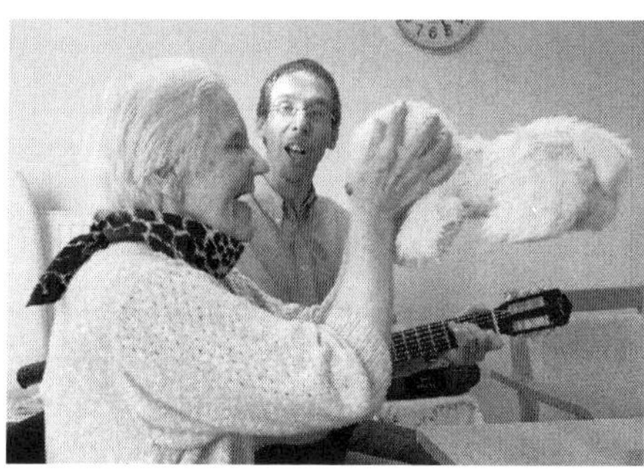

Autor des Buches „Demenz und Atmosphäre. Musiktherapie als ästhetische Arbeit“. Leitet den Schwerpunkt Musik im Studiengang Expressive Arts in Social Transformation an der MSH Medical School Hamburg und führt die musiktherapeutische Praxis Alte Wache in Hamburg-Eimsbüttel.
www.JanSonntag.de

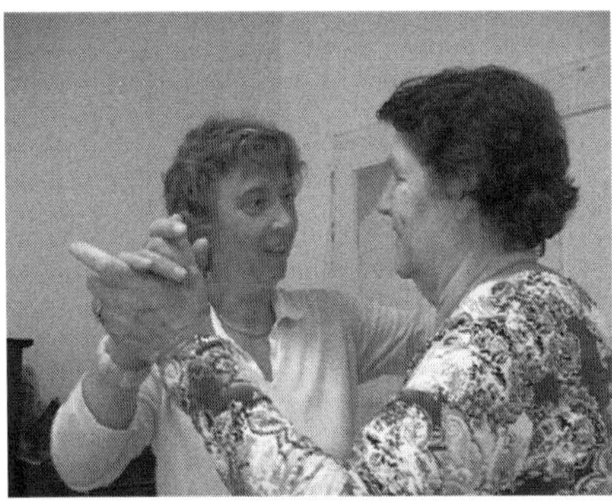

Britta Warme, 1962, Berlin, Dipl. Musiktherapeutin (UdK Berlin), Studium der Musikwissenschaft und Sozialarbeit, arbeitet seit 1993 als Musiktherapeutin zunächst im Kinderbereich, seit 2002 mit Schwerpunkt Senioren mit und ohne Demenz, seit 2004 in den Kliniken des TWW (Theodor Wenzel Werks) Berlin in der psychiatrischen und gerontopsychiatrischen Fachabteilung und in eigener Praxis; Lehrtätigkeit in der gerontopsychiatrischen Weiterbildung, Publikations- und Vortragstätigkeit, Brittawarme@gmx.de

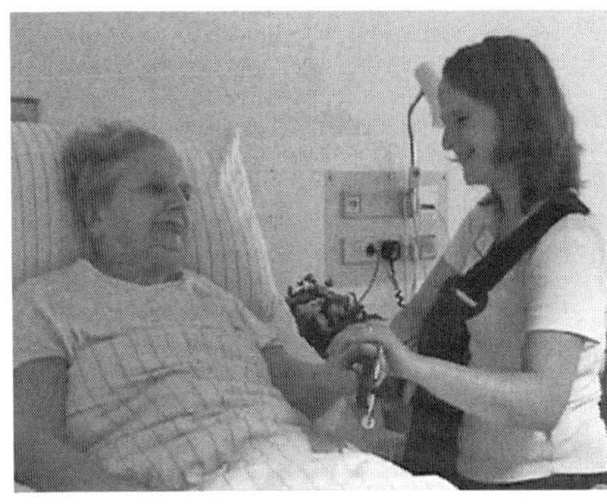

Martina Falk, 1977, Dipl. Psychologin und Dipl. Musiktherapeutin (FH), arbeitete von 2004 bis 2010 in einem stationären Wohnbereich für Menschen mit Demenz, danach in diversen klinischen Institutionen, seit 2017 in privater psychologischer Praxis in Homberg/Efze. Forschung, Lehre und Publikationstätigkeit zu tabu-behafteten Themenkomplexen wie Demenz, Tod und Sterben, Verletzung der Geschlechtsidentität.
http://www.psychologin-martina-falk.de

Danksagung

Viele Menschen haben zur Entstehung dieses Buches beigetragen.

Unser Dank gilt zunächst all den Menschen mit Demenz, die wir auf ihren Wegen begleiten durften, jedem einzelnen, von dem wir lernen durften und all denjenigen, die Modell für die Fallgeschichten standen.

Den vielen Kollegen, mit denen wir interdisziplinär zusammenarbeiten, danken wir für den fruchtbaren Austausch.

Den Protagonistinnen und Protagonisten des Films und ihren Angehörigen, Betreuerinnen und Pflegerinnen danken wir für die Bereitschaft, sich zusehen und zuhören zu lassen.

Wir danken unseren Partnern und Familien für den zur Verfügung gestellten „Schreibraum", insbesondere Paula Flori Falk – in der heißen Phase der Manuskripterstellung geboren – dafür, dass wir uns während der Entstehung dieses Buches gedanklich nicht nur mit den letzten, sondern auch zuweilen mit den ersten menschlichen Lebensphasen beschäftigt haben.

Prof. Karin Schumacher, Claudine Calvet und Silke Reimer danken wir für die Beratung bei der Darstellung und dem Gebrauch des EBQ, der Einschätzungsskala für Beziehungsqualität.

Christa und Gerhard Sonntag danken wir für die sorgfältige Durchsicht des Manuskripts.

Für das Titelfoto danken wir Erika Heckel, Christa Jung und Michael Hagedorn.

Für die engagierte Bearbeitung des Films danken wir Lada Petříčková. Einige der Filmszenen sind von Martina Falk mit der Kamera auf dem Stativ aufgenommen worden. Bei den anderen Szenen bedanken wir uns für die gute Kameraführung bei Petra Sattler, Barbara Sadowski und dem Team von Boris Römer.

Die Produktion des Films wurde von der Andreas-Tobias-Kind-Stiftung finanziell unterstützt. Die Überarbeitung des Films für die Neuauflage 2019 unterstützte die Erich und Liselotte Gradmann-Stiftung. Wir danken dafür herzlich.

Für die Vermittlung der Förderung danken wir der Deutschen Musiktherapeutischen Gesellschaft e. V.